U0347113

MINIAOWAIKE ZHENZHI YU JINZHAN

泌尿外科诊治与进展

杨 凯 著

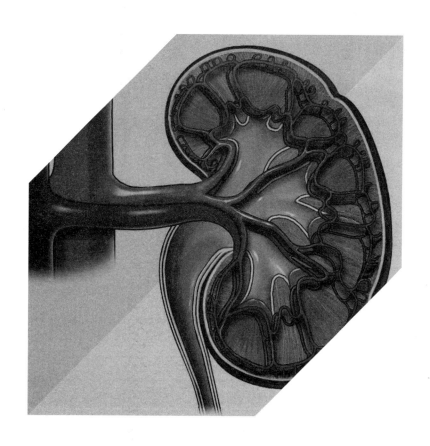

吉林出版集团
吉林科学技术出版社

图书在版编目（ＣＩＰ）数据

泌尿外科诊治与进展 / 杨凯著. -- 长春 : 吉林科
学技术出版社, 2018.6
ISBN 978-7-5578-4441-7

Ⅰ．①泌… Ⅱ．①杨… Ⅲ．①泌尿外科学—诊疗
Ⅳ．①R69

中国版本图书馆CIP数据核字(2018)第103176号

泌尿外科诊治与进展

著　　者	杨　凯	
出 版 人	李　梁	
责任编辑	赵　兵　张　卓	
装帧设计	雅卓图书	
开　　本	787mm×1092mm　　1/16	
字　　数	312千字	
印　　张	13	
版　　次	2018年6月第1版	
印　　次	2018年6月第1次印刷	

出　　版	吉林出版集团
	吉林科学技术出版社
地　　址	长春市人民大街4646号
邮　　编	130021
编辑部电话	0431-85635185
网　　址	www.jlstp.net
印　　刷	济南大地图文快印有限公司

书　　号	ISBN 978-7-5578-4441-7
定　　价	88.00元

前　言

　　泌尿外科在中国虽然较早地成为外科的一个专业，但其发展主要是在新中国成立之后，而最近 10 年则是发展最快的时期。尤其是在大城市的大医院中，特别是教学医院，泌尿外科与国际水平相比并不逊色，而且还有中国自己的特色。同时，随着社会经济的发展，泌尿外科疾病谱有了明显的改变，各种疾病的诊断和治疗也有了极大的提高。鉴于此，我们组织编写了此书。

　　本书广泛吸收了国内外泌尿外科最新研究成果和进展，又结合各位编者多年丰富的临床实践经验，详细地介绍了泌尿外科疾病的常用检查、病理生理、病因病机以及诊断和鉴别诊断等内容，对泌尿科疾病的外科治疗进行了详尽系统的论述。全书内容丰富，资料新颖，实用性强，希望本书能为泌尿外科医务工作者处理相关问题提供参考，本书也可作为医学院校学生和基层医生学习之用。

　　本书的出版是编者努力的结果，但由于编写内容较多，时间紧促，书中难免有不足之处，望各位读者不吝赐教，提出宝贵意见，以不断提高本书的质量，谢谢。

编　者
2018 年 6 月

目　录

第一章　泌尿系统解剖 ……………………………………………………… 1

第一节　肾脏的解剖 ………………………………………………… 1

第二节　输尿管的解剖 ……………………………………………… 6

第三节　膀胱的解剖 ………………………………………………… 7

第四节　尿道的解剖 ………………………………………………… 9

第五节　前列腺的解剖 ……………………………………………… 12

第二章　泌尿外科有创性检查与治疗 ……………………………………… 16

第一节　肾脏穿刺造瘘术 …………………………………………… 16

第二节　前列腺穿刺活检术 ………………………………………… 16

第三节　睾丸活检术 ………………………………………………… 17

第四节　肾脏穿刺活检术 …………………………………………… 18

第五节　嵌顿性包茎整复术 ………………………………………… 19

第六节　尿道扩张术 ………………………………………………… 20

第七节　导尿术 ……………………………………………………… 21

第八节　膀胱穿刺造瘘术 …………………………………………… 22

第三章　泌尿系统感染 ……………………………………………………… 23

第一节　非特异性尿路感染 ………………………………………… 23

第二节　特异性尿路感染 …………………………………………… 35

第四章　泌尿男生殖系损伤 ………………………………………………… 44

第一节　肾脏损伤 …………………………………………………… 44

第二节　输尿管损伤 ………………………………………………… 46

第三节　膀胱损伤 …………………………………………………… 47

第四节　尿道损伤 …………………………………………………… 49

第五节　男性生殖器损伤 …………………………………………… 50

第五章　泌尿生殖系先天性畸形 …………………………………………… 53

第一节　肾脏畸形 …………………………………………………… 53

第二节　输尿管畸形 ………………………………………………… 55

第三节　膀胱畸形 …………………………………………………… 56

第四节　尿道畸形 …………………………………………………… 57

第五节　阴囊及内容物畸形 ………………………………………… 58

第六章　膀胱肿瘤 …………………………………………………………… 60

第一节　膀胱癌的流行病学和病因学 ……………………………… 60

  第二节　病理 ……………………………………………………… 61
  第三节　膀胱癌的诊断 …………………………………………… 74
  第四节　非肌层浸润性膀胱癌的治疗 …………………………… 86
  第五节　肌层浸润性膀胱癌的治疗 ……………………………… 98
第七章　尿路上皮性肿瘤 …………………………………………… 120
  第一节　肾盂上皮肿瘤 …………………………………………… 120
  第二节　输尿管上皮性肿瘤 ……………………………………… 123
  第三节　尿道肿瘤 ………………………………………………… 126
  第四节　非尿路上皮性肿瘤 ……………………………………… 131
第八章　前列腺疾病 ………………………………………………… 133
  第一节　良性前列腺增生症 ……………………………………… 133
  第二节　前列腺炎 ………………………………………………… 138
  第三节　前列腺癌 ………………………………………………… 147
第九章　尿路梗阻 …………………………………………………… 156
第十章　尿石症 ……………………………………………………… 162
  第一节　体外冲击波碎石 ………………………………………… 162
  第二节　肾脏结石 ………………………………………………… 164
  第三节　输尿管结石 ……………………………………………… 169
  第四节　膀胱结石 ………………………………………………… 172
  第五节　尿道结石 ………………………………………………… 173
  第六节　前列腺结石和精囊腺结石 ……………………………… 174
第十一章　阴囊及其内容物疾病 …………………………………… 175
  第一节　阴囊炎性癌 ……………………………………………… 175
  第二节　阴囊坏疽 ………………………………………………… 176
  第三节　精索静脉曲张 …………………………………………… 177
  第四节　睾丸鞘膜积液 …………………………………………… 180
  第五节　睾丸扭转 ………………………………………………… 183
第十二章　阴茎疾病 ………………………………………………… 187
  第一节　概述 ……………………………………………………… 187
  第二节　包皮过长、包茎、包皮嵌顿 ………………………… 189
  第三节　隐匿型阴茎 ……………………………………………… 192
  第四节　阴茎龟头、包皮炎 ……………………………………… 194
  第五节　阴茎下曲 ………………………………………………… 197
参考文献 ……………………………………………………………… 200

第一章 泌尿系统解剖

第一节 肾脏的解剖

一、肾脏解剖学结构

（一）大体描述

肾脏是实质性器官，左右各一，红褐色，紧贴腹后壁。作为泌尿系统的器官，肾不仅在体内水、电解质和酸碱平衡方面有非常重要的作用，同时还具有内分泌功能，能产生红细胞生成素、肾素以及能调节维生素 D 衍生物代谢的羟胆钙化醇。其血运丰富，正常情况下约占心排血量的 1/5。脆弱的肾实质表面有一层薄而坚韧的纤维囊包裹，正常情况下，纤维囊与肾实质连接疏松，易于剥离或易于被血肿鼓起。正常成年男性肾约重 150g，女性略轻，约重 135g。肾长 10~12cm，宽 5~7cm，厚约 3cm。女性略小，但是肾的大小更与整个身体大小有关，身体小的肾也小，身体大的肾也大。左、右肾大小也不一样，右肾宽而短，左肾窄而长，这是由于右侧肝脏的原因。和肾上腺一样，儿童的肾较大，刚出生时肾轮廓由于胎叶不规则，1 岁后这些胎叶消失，成年后肾两侧为光滑凸面并形成上下两极，也有可能有的人一直到成年后肾还是胎叶状，或者任一肾的外侧部上有局部隆起，称单驼峰。这也有可能是脾或肝的原因，通常左肾比右肾明显。

（二）显微结构

从肾的冠状切面看，肾实质分为表层的皮质和深层的髓质，皮质呈红褐色，髓质色淡红。髓质内可见许多呈圆锥形、底朝皮质、尖向肾窦的肾锥体，肾锥体尖端突入肾小盏称肾乳头，肾小盏呈漏斗形包绕肾乳头，承接排出的尿液。伸入肾锥体之间的皮质称肾柱。每个肾锥体及其周围的皮质组成一个肾叶。显微镜下观察，肾实质主要由毛细血管组成的肾小体和许多弯曲的肾小管组成，正常情况下这些小管与尿液形成有关，小管之间为结缔组织。

二、肾脏位置与毗邻

（一）位置

肾位于脊柱的两侧，贴附于腹后壁。两肾的纵轴不互相平行，上端多向内侧倾斜，下端则稍向外展开。受肝的影响，右肾稍低于左肾，以椎骨为标志，右肾上端平 T_{12}，下端平 L_3；左肾上端平 T_{11}，下端平 L_2，肾与肋骨的关系，左侧第 12 肋斜过左肾后面的中部，第 11 肋斜过后面的上部；右侧第 12 肋斜过右肾后面的上部。两肾门的体表投影，在腹前壁位于第 9 肋前端，在腹后壁位于第 12 肋下缘和竖脊肌外缘的交角处，此角称肾角或脊肋角。

肾有病变时，在此角处常有压痛或叩击痛。肾可随呼吸而上下移动，其下移的范围正常不超过一个椎体，当深吸气时肾的位置下移，此时做腰腹双合诊可触及肾的下端。

（二）体表投影

在后正中线两侧2.5cm和7.5～8.5cm处各做两条垂线，通过第11胸椎和第3腰椎棘突，再做两条水平线，在上述纵横标线所组成的两个四边形范围内，即相当于两肾的体表投影。此范围内如有疼痛等异常表现时，多提示肾有病变。

肾的位置可有变异，在盆腔或髂窝者为低位肾；若横过中线移至对侧，则为交叉异位肾。肾的位置异常比较少见，但在腹部肿块的诊断中，应注意与肿瘤相鉴别。

（三）毗邻

肾的上方附有肾上腺，共同由肾筋膜所包绕，邻属关系密切，但在二者之间隔以疏松结缔组织，当肾下垂时，肾上腺并不随其下降。

两肾的内下方为肾盂和输尿管腹部的上端，左肾的内侧有腹主动脉，右肾的内侧有下腔静脉，两肾的内后方分别有左、右腰交感干。由于右肾与下腔静脉的距离很近，右肾的肿瘤或炎症性病变常侵及下腔静脉，因此在右肾切除术时，须注意保护下腔静脉，以免损伤造成难以控制的大出血。

在肾前方的毗邻，左、右侧不同。左肾前上部有胃后壁，前下部有结肠左曲，中部有胰腺横过肾门前方；右肾前上部为肝右叶，前下部为结肠右曲，内侧为十二指肠降部。左肾手术时应注意勿伤及胰体、尾部；右肾手术时要注意保护十二指肠降部，因它比较固定，易被撕裂。

在两肾后面第12肋以上部分，仅借膈与胸膜相邻。肾手术需切除第12肋时，要注意保护胸膜，以免损伤造成气胸。在第12肋以下部分，除有肋下血管、神经外，自内向外有腰大肌、腰方肌和腹横肌。在腰方肌前面有髂腹下神经和髂腹股沟神经向外下方走行，腰大肌前面有生殖股神经下行。肾周围炎或脓肿时，腰大肌受刺激可发生痉挛，引起患侧下肢屈曲。

三、被膜

肾的被膜有3层，由内向外依次为纤维囊、脂肪囊以及肾筋膜。

（一）纤维囊

又称纤维膜，为肾的固有膜，由致密结缔组织所构成，薄而坚韧，被覆于肾表面，与肾容易分离，有保护肾的作用。肾部分切除或肾外伤须保留肾时，应缝合纤维膜以防肾实质的撕裂。

（二）脂肪囊

又称肾床，为脂肪组织层，成人其厚度可达2cm，尤其在肾的边缘、后面和下端的脂肪组织更为发达。脂肪囊有支持和保护肾的作用。经腹膜外肾手术时，在脂肪囊内易于游离肾脏。肾囊封闭时，药液即注入此囊内。脂肪组织容易透过X线，在X线片上可见肾的轮廓，对肾疾病的诊断有一定的意义。

（三）肾筋膜

肾和肾上腺及其周围的脂肪被一层疏松结缔组织覆盖，称肾筋膜。其前、后两层分别位于肾的前、后两面且从肾上方，内、外侧三面固定肾，肾筋膜上方在膈肌下面愈合，在肾的内侧，肾前筋膜被覆肾血管的表面，并与腹主动脉和下腔静脉表面的结缔组织及对侧的肾前筋膜相移行。肾筋膜在肾的下方则相互分离，其间有输尿管和睾丸血管/卵巢血管通过。肾筋膜周围是腹膜后脂肪，这不同于肾脂肪囊，肾脂肪囊紧邻肾且包裹在肾筋膜内。

肾筋膜在肾周围形成一个屏障，这一屏障对肾起保护支持作用，对其恶性肿瘤的扩散也起到限制作用。同时肾的全切术也可使肿瘤完全切除。肾筋膜前面与腹膜和结肠相邻，后面与腹横筋膜紧邻。肾筋膜对肾及肾周的炎症如脓肿、囊肿、血肿也起到限制作用，由于肾筋膜与腹主动脉和下腔静脉表面的结缔组织相移行，所以一侧肾及肾周的炎症不会扩散到对侧，但可沿肾筋膜向下蔓延，达髂窝或大腿根部。随着炎症或肿瘤的进一步发展，病变可以突破肾筋膜侵袭其周围器官和后腹壁肌肉。

肾筋膜发出许多结缔组织小梁穿过脂肪囊与纤维囊相连，尤其肾下端的结缔组织小梁较为坚韧，对肾有固定作用。当肾周围脂肪减少，结缔组织小梁松弛时，肾的移动性增大，可形成肾下垂或游走肾。

肾前筋膜的前方有腹膜覆盖，肾后筋膜的后面有大量脂肪组织，称肾旁脂体，为腹膜外脂肪的一部分，在肾下端和外侧较多，对肾有一定的支持和保护作用。

四、肾门、肾窦及肾蒂

（一）肾门

位于肾内缘中部凹陷处，是肾血管、肾盂、神经和淋巴管出入的部位，肾门多为四边形，它的边缘为肾唇。其中前、后唇有一定的弹性，手术需分离肾门时，牵开前或后唇，可扩大肾门显露肾窦。

（二）肾窦

是肾实质所围成的腔隙，开口为肾门，内有肾动、静脉的分支，肾盂，肾大、小盏，神经、淋巴管和脂肪组织。

（三）肾蒂

由出入肾门的肾血管、肾盂、神经和淋巴管共同组成。肾蒂主要结构的排列关系有一定的规律：由前向后依次为肾静脉、肾动脉和肾盂；由上向下依次为肾动脉、肾静脉和肾盂。有的肾动脉在肾静脉平面以下起自腹主动脉，肾静脉血流受阻，静脉压增高，动脉血供亦相对减少，尤其在直立位时，动脉压迫肾静脉则更明显，这可能是直立性高血压的病因之一。

五、管腔系统

从人体解剖学和器官发生学来看，肾脏分为两部分：分泌部和导管部。分泌部是指肾实质的皮质，包括分泌结构的肾小球、近曲小管、Helen 袢、远曲小管。导管部是指肾实质的髓质，包括排泄结构的集合管、肾乳头、肾小盏、肾大盏和肾盂。肾内一般有 4～18 个肾乳头，其中以 7～9 个最常见。肾小盏呈漏斗状，其边缘包绕肾乳头，承接由集合管排出的终尿。大体观，肾的管腔是由肾小盏、肾大盏、肾盂组成。肾锥体和前后肾小盏构成典型的二维结构，由于肾的自然旋转，前面的肾小盏向外侧延伸形成冠状平面，而后面的肾小盏向后侧延伸形成矢状面。X 线片的解释和穿刺肾管腔时识别这个解剖学结构是非常重要的。通常肾锥体尖端合并成肾乳头，在肾的上下极常见，其他部位也可见。2～3个肾小盏合并成一个肾大盏，2～3个肾大盏合并成一个肾盂，肾盂走行于肾窦出肾门后与输尿管相移行，事实上肾的管腔部分如肾小盏、肾大盏、肾盂是一个连续的结构，只是人为分开罢了。虽然如此，临床上还是接受这种命名法来进行描述和讨论。

对于经皮肾穿刺取石术，详细了解肾盂、肾盏结构排列，对经皮肾穿刺位置的选择、皮肾通道的设计是十分重要的。

肾盂为一漏斗状结构，位于肾动脉后，分肾内型肾盂和肾外型肾盂，容量一般为8～15ml，超过15ml为积水。而积水较大的肾盂，对穿刺、金属导丝置入和扩张皮肾通道是有利的。较大的肾外型肾盂，穿刺针易直接进入肾盂而不通过肾实质，因肾盂壁薄，容易产生尿漏、造瘘管脱落。

通常肾小盏集合成肾上、中、下3个大盏，肾大盏再汇集成肾盂，出肾门后移行为输尿管。上、下盏通常呈单个向上、下极投射，其余肾盏分为前、后两排（前组肾盏和后组肾盏），从静脉尿路造影术（IVU）和CT扫描断层片上可见前排肾盏靠外，呈杯口状，后排肾盏靠内，呈环形断面观。根据Kaye、Reinke和Hodson的研究报告，肾盏的排列分为两种类型，一种为多见和典型的Brodel型肾，后排肾盏结构拉长，向外与肾冠状切面呈20°角，前排肾盏较短，与肾冠状切面呈70°角。另一种少见的肾盏排列为Hodson型，其前后盏排列与Brodel型肾相反。

前后肾盏并不直接相对，经皮穿刺前排肾盏不易进入后排肾盏，穿刺最好选择在后排肾盏，尤以中、下后肾盏较安全，但术前弄清楚前后肾盏有困难，需做IVU、CT片对比，在手术前逆行插管，术中（俯卧位）沿导管注入空气和造影剂，有空气为后组肾盏，有造影剂为前组肾盏。

六、肾脏血管与肾段

（一）肾动脉和肾段

肾动脉平第1～2腰椎间盘高度起自主动脉腹部，横行向外，行于肾静脉的后上方，经肾门入肾。由于主动脉腹部位置偏左，故右侧的肾动脉比左侧的稍长，并经下腔静脉的后面向右行入肾。据统计，肾动脉的支数多为1支（85.8%），2支（12.57%）或3～5支（1.63%）者均属少见。

肾动脉（一级支）进入肾门之前，多分为前、后两干（二级支），干又分出段动脉（三级支）。前干走行在肾盂的前方，分出上段动脉、上前段动脉、下前段动脉和下段动脉。后干较细，走行在肾盂的后方，延续为后段动脉。上段动脉分布至肾上端，上前段动脉至肾前面中上部及后面外缘，下前段动脉至肾前面中下部及后面外缘，下段动脉至肾下端，后段动脉至肾后面的中间部分。每一段动脉分布的肾实质区域，称为肾段。肾段有5个，上段、上前段、下前段、下段和后段。各肾段动脉之间彼此没有吻合，若某一段动脉发生阻塞，由它供血的肾实质将发生缺血、坏死。肾段的划分，为肾局限性病变的定位及肾段或肾部分切除术提供了解剖学基础。

肾动脉的变异比较常见。将不经肾门而在肾上或下端的动脉分别称为上极动脉或下极动脉。据统计，左右上、下极动脉的出现率约为28.7%，其中上极动脉比下极动脉多见，上或下极动脉可直接起自肾动脉（63%）、腹主动脉（30.6%）或腹主动脉与肾动脉起点的交角处（6%）。上、下极动脉与上、下段动脉相比较，二者在肾内的供血区域一致，只是起点、走行和入肾部位不同。肾手术时，对上或下极动脉应予以足够重视，否则易致其损伤，不仅可致出血，且可能导致肾上或下端的缺血、坏死。

（二）肾静脉

在肾窦内汇成 2 支或 3 支，出肾门后则合为 1 干，走行于肾动脉的前方，以直角汇入下腔静脉。据统计，肾静脉多为 1 支（87.84%），少数有 2 支（10.99%）或 3 支（1.06%），并多见于右侧。由于下腔静脉的位置偏右，故右肾静脉短，左肾静脉长，左侧比右侧长 2～3 倍。

两侧肾静脉的属支不同。右肾静脉通常无属支汇入；左肾静脉收纳左肾上腺静脉和左睾丸（卵巢）静脉，其属支还与周围的静脉有吻合。门静脉高压症时，利用此点行大网膜包肾术，可建立门腔静脉间的侧支循环，从而降低门静脉压力。左肾静脉约有半数以上还与左侧腰升静脉相连，经过腰静脉与椎内静脉丛及颅内静脉窦相通。因此，左侧肾和睾丸的恶性肿瘤，可经此途径向颅内转移。

肾内静脉与肾内动脉不同，肾内静脉无节段性，具有广泛的吻合，故结扎肾外静脉的一个小属支，可能不致影响肾内静脉血的回流。

（三）肾血管畸形

肾动静脉主干的畸形占 25%～40%，最常见的是肾动脉个数的增加，增加的肾动脉由腹主动脉向两侧发出入肾门或直接入肾的上、下极，上极的比下极常见，右肾下极动脉跨过下腔静脉的前面。左右肾下极动脉都走行于泌尿收集系统的前面，这可能是肾盂输尿管移行部阻塞的外部因素。肾动脉个数增加在异位肾中更常见，且少数由腹腔动脉、肠系膜上动脉或髂动脉发出。多条肾静脉不常见，一般以两个分支离开肾门。左肾静脉以前后分支离开肾门走行于腹主动脉前面汇入下腔静脉，罕见情况下有腹主动脉后分支。

（四）外科手术注意事项

丰富的静脉回流和少量的终末动脉分布是手术时应该考虑的，肾被膜下静脉丛和肾周静脉有丰富的吻合支，这样肾就不会因为肾静脉的阻塞而引起病变，特别是缓慢阻塞时。左侧肾静脉和肾上腺静脉、腰静脉、睾丸（卵巢）静脉之间也有侧支循环，所以当急诊外科结扎手术时左肾内的血液可通过侧支循环回流。而肾动脉的损伤可以导致所供应的肾实质梗死，切除肾实质时应考虑其动脉分布，肾后外侧位于肾动脉前后支之间的纵行断面无血管分布，泌尿系统手术可以考虑做此纵向切口。同样地，后段动脉与前支发出的上下段动脉之间的横行切口也可以考虑。横切口向前延伸形成肾部分切除，肿瘤切除。不同个体肾段动脉走行变化较大，应通过术前血管造影或术中动脉注射亚甲蓝进行血管定位。

七、肾脏淋巴系统

肾淋巴回流丰富，从肾实质、肾柱到肾窦淋巴干，出肾门后汇入肾被膜和肾周淋巴干。除此之外，肾盂和上输尿管淋巴也汇入肾淋巴干。肾门通常有两三个淋巴结，紧靠肾静脉，形成肾肿瘤转移的第一站。

左肾淋巴干最先汇入腹主动脉旁淋巴结，包括腹主动脉前后侧淋巴结，位于肠系膜下动脉上方和膈肌之间。一些左肾淋巴结回流入腰淋巴结或直接入胸导管。左肾淋巴一般不回流入腹主动脉与下腔静脉之间的淋巴结，除非重病时。右肾淋巴干最先汇入下腔静脉右侧淋巴结和腹主动脉与下腔静脉之间的淋巴结，包括下腔静脉前后淋巴结，位于右髂血管与膈肌之间。同样地，右肾淋巴回流入腰淋巴结或直接入胸导管。右肾淋巴一般不汇入腹主动脉左外侧淋巴结。

乳糜池以上的淋巴管梗阻时，肾蒂周围的淋巴管可增粗、曲张，甚至破入肾盂，产生乳糜尿。

八、肾脏神经支配

肾接受交感神经和副交感神经双重支配，即 $T_8 \sim L_1$ 脊髓节段发出的交感神经节前纤维和迷走神经发出的副交感神经，二者形成肾的自主神经丛，并伴随血管分布，使血管舒缩。交感神经收缩血管，副交感神经舒张血管。手术切除神经后对肾功能没有太大影响。

第二节　输尿管的解剖

作为肾管腔系统的延续，输尿管起自肾盂输尿管移行处，终于膀胱。成年人输尿管长 22~30cm。输尿管管腔结构分为 3 层，由内向外依次为黏膜、肌层和外膜。黏膜常形成许多纵行皱襞，其上皮为移行上皮，有 4~5 层细胞，固有层为细密结缔组织。在输尿管下 1/3 段，肌层为内纵、中斜和外环 3 层平滑肌组成。平滑肌的蠕动，使尿液不断地流入膀胱。外膜为疏松结缔组织，其内有血管丛和淋巴系统穿行。

一、输尿管分段和命名

为了方便外科学或影像学描述，把输尿管人为地分为几段，输尿管自肾盂到髂血管处称腹段；从髂血管到膀胱称盆段；膀胱内称为壁内段。为了影像学描述，还可以把输尿管分为上、中、下 3 段，上段从肾盂到骶骨上缘；中段从骶骨上缘到骶骨下缘，大致为髂血管水平；下段从骶骨下缘到膀胱。

二、输尿管毗邻

输尿管走行于腰肌前面，到骨盆上口时跨越髂总血管分叉的前方进入盆腔，输尿管变异比较少见，下腔静脉后输尿管容易发生输尿管梗阻，有时需要手术将其移至正常位置。另有双肾盂、双输尿管，其行程及开口有变异，如双输尿管均开口于膀胱，可不引起生理功能障碍，但有的其中一条输尿管可开口于膀胱之外，特别是在女性可开口于尿道外口附近或阴道内，称此为异位输尿管口，因没有括约肌的控制，可致持续性尿漏。正中线腹膜后团块包括淋巴结病或腹主动脉瘤把输尿管往外侧推，睾丸（卵巢）血管与输尿管平行走行，入盆腔前从前面斜跨过输尿管走行于其外侧。右输尿管前面为回肠末端、盲肠、阑尾和升结肠及其系膜，左输尿管前面有降结肠、乙状结肠及其肠系膜。由于这些结构，施行结肠切除术时应注意勿损伤输尿管。回肠末端、阑尾、左右结肠和乙状结肠的恶性肿瘤和炎症有可能扩散到同侧输尿管，引起镜下血尿、瘘甚至完全梗阻。在女性骨盆内，输尿管经子宫颈外侧呈十字交叉走行于子宫动脉后面，子宫切除术时注意勿损伤输尿管。输卵管和卵巢的病变也可能侵及骨盆边缘的输尿管。

三、输尿管三处生理狭窄

输尿管全程有 3 处狭窄：

1. 肾盂输尿管移行处　肾盂逐渐变细与输尿管相移行，其实由于输尿管平滑肌紧张度增加，二者之间有一缢痕。正常时顺行或逆行插入适当的导尿管或内镜都能通过此狭窄。

2. 与髂血管交叉处　这一狭窄是由于髂血管的压迫和输尿管成一定角度跨过髂血管引起的，并不是真正的狭窄。

3. 壁内段　输尿管自膀胱底的外上角，向内下斜穿膀胱壁，于输尿管口开口于膀胱，此段称壁内段，为真正的狭窄。这 3 个狭窄在临床上有非常重要的意义，如尿结石时可能在狭窄处引起梗阻。此外，后两个狭窄处由于存在一定角度，内镜、导尿管的使用会受一定的限制。这些角度和输尿管走行的准确把握对外科手术来说至关重要。

四、输尿管血液分布和淋巴回流

输尿管腹部的血液供应来自肾动脉、腹主动脉、睾丸（或卵巢）动脉、髂总动脉和髂外动脉等。这些输尿管动脉到达输尿管的边缘 0.2～0.3cm 处，分为升支和降支进入管壁，上下相邻的分支相互吻合，在输尿管的外膜层形成动脉网，并有小分支穿过肌层，在输尿管黏膜层形成毛细血管丛。输尿管腹部的不同部位有不同的血液来源，因其血液来源不恒定，有少数输尿管动脉的吻合支细小，输尿管手术时若游离范围过大，可影响输尿管的血运，有局部发生缺血、坏死的危险。供血到输尿管腹部的动脉多来自内侧，手术时在输尿管的外侧游离，可减少血供的破坏。

输尿管静脉和淋巴回流与动脉伴行，盆腔内，输尿管远端淋巴回流入输尿管内、外淋巴结和髂总淋巴结。腹部内，左输尿管淋巴回流第一站是腹主动脉旁左侧淋巴结，右输尿管淋巴回流第一站是下腔静脉旁右侧淋巴结和下腔静脉和腹主动脉之间的淋巴结。输尿管上部和肾盂淋巴回流入同侧肾淋巴系统。

五、输尿管神经分布

输尿管接受 T_{10}～L_2 脊髓节段发出的交感神经节前纤维，肾自主神经丛发出的节后纤维支配。副交感神经由 S_2～S_4 脊髓节段发出。输尿管的平滑肌可自动收缩做节律性的蠕动，其上的自主神经可对其蠕动做适当调整。

第三节　膀胱的解剖

一、膀胱的位置与毗邻

膀胱的位置随年龄及盈虚状态而不同。空虚时呈锥体状，位于盆腔前部，可分尖、体、底、颈四部，但各部间无明显分界。充盈时可升至耻骨联合上缘以上，此时腹膜反折处亦随之上移，膀胱前外侧壁则直接邻贴腹前壁。临床常利用这种解剖关系，在耻骨联合上缘之上进行膀胱穿刺或做手术切口，可不伤及腹膜。儿童的膀胱位置较高，位于腹腔内，到 6 岁左右逐渐降至盆腔。

空虚的膀胱，前方与耻骨联合相邻，其间为耻骨后隙；膀胱下外侧面邻肛提肌、闭孔内肌及其筋膜，其间充满疏松结缔组织等，称膀胱旁组织，内有输尿管盆部，男性还有输精管壶腹穿行。膀胱后方借直肠膀胱隔与精囊、输精管壶腹及其后方的直肠相邻；女性还与子宫相邻。膀胱的后下部即膀胱颈，下接尿道。男性邻贴前列腺，女性与尿生殖膈相邻。

二、膀胱的结构

膀胱内面为移行上皮细胞，空虚时形成许多皱襞，充盈时皱襞消失。膀胱上皮有六层细胞和一层薄基底膜，固有层为一厚层纤维结缔组织，内有血管穿行，使膀胱膨胀。固有层以下为膀胱壁平滑肌，为内纵、中环和外纵。膀胱逼尿肌使充盈的膀胱排空。

膀胱颈附近，膀胱逼尿肌被分为前面介绍的三层，其平滑肌在形态学和病理学上不同于膀胱平滑肌，膀胱颈的结构男女不同，在男性，放射状的内纵纤维通过内口与尿道平滑肌的内纵层相续。中层形成环行前列腺括约肌，尿道内口后面的膀胱壁和前列腺前面的纤维肌性间质在膀胱颈处形成一环形结构，这一结构在尿道括约肌受损的男性可以维护其括约肌的功效。这一肌肉受肾上腺素能神经支配，当兴奋时，膀胱颈收缩。糖尿病或睾丸癌腹膜后淋巴结清除术中，损伤膀胱交感神经易引起逆行射精。外纵纤维在膀胱底是最厚的，在正中线，插入前列腺平滑肌内形成三角形支架，向侧面形成膀胱颈环。在膀胱的前侧面，纵纤维发育不是很好，前面的一些纤维在男性形成耻骨前列腺韧带，女性形成耻骨尿道韧带。这些纤维在排尿时促进平滑肌扩张。女性膀胱颈，如前面描述的，内纵纤维放射状集中于尿道内纵层，中环层不像男性那样粗壮。外部纤维斜纵地经过尿道下形成平滑肌的内纵层。在 50% 的女性中，咳嗽时尿流入尿道。

输尿管膀胱连接点：在接近输尿管的膀胱处，其螺旋形平滑肌纤维变成纵行，离膀胱 2~3cm，纤维肌性鞘延伸到输尿管上并随其到三角区，输尿管斜着插入膀胱壁，走行 1.5~2cm，停止于输尿管口，此段称为膀胱的壁内段，膀胱充盈时，壁内段压扁。输尿管结石易滞留此处。若壁内段过短或其周围的肌组织发育不良时，可出现尿反流现象。膀胱出口受阻引起的膀胱内压慢性增加易导致输尿管憩室和尿液反流。

膀胱空虚时，其内黏膜面呈现许多皱襞，唯其底部有一个三角形的平滑区，称膀胱三角，其两侧角即左、右输尿管口，两口之间有呈横向隆起的输尿管间襞，三角的前下角为尿道内口。膀胱三角是膀胱镜检时的重要标志，也是结核与结石等的好发部位。两个输尿管口纤维和尿道内口纤维相连形成三角形区域，两个输尿管口间的肌肉与输尿管口和尿道内口间的肌肉都增厚。这些增厚的肌肉分为 3 层：①浅层：起自输尿管的内纵肌，插入精阜。②深层：起自 Waldeyer 鞘，嵌入膀胱颈。③返压层：由膀胱壁的外纵和中环平滑肌组成，尽管其和输尿管相连，但表面停留在输尿管和膀胱之间，在输尿管移植术中，分开这些肌肉可以看到 Waldeyer 鞘和输尿管之间的腔隙和其内的疏松纤维和肌性连接。这些解剖学结构在膀胱充盈时可以防止尿液反流。

三、膀胱血管、淋巴及神经

膀胱上动脉起自髂内动脉前近侧部，向内下方走行，分布于膀胱上部。膀胱下动脉起自髂内动脉前干，行于闭孔动脉后方，沿盆侧壁行向内下，分布于膀胱下部、精囊、前列腺及输尿管盆部等。膀胱的静脉在膀胱下面形成膀胱静脉丛，最后汇集成与动脉同名的静脉，再汇入髂内静脉。

膀胱前部的淋巴输出管注入髂内淋巴结，膀胱后部及膀胱三角区的淋巴输出管，分别向上、向外走行，多数注入髂外淋巴结，少数注入髂内淋巴结、髂总淋巴结或骶淋巴结。

膀胱的神经为内脏神经，其中交感神经起自 $T_{11\sim12}$ 神经节和 $L_{1\sim2}$ 神经节，经盆丛的纤维随血管至膀胱壁，使膀胱平滑肌松弛，尿道内括约肌收缩而储尿。副交感神经使膀胱平滑肌收缩，尿道括约肌松弛而排尿。男性膀胱颈接受大量交感神经支配，表达肾上腺素能受体，而女性膀胱颈接受少量肾上腺素能神经支配，排尿时神经元内一氧化氮合酶释放。交感神经和副交感神经的传出纤维在胸腰段和骶骨水平进入神经元后根，所以骶前神经切除术并不能缓解膀胱痛。

第四节　尿道的解剖

一、男性尿道的解剖

男性尿道是具有排尿功能和射精功能的管状器官，起自膀胱颈的尿道内口，止于阴茎头顶端的尿道外口，全长 $16\sim22$cm，直径 $0.5\sim0.6$cm。尿道内腔平时闭合呈裂隙状，排尿和射精时扩张。尿道分为前尿道和后尿道，前尿道包括尿道壁内部、前列腺部尿道和膜部尿道；后尿道即海绵体部尿道，包括尿道球部和尿道阴茎部。

（一）男性尿道的分部、形态和结构

1. 尿道壁内部　起自尿道内口，为尿道穿过膀胱壁的部分，长约 0.5cm。周围有来自膀胱壁平滑肌环绕而成的尿道内口平滑肌。

2. 前列腺部（prostatic part）　为尿道贯穿前列腺的部分，周围被前列腺包绕。上接尿道内口，自前列腺底部进入前列腺，由前列腺尖部穿出，移行至尿道膜部。前列腺部尿道长约 2.5cm，与前列腺的长径一致，老年男性随着前列腺的增生，此段尿道也相应延长。前列腺部尿道的中部是全部尿道中管径最宽的部分。在前列腺部尿道的后壁上有一纵行隆起，称为尿道嵴，尿道嵴的中部突成圆丘状，称为精阜，精阜长约 1.5cm，高、宽 $0.3\sim0.5$cm。精阜的中央有一凹陷，称为前列腺小囊，为副中肾管远侧部退化的残留物，无生理功能，类似于女性的阴道和子宫，故又名男性阴道或男性子宫。前列腺小囊开口的两侧各有一小孔，为射精管开口。尿道嵴两侧凹陷称为前列腺窦。精阜及前列腺窦底部的黏膜上有许多小口，为前列腺排泄管开口。

3. 膜部（membranous part）　膜部很短，长约 1.2cm，位于尿生殖膈上、下筋膜之间，是尿道穿过尿生殖膈的部分，被尿道括约肌环绕。尿道膜部是尿道最狭窄的部分，但其扩张性很大。尿道膜部前方有阴部静脉丛和阴茎背深静脉，两侧有尿道球腺。尿道膜部的壁很薄，并有耻骨前列腺韧带和尿道旁筋膜等与周围器官固定，因此在骨盆骨折时是最容易损伤的部分。

4. 海绵体部（cavernous part）　海绵体部尿道是尿道中最长的部分，起始于尿道膜部末端，终于尿道外口，全长15cm，贯穿整个尿道海绵体。尿道海绵体部与尿道膜部交界处的前壁是尿道薄弱的部位，尿道器械检查是常在此产生假道。尿道的黏膜下层有许多黏液腺，其排泄管开口于尿道黏膜。

（1）海绵体部尿道的起始部位于尿道球内，称尿道球部。尿道球部内径较宽，也称尿道壶腹部，有尿道球腺排泄管开口。尿道球部位于会阴部坐位时的受力部位，因此骑跨伤时常损伤被伤及。

（2）尿道海绵体部的中部内径较窄，直径约0.6cm，横断面呈裂隙状。

（3）尿道海绵体部的末端位于阴茎头内，管腔扩大形成舟状窝，舟状窝的前壁有一瓣膜状黏膜皱襞，称舟状窝瓣，常造成尿管或器械置入困难。从舟状窝向外至尿道外口，尿道逐渐缩小，形成尿道的狭窄部之一。

5. 男性尿道的生理狭窄和弯曲　男性尿道内腔直径粗细不一，有三个生理性狭窄、三个扩大部和两个生理性弯曲。

（1）生理性狭窄：三个生理性狭窄为尿道内口、尿道膜部和尿道外口。其中尿道膜部最狭窄，其次是尿道外口和尿道内口。尿道外口为矢状位裂口，长约0.6cm，其两侧隆起呈唇状。

（2）扩大部：三个扩大不为尿道前列腺部、尿道球部（尿道壶腹部）和舟状窝。

（3）生理性弯曲：阴茎非勃起状态下尿道有两个生理性弯曲。一个是耻骨下弯，位于耻骨联合的下方，由尿道内口至耻骨前列腺韧带附着处，该段弯曲包括尿道前列腺部、尿道膜部和尿道海绵体部的起始段，形成凹向前方的弯曲。此弯曲的最低点距离耻骨联合下缘2cm，首先走向前下方，后转向前上方，绕过耻骨联合下缘，至耻骨联合的前面。由于尿生殖膈筋膜和耻骨前列腺韧带的固定，无论勃起和非勃起状态，该段尿道位置都是较为固定的，弯曲不改变。第二个弯曲是耻骨前弯，由尿道海绵体部构成，位于阴茎固定部和可移动部分的移行处，为凹向后下方的弯曲。将阴茎上提时，该弯曲可变直，故又称阴茎可移动部。临床上利用耻骨前弯的这一特点，将阴茎上提，使整个尿道称为一个大弯曲，便于置入器械。

6. 尿道括约肌　如下所述。

（1）膀胱括约肌：又称尿道内括约肌，由膀胱壁的平滑肌纤维延续环绕膀胱颈和尿道前列腺部的上端而成。膀胱颈的平滑肌、括约肌受交感神经和副交感神经双重支配，交感神经兴奋时括约肌收缩，副交感神经兴奋时括约肌舒张。

（2）尿道外括约肌：又称尿道膜部括约肌，在会阴深横肌的前方，由深浅两层肌束环绕尿道膜部而成。浅层肌起自耻骨下支、骨盆横韧带及其临近的筋膜；深层肌起自坐骨支，向内包绕尿道膜部及前列腺下部周围。括约肌为随意肌，肌细胞直径较大，混有慢反应纤维和快反应纤维，通常处于收缩状态，具有括约尿道膜部和压迫尿道球腺的作用。尿道膜部括约肌的神经来自 S_{2-4} 神经节并经阴部神经的分支支配。

（二）男性尿道的血管、神经和淋巴

1. 动脉　男性尿道的动脉供应来自膀胱下动脉、直肠下动脉及阴部内动脉的分支（尿道球动脉和尿道动脉），这些动脉之间存在广泛的交通支。

2. 静脉　尿道的静脉主要汇入膀胱静脉丛和阴部静脉丛，最后注入髂内静脉。

3. 神经　尿道的神经支配主要来自阴部神经，包括会阴神经、交感神经和副交感神经的分支。

4. 淋巴 尿道的淋巴回流注入髂内淋巴结或腹股沟淋巴结。

（三）男性尿道的异常

尿道的异常有以下几种情况：①尿道瓣膜：有后尿道瓣膜和前尿道瓣膜。后尿道瓣膜是男童先天性下尿路梗阻中最常见的，形成于胚胎早期，可引起泌尿系统其他的异常及功能障碍；前尿道瓣膜可伴发尿道憩室。尿道瓣膜的主要病理生理改变是尿路梗阻。②尿道重复：可分为上下位和矢状位尿道重复及左右并列尿道重复，可完全性尿道重复或不完全性尿道重复。③巨尿道：即先天性无梗阻的尿道扩张。④尿道下裂：较常见，是前尿道发育不全而致尿道口位于正常尿道口的近端至会阴部的途径上。由于胚胎时期内分泌异常或其他原因导致尿道沟闭合不全而形成。尿道沟是从近端向远端闭合，所以尿道口位于远端的前型尿道下裂更常见。⑤一穴肛：即尿道、阴道、直肠共有一个开口。

二、女性尿道的解剖

（一）女性尿道的形态、结构、位置和毗邻

成年女性尿道长 3.5~5cm，直径较男性尿道宽，约为 0.6cm，尿道外口最细，在排尿时尿道内口扩张，尿道呈圆锥形。尿道起自耻骨联合下缘水平的尿道内口，几乎呈直线走行，朝向前下方，穿过尿生殖膈终于位于阴道前庭的尿道外口。女性尿道可分为上、中、下三段，彼此相互延续。在尿生殖膈以上的部分，尿道的前方与耻骨联合相毗邻，期间有阴部静脉丛；尿道的后方借疏松结缔组织与阴道壁紧密接触。尿道与阴道之间的结缔组织称为尿道阴道隔。尿生殖膈以下的部分的前方与两侧阴蒂脚的汇合处相邻。尿道的横断面呈横裂状，扩张时呈圆形。尿道内层为黏膜，尿道外口为复层扁平上皮，其余部分为复层柱状上皮。尿道黏膜及黏膜下层形成多数皱襞及陷窝，后壁上部正中线上有一明显的纵襞，称为尿道嵴，其上方与膀胱垂相连。尿道黏膜下有许多小的尿道腺，相当于男性的前列腺，开口于黏膜表面。尿道远端的黏膜下有一些小的腺体，称为尿道旁腺，开口于尿道外口后方的两侧。尿道肌层主要由平滑肌构成。膀胱颈及尿道内口周围为膀胱平滑肌下延并环绕形成的膀胱括约肌，也称尿道内括约肌，对控制排尿起主要作用；尿道中段有尿道阴道括约肌环绕，对尿道和阴道有括约作用；尿道外口为矢状裂口，周围隆起呈乳头状，位于阴道前庭阴道口的前方和阴蒂的后方。

（二）女性尿道的血管、神经和淋巴

女性尿道的动脉供应主要来自膀胱下动脉、子宫动脉和阴部内动脉（阴道前庭球动脉和尿道动脉）的分支。这些分支彼此有广泛的交通。尿道的静脉汇入膀胱静脉丛和阴部静脉丛，最后注入髂内静脉。女性尿道的神经来自会阴神经、交感神经和副交感神经。女性尿道的淋巴管十分丰富，下段尿道淋巴管注入腹股沟浅淋巴结，进而至腹股沟深淋巴结及髂外淋巴结，中上段淋巴经尿道旁淋巴管进入盆腔，注入髂外淋巴结、闭孔淋巴结和盆腔淋巴结。所以女性尿道癌在腹股沟淋巴结尚未转移时，盆腔淋巴结可能已有转移。

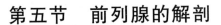

第五节　前列腺的解剖

一、前列腺的形态与毗邻

前列腺是男性泌尿生殖系统最大的附属腺体，为单个不成对的实质性器官，由腺组织和平滑肌组织构成，前列腺中间有尿道通过。

（一）形态

前列腺呈稍扁的栗子形，上端为宽大的前列腺底，与膀胱颈相接；下端较尖，为前列腺尖部，位于尿生殖膈的位置；底部与尖部之间的部分为前列腺体。前列腺体的前部隆凸，后部平坦，后部中间有一纵行的浅沟，称为前列腺沟或中央沟，直肠指诊时可触及此沟，在前列腺增生的患者，此沟可消失。

男性尿道从前列腺底部靠近前缘的位置穿入，经腺体实质前部下行至前列腺尖穿出，此段为尿道的前列腺部。在尿道前列腺部后壁的中线上有一纵行隆起称为尿道嵴，尿道嵴的中部凸起称为精阜，精阜中央的凹陷称前列腺小囊。在前列腺底部的后缘附近，有一对射精管穿入前列腺，斜行向前下方。射精管的开口位于精阜中央的前列腺小囊两侧。

前列腺从形态上分为五叶，分别为前、中、后及两侧叶。前叶为位于尿道之前的部分，体积较小；中叶呈楔形，位于尿道与射精管之间；后叶位于射精管的后方；两侧叶位于尿道的外侧，左右各一，为前列腺各叶中体积最大者。前列腺组织增生，多发生在中叶及两侧叶，其向内压迫尿道，可产生排尿困难甚至尿潴留等排尿症状；前列腺癌相对多发于后叶。

前列腺从胚胎起源上可分为移行带、中央带与外周带。移行带包绕尿道近端到射精管，中央带包绕射精管并延伸至膀胱基底部，外周带构成前列腺尖部、后面及侧面。前列腺癌及前列腺炎大多发生于外周带，而前列腺增生主要由移行区增生引起。

（二）毗邻

前列腺位于膀胱与尿生殖膈之间，前列腺底部与膀胱颈部、精囊和输精管壶腹相邻，前列腺尖部向前下方与尿生殖膈上筋膜相延续。前列腺前方为耻骨联合，二者之间有前列腺静脉丛浅表支及疏松结缔组织；前列腺两侧为肛提肌，其周围有前列腺静脉丛包绕；前列腺后方为直肠，直肠指诊可触及前列腺的后面。前列腺与直肠之间有直肠膀胱筋膜（Denonvilliers fascia）相隔，Denonvilliers 筋膜分为两层，前层是尿生殖膈深层筋膜的延续，筋膜的后层位于直肠前，二层之间为一潜在的无血管区。

前列腺的表面由平滑肌及结缔组织构成的被膜包裹，称为前列腺囊。在前列腺囊的外面还包绕着由盆筋膜脏层组成的一层筋膜，称前列腺筋膜。前列腺静脉丛位于前列腺囊与前列腺筋膜之间。前列腺筋膜向前由耻骨前列腺韧带与耻骨联合相连，两侧与膀胱韧带相延续，下方与尿生殖膈上的筋膜相交汇，筋膜的后壁即为直肠膀胱筋膜。

二、前列腺的组织学结构

正常前列腺主要由腺体和间质两部分组成。腺体通常包含 30～50 个管泡状腺叶，每个腺叶又是由众多的腺泡和小导管构成，周围区的小导管逐渐汇合成15~30条中央区大导管，开口于精阜两侧的前列腺窦内。在腺叶内的腺泡和腺泡之间以及腺叶和腺叶之间为丰富的间质组织，主要是纤维平滑肌组织。在镜下，腺泡和导管内的组织结构相似，腺泡周围有基底膜围绕，上皮呈双层结构，外层为基底细胞，内层为分泌细胞。分泌细胞层分泌前列腺液，向腺腔内突起，形成乳头状皱襞，使腺腔呈梅花状，其形态和功能状态与雄激素水平有关，通常为低柱状或立方状，在腺泡扩张时也可呈扁平状；前列腺基底细胞为多向分化潜能细胞，但正常情况下其无肌上皮细胞分化特征，另外，上皮内还包含少量的神经内分泌细胞。分泌细胞、基底细胞和神经内分泌细胞有不同的免疫组化特点，可供鉴别。分泌细胞胞质可表达前列腺特异性抗原（PSA）、前列腺酸性磷酸酶（PAP）、广谱细胞角蛋白（CK）、低相对分子质量细胞角蛋白（低CK），胞膜可表达上皮膜抗原（EMA）、前列腺特异性膜抗原（PSMA）；基底细胞胞质表达高相对分子质量细胞角蛋白（34βE12），其核则表达P63；神经内分泌细胞胞质可表达突触素（Syn）、嗜铬素A（CHG）和S-100等。导管上皮在向开口移行的过程中逐渐由单层柱状上皮演变成复层上皮，邻近开口处演变为尿路上皮，即移行上皮。前列腺腺泡腔内常可见到嗜酸性同心圆结构的淀粉样小体，主要是由前列腺分泌物凝集而成的，偶尔还会有钙盐沉积，形成嗜碱性前列腺石，淀粉样小体和前列腺石的数量通常会随着年龄增长而增加。

正常前列腺各带间的组织学形态差异并不明显，但仍存在一些细微差异。中央带腺泡和导管的体积比周围带、移行带要大，此外，中央带的腺泡呈分支状，外形不规则，腺上皮胞质内含较多嗜酸性颗粒，核较大，位于距基底膜的不同水平上。而周围带、移行带的腺泡较小、较规则，呈圆形，腺上皮胞质透亮，核较小，均匀排在靠近基底膜的细胞底部。

前列腺外周有一层包膜围绕，但该层包膜并不完整，在左右射精管、双侧神经血管丛进入前列腺处和前列腺尖部伸入尿生殖膈处部分缺损，是前列腺癌细胞最常见的浸润途径。

综上所述，正常前列腺的组织有四大结构特点：①分叶结构：腺泡和腺叶由纤维平滑肌分隔形成小叶；②大腺泡结构：腺泡体积大，上皮向腔内乳头突起，腺腔呈梅花状；③腺泡上皮由分泌细胞和基底细胞构成；④腔内淀粉样小体和前列腺石。

三、前列腺的血管、淋巴管及神经

（一）血管

1. 动脉　前列腺由膀胱下动脉、直肠下动脉以及阴部内动脉提供血液供应。其中，膀胱下动脉是前列腺最主要的血液供应来源。膀胱下动脉在进入前列腺前又分为两组，即前列腺尿道组和前列腺包膜组。尿道组血管于膀胱颈部后外侧与前列腺底部相接处进入前列腺，主要供应膀胱颈部和尿道周围的大部分前列腺腺体。包膜组血管位于盆侧筋膜深面沿盆壁下行，经前列腺的背外侧下行，发出分支供应前列腺外周部分腺体。

2. 静脉　前列腺静脉的主要构成为前列腺静脉丛。阴茎背深静脉在穿过尿生殖膈后分为三个主要分支：浅表支及左、右静脉丛。浅表支走行于耻骨与前列腺之间的耻骨后间隙中，其汇入来自前列腺及膀胱颈中部的血液。左、右静脉丛分别走行于两侧前列腺的背外侧，与阴部静脉、闭孔静脉和膀胱静脉丛有广泛的交通，因此任何静脉分支的破裂都有可能造成盆腔大出血（图1-1）。

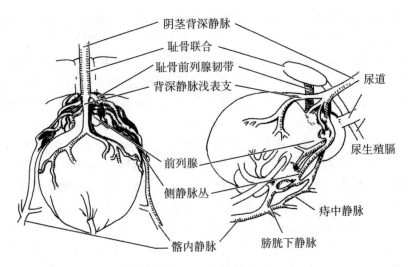

图1-1　前列腺静脉

（二）淋巴

前列腺的淋巴管于前列腺周围形成前列腺淋巴丛，其淋巴引流分若干组。一组是通过膀胱前及膀胱旁淋巴结引流至髂内淋巴。另一组汇入骶淋巴结，最终注入髂总淋巴结。还有一组为淋巴管沿髂血管走行并加入髂外淋巴结，这组淋巴结又包括3个淋巴链：外侧链位于髂外动脉的外侧；中链位于髂外静脉的前方；内侧链位于髂外静脉的下方。内侧链中有一附属淋巴结，位于闭孔神经周围，即所谓的闭孔淋巴结，一般认为此组淋巴结是前列腺癌淋巴结转移的第一站（图1-2）。

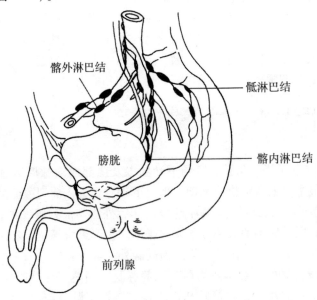

图1-2　前列腺淋巴回流

（三）神经

前列腺的神经主要来自盆腔神经丛，神经的分支在前列腺周围组成前列腺神经丛，含有交感与副交感成分。这些来源于盆腔神经丛的支配盆腔内器官和外生殖器的自主神经与前列腺包膜组的动静脉伴行，这些神经支配前列腺、尿道、阴茎海绵体等，不仅与阴茎勃起功能有关，还参与尿控。这些血管、神经共同组成了神经血管束。多数神经纤维于前列腺底部附近离开神经血管束，向内呈展开进入前列腺筋膜，其中一部分神经纤维继续向内越过前列腺底部进入前列腺中央区，其余神经纤维则前行进入前列腺囊，另外有少部分神经纤维下行至尖部。

四、前列腺邻近结构的解剖学和组织学

前列腺位于真骨盆内，位置相对固定，手术时由于空间的限制，对于前列腺周围邻近结构的解剖学和组织学的了解，可有效避免并发症的出现。

前列腺底上接膀胱颈，两者界限并不明显，手术时需要仔细辨认，两者交界处的后上方有精囊和输精管壶腹，是前列腺根治术时需要一并切除的组织。前列腺尖部与膜部尿道及覆盖其表面的尿道外括约肌相延续，分离前列腺尖部时极易损伤尿道外括约肌，是术后发生尿失禁的主要原因。前列腺前方与耻骨联合相邻，位于耻骨弓后方，两者之间为丰富的结缔组织，其间有前列腺静脉和阴茎背深静脉丛通过，是前列腺手术时容易出血的部位。前列腺的后表面借膀胱直肠陷窝与直肠相邻，前列腺体两侧有肛提肌的耻骨尾骨肌绕过。

五、内镜下前列腺解剖特点

内镜下可见尿道前列腺部，为尿道中管腔最宽的部分，长约 2.5~3cm，被覆移行上皮。尿道前列腺部的口径以中部最大，下端最窄并与膜部相接。尿道前列腺部的后壁一狭窄的纵行隆起称为尿道嵴，尿道嵴的中部有一纺锤形隆起称为精阜，精阜长约 1.5cm，宽及高约为 0.3~0.5cm。正常情况下，从精阜到膀胱颈的距离为 2~3cm。精阜表面光滑，老年人可有不平表现。精阜中央有一凹陷，为一盲囊，称为前列腺小囊。前列腺小囊为副中肾管末端的残留物，无生理功能，其胚胎发育来源类似女性的阴道和子宫，故也称"男性阴道"。前列腺小囊开口的两侧有射精管的开口。精阜及其附近的尿道黏膜上有散在的小孔，为前列腺排泄管的开口。在前列腺增生时，前列腺尿道可被延长或挤压变形。

尿道前列腺部的血管分布较前尿道密集，在进行内镜操作时出血的可能性也增加，如果在进行插管等时方向不正确或过于用力，可造成尿道前列腺部的出血甚至膀胱挛缩，导致视野不清楚，影响检查的效果。

第二章　泌尿外科有创性检查与治疗

第一节　肾脏穿刺造瘘术

一、适应证

（1）上尿路梗阻引起肾积水、肾盂积脓，尿外渗或尿瘘。

（2）经皮肾镜检查或其他操作，如药物灌注或化疗、尿流改道等。

（3）积水肾引流后功能的估价，决定手术保留肾或切除肾脏。

二、操作要点

（1）若仅为单纯造瘘引流，可选择腋后线上经后下肾盏的穿刺通道。而作为经皮肾镜技术的准备工作，穿刺径路设计应根据所实施的类型而定。

（2）在超声、X线荧光透视或CT引导下刺入肾集合系统。穿刺成功则有尿液自鞘内流出，如无尿液流出，则将注射器与穿刺针相连，边回抽边前后小距离移动穿刺针，直到抽出尿液。

（3）置入导丝，尽量将导丝插入输尿管，以免导丝滑脱。扩张通道后沿导管插入肾盂。

三、注意事项

（1）确认即使在最大吸气状态下，胸膜亦不在拟定的穿刺路径上。

（2）确认肾脏与肠管的关系。

（3）穿刺时嘱患者吸气后屏气。

四、术后处理

（1）术后观察有无血尿。

（2）预防性使用抗生素。

（3）保持引流管通畅，必要时应冲洗引流管。

第二节　前列腺穿刺活检术

前列腺穿刺活检组织检查是经会阴或直肠穿刺，取得前列腺组织做病理学检查，用以确定前列腺病变的性质、种类及程度。

一、适应证

（1）直肠指诊发现前列腺结节，性质不明。

（2）血清前列腺特异性抗原（PSA）明显增高。

（3）超声和其他影像学检查提示前列腺占位病变。

（4）用于邻近器官肿瘤侵犯前列腺的鉴别诊断。

（5）前列腺癌治疗后，需要评价疗效者。

（6）用于转移性肿瘤的鉴别诊断。

二、操作要点

1. 经直肠途径活检的患者　穿刺前 1 天应常规进行肠道准备。术前 1 天或 2 天开始口服抗生素，连服 3 天。经会阴活检术前可不需作这些准备。

2. 经直肠穿刺的患者　取截石位或侧卧位，常取侧卧位，在直肠超声探头的引导下行多点穿刺，即病灶、左右底部、左右尖部及中叶。经直肠穿刺一般不需要局部麻醉。

3. 经会阴穿刺的患者　常取截石位，在局部消毒及局部浸润麻醉后，在会阴中至肛门中点处，右手持穿刺枪刺入，在左手示指插入直肠感觉诱导下，穿刺枪刺入前列腺 3～4cm，抠动穿刺枪后拔出，推出针芯可见条状的前列腺组织。前列腺穿刺活检的目标定位主要有 6 点，6 点 +2 点，11 点，13 点等。选择 11 点或 13 点，第 1 次活检阴性、PSA 持续增高需要重复活检时。目前常采用多点穿刺，这样可提高前列腺癌检出率。

4. 其他　穿刺后用示指压迫 2～5 分钟以促进止血。

三、注意事项

（1）穿刺前 1～2 天开始口服抗生素，穿刺前 1 周停用抗凝药。

（2）经直肠活检的过程中不要碰到肛门括约肌，肛门括约肌有对疼痛敏感的神经纤维。

四、术后处理

（1）观察有无血尿及便血。

（2）穿刺后多饮水，并继续使用抗生素 3～5 天。

（3）观察术后有无血尿及大便带血，出血多于 6～48 小时内自行停止。持续性血尿或术后出现尿潴留，可插管导尿并起到压迫前列腺止血的目的。持续性大便带血可适量应用止血药。

第三节　睾丸活检术

一、适应证

（1）男性不育，精液检查显示无精子时，为了解睾丸有无生精功能，应行睾丸活检。

（2）无精症患者行人工辅助生殖，不能通过附睾获取精子时，可通过睾丸活检获得。

（3）确定睾丸结节或肿块性质。

二、操作要点

（1）术者左手拇指及示指将睾丸固定于阴囊皮下，于睾丸前内侧或病变处取材。

（2）局部浸润麻醉，切开皮肤、肉膜 1cm，在睾丸白膜上作 0.5cm，轻轻挤压，生精小管即从切口中挤出，用小眼科剪自突出组织的基底剪下，置于 Bouin 液中固定，缝合切开的睾丸白膜与阴囊皮肤切口。

三、注意事项

（1）术中注意彻底止血。

（2）睾丸白膜切口要缝合紧密，防止生精小管溢出。

四、术后处理

（1）避免剧烈活动，禁欲至少半个月。

（2）预防性应用抗生素 3 天。

第四节　肾脏穿刺活检术

采用经皮直接进行肾脏穿刺，以获得足够的肾组织，供病理检查。常用于各种肾小球肾炎的分型与肾移植排斥的诊断。

一、适应证

（1）肾移植术后排斥反应的诊断。

（2）各种弥漫性肾小球病变，某些肾小管间质疾病及某些原因不明的急性肾衰竭的患者，若临床诊断不清或制订治疗方案、判断疾病预后需要，为确定诊断及进行病理分型。

二、操作要点

（1）患者俯卧位（肾移植患者取仰卧位），腹部垫以 8～10cm 厚的砂袋。

（2）常用 B 超及 CT 引导定位，确定穿刺点。

（3）嘱患者深吸气后屏气，穿刺枪从穿刺点刺入肾脏，针头进入肾囊时有突破感，并见针尾随呼吸运动呈上下摆动。

（4）再次经 B 超或 CT 确定穿刺位置，抠动穿刺枪后将其拔出，推出针芯见所取的条形肾组织。

三、注意事项

（1）穿刺时一定要患者深吸气屏气，防止肾脏损伤。

（2）穿刺部位多选择在肾脏下极，以避免肾蒂及胸膜损伤。

四、术后处理

（1）局部压迫数分钟后穿刺点放置一小砂袋，再用腹带扎紧，以利压迫止血。
（2）砂袋压迫 6 小时，绝对卧床 24 小时。
（3）观察血压、脉搏、尿量及尿色变化，有无腰痛、腹痛等。
（4）术后应用抗生素 2~3 天。

第五节 嵌顿性包茎整复术

一、适应证

嵌顿性包茎、包皮上翻至阴茎头上方后未复位、包皮口紧勒在冠状沟处循环阻塞，影响淋巴及静脉回流而引起水肿。应首先手法复位，失败后，再行手术复位。

二、操作要点

1. 手法复位
（1）包皮及阴茎头络合碘消毒。手法复位前，在包皮和阴茎头处涂无菌润滑剂。
（2）两手的示指及中指握住包皮，用两大拇指稍稍用力将阴茎头包皮向内推送，即可复位。
（3）复位困难时，用针头多次穿刺水肿部位，待水肿组织液逐渐外渗，水肿减退后再用手法复位。
2. 手术复位
（1）局部消毒，作阴茎根部阻滞麻醉。
（2）背侧纵行切开嵌顿环长 2~3cm，切开皮肤和深筋膜，松解嵌顿环后再用手法复位。
（3）横行缝合伤口，第 1 针先缝合切口上下两端，其次间断缝合切口的其余部分，缝合完毕，用凡士林纱条包扎。

三、注意事项

（1）切开时应掌握深浅程度，过深则易损伤阴茎头，造成出血；过浅则不能将嵌顿环切开，嵌顿依然存在。
（2）切开后应严密止血，以免术后出血。

四、术后处理

（1）应用抗生素预防感染。
（2）术后 5~6 天拆线。

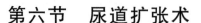

第六节　尿道扩张术

尿道扩张术是治疗尿道外伤、手术后瘢痕狭窄的一种方法。

一、适应证

(1) 预防和治疗尿道炎症、损伤、手术后的尿道狭窄。

(2) 探查尿道有无狭窄，或确定狭窄的程度和部位。

(3) 探查尿道内有无结石。

二、操作要点

1. 插入　术者左手掌心朝上，在中指与环指之间夹持阴茎冠状沟部，并斜向腹股沟方向提起，用拇指和示指把尿道外口分开。右手持尿道探子的柄端，头端蘸上润滑油，轻柔地将头端插入尿道外口。

2. 平推　沿尿道背侧壁正常的走行轻轻插入，借助探子本身的重量和弯曲缓慢推进。随着探子的逐渐深入，同时向正中移动阴茎，使探杆与身体纵轴平行。

3. 直立　为使探子的前端通过尿道球部、膜部，应逐渐将其送至和体轴呈垂直的位置。探子位于此处因括约肌或瘢痕的影响，推进时受阻力。

4. 平放　将探子与阴茎一起下拉至两腿之间，探子就顺着后尿道向膀胱内推进。探子进入膀胱后，探杆能左右转动。

以上 4 个步骤是整个过程的联合动作，探子通过瘢痕后，应留置 5 ~ 10 分钟，然后退出探子，其方法与插入相反。

三、注意事项

(1) 尿道扩张过程中应操作轻柔，不宜用暴力强行扩张，以免引起出血、穿破尿道。

(2) 首次尿道扩张应结合尿线粗细、尿道造影所见来估计探子的号数。应先从大号开始，依次减小，直到合适的号数为止。应尽量少用 16 号以下的探子。

(3) 尿道扩张器的头端，沿尿道前壁而行容易滑入膀胱，如遇阻力，可反复试插，以另一手指按压会阴，可协助通过膜部。

(4) 第 1 次扩进后，每次探子只宜增大 2 ~ 3 号，否则容易造成尿道损伤出血。

四、术后处理

(1) 每次扩张后给予抗生素 3 天，适当休息，多饮水，观察有无尿道出血。如出血较严重，后有发热、尿外渗，应急诊观察治疗。

(2) 如扩张后有发热、疼痛、严重出血等，则在 2 ~ 4 周内暂停扩张。下次扩张前应仔细检查，证实急性炎症已经消退，才能再次扩张。

(3) 扩张的间隔时间至少 5 ~ 7 天，以使尿道狭窄段黏膜经扩张后所产生的水肿与充血逐渐消退。经多次扩张后，尿道逐渐增宽，扩张间隔时间也可延长。

第七节　导尿术

一、适应证

（1）检查有无尿道狭窄、梗阻，测残余尿、膀胱容量、压力及膀胱造影。

（2）急慢性尿潴留。

（3）下尿路梗阻引起肾功能不全。

（4）泌尿系统病变需要准确记录尿量及特殊检查。

（5）危重患者尿量监测。

二、操作要点

1. 体位　患者仰卧位，两腿屈膝自然分开。

2. 消毒　应以尿道口为中心，男性应翻转包皮消毒，然后铺洞巾。

3. 插管　选好 Foley 导尿管后，涂无菌润滑油，必要时向尿道内注入润滑油。女性患者插入 6～8cm，男性患者插入 15～20cm，排尿毕，如需保留尿管，用生理盐水充起气囊，尿管接袋。

三、注意事项

（1）严格遵守无菌操作规程。

（2）导尿管粗细要适宜，插管动作要轻柔，避免损伤尿道黏膜。

（3）尿道狭窄或前列腺增生患者，可选用小号导尿管多次变换方向试插。仍不能插入，可使用丝状探子帮助插入尿管。

（4）对膀胱过度充盈者，排尿宜缓慢，以免骤然减压引起出血或晕厥。

（5）确认尿管已经进入膀胱（尿液从尿管中流出或按压下腹部后尿液流出）后才能向气囊内注水，以免尿管头端在尿道中充气囊损伤尿道。

四、术后处理

（1）应用抗生素预防感染。

（2）留置导尿管短时间内不能更换，应每0.5～1个月更换1次。

（3）如膀胱内有感染或尿液内沉淀物较多，应用无菌生理盐水或1：1 000 呋喃西林溶液冲洗膀胱。

（4）尿道外口常有脓性分泌物，每日应进行清洗护理，可用1：5 000 高锰酸钾溶液或洁尔阴清洗。

（5）留置导尿管时间过长，膀胱长期处于收缩状态，可能引起膀胱挛缩。为保持膀胱容量，应采用间断开放引流。

第八节 膀胱穿刺造瘘术

一、适应证

（1）尿道损伤、狭窄，前列腺增生等引起的急性尿潴留，导尿管不能插入者。

（2）各种原因（包括神经源性膀胱）引起的尿潴留，虽然能插入导尿管，但如需长时间保留，也以更换为膀胱造瘘为佳。

（3）泌尿道手术后确保尿路愈合，如尿道整形、吻合手术后。

（4）化脓性前列腺炎、尿道炎、尿道周围脓肿等。

（5）尿道肿瘤行全尿路切除后。

二、操作要点

（1）穿刺部位：选择耻骨联合上方一横指处为穿刺点。

（2）局部麻醉：采用长针头注射局部麻醉药，以长针头与腹壁呈垂直方向刺入，回抽出尿液，于此部位作1cm的皮肤切口，将膀胱穿刺套管针通过皮肤切口，按穿刺针方向垂直刺入，遇到落空感即已进入膀胱。拔出套管芯，可见尿液流出。经套管插入相应粗细的尿管，退出套管，并用丝线将尿管固定于皮肤。

三、注意事项

（1）穿刺膀胱造瘘必须在膀胱充盈状态下进行。

（2）操作应严格无菌，并注意用力适当，避免穿刺针刺破膀胱后壁，以免发生意外损伤。

（3）穿刺造瘘管应妥善固定，防止滑脱。

四、术后处理

（1）造瘘管及引流袋定期更换，造瘘管4~6周更换1次。

（2）膀胱有出血或感染者，可用1：5 000呋喃西林冲洗膀胱，保持引流通畅。

（3）预防性应用抗生素。

第三章 泌尿系统感染

第一节 非特异性尿路感染

非特异性尿路感染是肾脏、输尿管、膀胱和尿道等泌尿系各部位感染的总称，其中以膀胱炎和肾盂肾炎最为常见。

致病菌是引起感染的重要条件，绝大多数致病菌为革兰阴性杆菌，最常见的致病菌为肠道细菌，60%~80%为大肠埃希菌，其他为副大肠埃希菌、变形杆菌、葡萄球菌、粪链球菌、产碱杆菌、铜绿假单胞菌等。由于广谱抗生素的广泛应用，真菌性尿路感染的发病率日益增加。病毒也可能造成泌尿系感染。淋菌性尿道炎是世界性广为流行的性传染病。由衣原体引起的尿道炎在我国也常有发现。

由于泌尿生殖系统在解剖、生理方面的特点，致病菌在正常情况下不易停留和繁殖，但是一旦泌尿生殖系统发生病理改变，感染的防御功能被破坏，致病菌乘虚而入，从而诱发感染。感染的诱发因素主要有4个方面。

1. 梗阻因素 如先天性泌尿生殖系统异常、结石、肿瘤、狭窄、前列腺增生或神经源性膀胱，引起尿潴留，降低泌尿生殖道上皮防御细菌的能力。

2. 机体抗病能力减弱 如糖尿病、妊娠、贫血、慢性肝病、慢性肾病、营养不良、肿瘤及先天性免疫缺陷或长期应用免疫抑制剂等。

3. 医源性因素 如留置导尿管、造瘘管、尿道扩张、前列腺穿刺活检、膀胱镜检查等操作，由于黏膜损伤或忽视无菌观念，容易引入细菌而诱发或扩散感染。

4. 女性尿道结构特点 女性尿道较短，容易导致上行感染，经期、更年期、性交、妊娠时更易发生。尿道口畸形或尿道口附近有感染病灶如尿道旁腺炎、阴道炎亦为诱发因素。

感染途径主要有4种，最常见为上行感染和血行感染。

1. 上行感染 致病菌从尿道口上行进入膀胱引起感染，还可由膀胱经输尿管上行播散至肾脏。大约50%的下尿路感染病例会导致上尿路感染，因为膀胱炎出现黏膜水肿，使得输尿管膀胱入口处功能改变，易发生输尿管反流，致病菌可直达肾脏。此类感染常发生于女性新婚期、妊娠期，婴幼儿和伴尿路梗阻的患者。致病菌大多为大肠埃希菌。

2. 血行感染 在机体免疫力功能低下或某些因素促发下，身体任何部位的细菌形成的感染病灶所产生的菌血症，均可由血液传播至泌尿生殖系统，常见为肾皮质感染。致病菌大多为金黄色葡萄球菌。

3. 淋巴感染 致病菌从邻近器官的病灶经淋巴管播散至泌尿生殖系统，是较为少见的一种感染途径。

4. 直接感染 由于邻近器官的感染直接蔓延所致。如阑尾脓肿、盆腔化脓性炎症等，致病菌经肾区瘘管和异物导致的感染等。

一、肾盂肾炎

（一）急性肾盂肾炎

急性肾盂肾炎是细菌侵袭肾盂、肾盏及肾实质所引起的急性细菌性感染。上行感染时，致病菌多由尿道进入膀胱引起膀胱炎，继而再沿输尿管上行至肾脏，先后侵犯肾盂黏膜、肾盏、肾乳头和肾实质，因而患者一般先有尿路刺激症状，后出现全身症状。血行感染时，致病菌以身体的感染病灶侵入血流而到达肾脏，引起肾盂肾炎，因而患者常先有全身症状，继而出现尿路刺激症状。尿路梗阻和尿流停滞是常见的诱因。致病菌常由大肠埃希菌引起，约占 70% 以上。

1. 临床表现　如下所述。

（1）全身症状：一般突然起病、畏寒发热，体温可达 39℃ 以上，常伴有头痛、乏力、食欲缺乏、恶心、呕吐及全身不适等。

（2）泌尿系统症状：包括尿频、尿急、尿痛等膀胱刺激症状，腰痛和（或）下腹部痛、肋脊角及输尿管点压痛，肾区压痛和叩击痛等。

2. 实验室检查　如下所述。

（1）血白细胞总数及中性粒细胞增高。

（2）尿白细胞及脓细胞增多，>5 个/HP，甚至有白细胞管型，少量红细胞及蛋白。

（3）细菌学检查：尿沉渣涂片染色可找到致病菌；中段尿培养，菌落数 >10^5 个/ml；耻骨上膀胱穿刺，取尿进行培养可有细菌生长；对细菌培养阳性者需做药物敏感试验；当患者有脓毒血症时，需做血液细菌培养。

（4）一般患者肾功能正常。但有尿路梗阻、严重感染、肾乳头坏死、休克者则肾功能减退，甚至发生急性肾功能衰竭。多数患者在控制感染后肾功能可恢复正常。

3. 影像学检查　如下所述。

（1）腹部平片可见肾影增大或肾外形不清；静脉肾盂造影见肾盏显影延迟和肾盂显影减弱。

（2）B 超显示皮质及髓质界限不清，并有比正常回声偏低的区域。

（3）CT 扫描可显示肾外形增大，增强扫描显示肾强化减弱，肾皮质和髓质交界边缘模糊，呈多个楔形缺损区。

4. 鉴别诊断　如下所述。

（1）急性膀胱炎：可有下尿路刺激症状，但少有发热、寒战等全身症状。尿常规多无蛋白尿及管型。

（2）急性前列腺炎：可有排尿不畅及膀胱刺激症状，严重时会有发热、寒战等全身症状。直肠指检可发现前列腺肿大且有明显压痛，但无腰痛和肾区叩痛。

（3）急性胆囊炎和急性阑尾炎：有时症状与急性肾盂肾炎表现相似。但急性胆囊炎患者胆囊区有较明显压痛。急性阑尾炎患者右下腹麦氏点有局限及明显的压痛及反跳痛。急性胆囊炎及急性阑尾炎患者均无尿路刺激症状，尿液检查也无异常。

（4）急性盆腔炎：急性肾盂肾炎可表现为发热及下腹疼痛，类似急性盆腔炎，但后者下腹痛往往较剧烈，常于行经期、月经后、流产或分娩后发病，一般伴有白带增多，宫体及附件有明显压痛等症状。

5. 治疗 防治肾盂肾炎应掌握 3 个重要环节，即控制感染、去除病因、提高机体抵抗力。

（1）一般治疗：多饮水，勤排尿。应用解痉药解除膀胱刺激症状。控制高血压，纠正贫血及水、电解质紊乱，以及酸碱平衡紊乱。注意休息并补充营养。

（2）抗菌治疗：收集尿液进行细菌培养及药敏试验。在抗生素敏感试验未出结果之前，先根据尿涂片染色结果，选用肾毒性小的广谱抗生素治疗，采用肌内注射或静脉途径。若选用的抗生素疗效好，则继续治疗 1 周，当全身症状消失后，改用口服抗生素持续 2 周。若治疗后症状未好转，则应行肾 B 超及 CT 检查，了解有无肾周脓肿等特殊情况。抗生素的应用应持续到体温正常，全身症状消失、尿细菌培养阴性后 2 周。

（3）对原发因素的处理：应尽早发现治疗尿路梗阻、尿路结石、膀胱输尿管反流等问题。

（二）慢性肾盂肾炎

慢性肾盂肾炎多是由于在急性感染期治疗不彻底或治疗不当而转入慢性阶段，病期超过 6 个月。慢性肾盂肾炎是一种以肾小管为主的肾功能损害和慢性肾间质性肾炎，特征是有肾实质瘢痕形成，多见于女性。

1. 临床表现 慢性肾盂肾炎的症状复杂多样，且不典型。主要是根据肾实质破坏和肾功能减退的程度而有所不同。通常无特异性体征，在急性发作时肾区可有叩击痛，晚期可有高血压或各种肾功能不全表现。

（1）炎症静止期：全身和尿路症状不明显，但有持续性的细菌尿，常伴有腰酸、头晕、乏力等。

（2）炎症活动期：临床表现与急性肾盂肾炎相似或较轻，以尿路刺激为主，伴有明显疼痛、发热等不适。

（3）炎症晚期且累及双侧肾脏可出现高血压、贫血、面部水肿等尿毒症症状，甚至可出现高血压脑病、心力衰竭。

2. 实验室检查 如下所述。

（1）尿常规检查：仅在部分病例中可发现菌尿或脓尿，有时可发现蛋白尿，表明病变已累及到肾小球，意味病情较严重。

（2）尿细菌培养：菌落计数 $>10^5$/ml 可以肯定为感染。

（3）肾功能检查：晚期可出现血肌酐和血尿素氮升高。

3. 影像学检查 如下所述。

（1）腹部平片：可见一侧或双侧肾脏缩小且不规则。

（2）静脉肾盂造影：可见肾盏扩张、肾脏显影不良或显影延迟、肾实质变薄、变形等。

（3）放射性核素扫描：可测定患侧肾功能损害，显示患侧较正常小。

4. 膀胱镜检查 可见膀胱内充血、水肿等膀胱炎征象，通过膀胱造影了解膀胱输尿管反流。双侧插输尿管导管收集尿液并培养可确定感染部位。

5. 鉴别诊断 如下所述。

（1）下尿路感染：主要表现为膀胱刺激征，慢性肾盂肾炎也有类似表现。应根据膀胱冲洗后培养，通过输尿管导管法收集尿液进行培养等方法鉴别。

（2）尿道综合征：好发于中年女性，虽有膀胱刺激征，但多次中段尿培养均无细菌生长。

（3）慢性间质性肾炎：主要表现为肾功能障碍，氮质血症。但无尿路刺激症状。

（4）尿路滴虫病：主要表现为尿路刺激征，尿道口常有脓性分泌物和红肿疼痛，分泌物涂片检查常能找到滴虫，通常无全身感染表现。

6. 治疗　慢性肾盂肾炎应采用综合治疗。

（1）全身支持治疗：适当休息，加强营养，纠正贫血，改善全身情况，提高机体抵抗力。

（2）药物治疗：发病时选用1~2种药物治疗2周，停5~7天后改用另一组抗菌药，如此循序轮换，总疗程为2~4个月。停药后定期复查尿常规及细菌培养。

（3）手术治疗：通过手术解除引起感染的原发病，如尿路梗阻、结石、畸形及膀胱输尿管反流等，当终末期肾尿毒症时需行肾移植术。

（三）黄色肉芽肿性肾盂肾炎

黄色肉芽肿性肾盂肾炎是慢性细菌性肾盂肾炎的一种类型，其特征是肾实质破坏，出现肉芽肿、脓肿和泡沫细胞。该病临床少见，病因不明。

1. 临床表现　黄色肉芽肿性肾盂肾炎临床表现复杂，缺乏特异性。绝大多数患者表现为肾区疼痛、发热、腹部肿块，以及乏力、厌食、体重减轻等表现。常并发泌尿系统感染。

2. 实验室检查　并发泌尿系统感染时尿中有大量白细胞，中段尿培养可以培养出细菌。

3. 影像学检查　如下所述。

（1）B超：无特异性，可表现为肾积水、肾输尿管结石，或肾内低回声病变。

（2）静脉肾盂造影：无特异性，可表现为患肾肾影增大，肾输尿管结石并肾积水、患侧肾脏不显影或肾盂肾盏受压、破坏。

（3）CT检查：对黄色肉芽肿性肾盂肾炎有重要意义。局灶型，较少表现有泌尿系结石及梗阻，表现为肾实质内低密度软组织肿块，平扫密度低于肾实质，由于肿块内含有大量脂质的泡沫细胞，CT值可为负值。增强扫描强化不明显或轻度强化。弥漫型，可显示肾输尿管结石，增大的肾内可见多个水样低密度区，增强扫描显示包绕低密度区域的周围肾组织轻度或中度强化，而低密度区无强化。

（4）肾血管造影：多数病例显示血管减少或完全无血管，也有病例显示血管增多。

4. 鉴别诊断　如下所述。

（1）尿路结石：主要表现为肾绞痛等症状，可导致上尿路积水，B超、IVP、CT等影像学检查可以确诊。

（2）肾癌：多有血尿等症状，B超和CT等影像学检查提示肾脏实性占位，病理确诊。

5. 治疗　如下所述。

（1）一般治疗：抗菌治疗效果不佳。

（2）手术治疗：多数病变为单侧，早期可以行肾部分切除术，晚期可行肾切除术及肾周围病变组织切除术。

二、肾皮质化脓性感染

身体其他部位感染病灶经血运进入肾皮质而引起的严重感染，细菌以金黄色葡萄球菌为最多见。在没有形成液化的肾脏炎性肿块称为急性局灶性细菌性肾炎，形成脓肿后称为肾皮质脓肿或化脓性肾炎，几个脓肿融合则称为肾痈。肾皮质小脓肿可融合成较大脓肿，称为肾脓肿。若全肾均被破坏形成大脓肿时，则称为脓肾。肾皮质化脓性感染可经肾被膜蔓延到肾周围脂肪囊，形成肾周围炎或肾周围脓肿。

1. 临床表现　如下所述。

（1）近期常有皮肤或呼吸道化脓性感染的病史。

（2）多突然发作，有寒战、高热、食欲减退、出汗、乏力等脓毒血症表现；肾区疼痛，有时呈持续剧烈疼痛，无尿路刺激症状。

（3）肋脊角有明显压痛及叩击痛，可伴有肌紧张。

2. 实验室检查　如下所述。

（1）血常规：白细胞总数和中性粒细胞增高。

（2）尿液检查：白细胞可增多，尿沉渣涂片或中段尿培养可查到致病菌。

（3）血培养：可有致病菌生长，且与尿培养一致。

3. 影像学检查　如下所述。

（1）腹部平片：可见肾影增大或肾影模糊，IVU 显示肾盂肾盏显影延迟，还可见肾盂肾盏被压迫变形。

（2）B 超：肾皮质内局灶性低回声，边界不清。

（3）CT 检查：低密度实质性肿块，增强后密度不均匀增强，但低于正常肾组织，肿块边界不清。

（4）放射性核素扫描：显示肾内占位病变。

4. 鉴别诊断　如下所述。

（1）肾周围炎和肾周围脓肿：主要表现为畏寒、发热、腰痛。但患者有腰椎向患侧弯曲，肢体活动受限。且 KUB 平片显示肾区密度增加，腰大肌阴影消失。B 超和 CT 可鉴别是肾皮质还是肾周化脓性感染。

（2）急性肾盂肾炎：其症状与肾皮质化脓性感染相似，但后者多高热持续不退，常同时伴有脓毒败血症，肾区剧烈疼痛，叩压痛非常显著。

（3）急性胆囊炎：主要表现为右上腹部持续性疼痛，可伴畏寒、发热，且有腹肌紧张，墨菲征阳性，但尿常规正常。B 超可见胆囊壁毛糙、胆囊增大。

5. 治疗　如下所述。

（1）治疗原发病：积极治疗原发病，如有结石，则应取出结石。

（2）抗生素治疗：在细菌结果未报告之前，可先根据经验选用抗生素；当尿培养或血培养得出结果后，静脉应用敏感的抗生素。

（3）手术治疗：若药物治疗无效，可行脓肿切开引流；若脓肿引流不畅，且肾功能差，对侧肾功能良好者，可考虑行肾切除。

三、坏死性肾乳头炎

肾乳头坏死，又称为坏死性乳头炎，是由肾乳头处髓质内层缺血性梗死而引起的一种疾病，多见于女性。病因复杂，多与糖尿病、长期服用镇痛剂等因素有关。

1. 临床表现　如下所述。

（1）暴发型：一般继发于尿路感染，表现为突发性发热、寒战、腰痛，甚至出现感染性休克和尿毒症，更有甚者死亡。患者可有肾区叩击痛，甚至出现血压下降、少尿或无尿。

（2）慢性型：大部分患者隐匿，仅在肾乳头坏死脱落引起尿路梗阻时才出现明显的腰痛、血尿。偶尔通过 IVU 发现。通常无明显体征。

2. 实验室检查　血白细胞总数升高，尿中可找到白细胞，血中肌酐、尿素氮升高。

3. 影像学检查　如下所述。

（1）排泄性尿路造影：是诊断肾乳头坏死的首选方法。原位肾乳头坏死尿路造影缺乏特异性。部分肾乳头坏死和全肾乳头坏死尿路造影比较典型，表现为肾乳头萎缩，边缘不规则，肾盏扩大，髓质内空洞。如全乳头坏死，坏死乳头脱离游离于充满造影剂的小腔内形成典型的"印戒征"，通常为三角形充盈缺损。

（2）B 超：对肾乳头坏死的诊断敏感性较低，表现为肾窦周围髓质多个圆形或三角形囊腔，偶尔可在囊腔边缘见到弓状动脉产生的强回声。

4. 治疗　如下所述。

（1）抗生素治疗：根据尿培养结果选择敏感的抗生素，积极抗感染治疗。

（2）治疗原发病：积极治疗糖尿病等原发病，严格控制血糖，对长期服用镇痛剂者，应立即停止使用镇痛药物。

（3）手术治疗：病变局限于一侧的暴发型肾乳头坏死，如病情不能控制，而对侧肾功能正常，可考虑切除患侧肾。因为只要引起肾乳头坏死的原发病得不到治疗愈合，对侧肾脏发生肾乳头坏死的可能性依然存在，故患侧肾的切除应十分慎重。坏死性肾乳头脱落引起急性尿路梗阻时，可先给予解痉镇痛治疗，无效时可逆行插管引流或放置双 J 管，也可通过输尿管镜取出脱落的组织。

四、膀胱炎

（一）急性膀胱炎

膀胱炎与尿道炎统称为下尿路感染。膀胱炎是膀胱黏膜发生的感染，高发人群包括 4 种，学龄期少女、育龄妇女、男性前列腺增生者、老年人。

1. 临床表现　如下所述。

（1）多发生于新婚或妊娠期，或有导尿、应用尿道器械等病史。

（2）突然或缓慢发生，全身症状不明显。主要表现为尿频、尿急和尿痛等症状。部分患者有终末血尿或全程血尿。有的患者出现尿液混浊或脓尿。

（3）耻骨上区有明显压痛。

2. 实验室检查　如下所述。

（1）尿常规：白细胞 >5 个/HP 即有临床意义。

（2）尿培养：晨尿沉淀涂片细菌数 15~20/HP，中段尿培养菌落数 $>10^5$/ml。

3. 鉴别诊断　如下所述。

（1）急性肾盂肾炎：除膀胱刺激征外，还有寒战、高热和肾区叩痛。

（2）结核性膀胱炎：慢性病程，抗菌药物疗效不佳，尿液中可找到抗酸杆菌，尿路造影显示患侧肾脏有结核病变。

（3）间质性膀胱炎：尿液清晰，无白细胞、无细菌，膀胱充盈时有剧痛。

（4）腺性膀胱炎：靠膀胱镜及活检鉴别。

4. 治疗　如下所述。

（1）一般治疗：急性发作时应注意休息，多饮水，碱化尿液。解痉剂解除痉挛，以减轻症状。

（2）抗生素应用：应用抗生素前需作新鲜中段尿培养及药敏试验，根据培养结果选用适当的抗生素。若未作细菌培养则选用较广谱的抗生素。喹诺酮类抗生素为广谱抗菌药，是目前治疗单纯性膀胱炎的首选。单纯性膀胱炎提倡 3 日短程疗法。第 1 次发病治疗要彻底，防止细菌产生耐药性或病情转为慢性。

（二）慢性膀胱炎

1. 临床表现　如下所述。

（1）病史：常为继发感染，多有泌尿系其他疾病病史，部分患者有急性膀胱炎病史。

（2）病程较缓慢，尿路刺激症状较轻，但常反复发作，时轻时重。肉眼血尿少见。

（3）耻骨上区可有压痛。

2. 实验室检查　如下所述。

（1）尿常规检查：可发现少数白细胞。

（2）尿液细菌学检查：中段尿培养可有致病菌生长。

3. 膀胱镜检查　膀胱三角区和膀胱颈部有充血和水肿，无溃疡，常伴有轻度尿道炎。

4. 鉴别诊断　如下所述。

（1）尿道综合征：也表现为尿频、尿痛、尿急等尿路刺激症状。但尿道综合征患者常伴下腹部不适，尿常无白细胞，尿培养阴性，膀胱镜可见膀胱黏膜光滑，三角区呈苍白改变。

（2）膀胱肿瘤：表现为全程肉眼血尿，但通常为无痛性血尿，而且 B 超和膀胱镜可见膀胱内有占位，而非膀胱黏膜广泛出血。

5. 治疗　如下所述。

（1）一般对症处理。

（2）消除原发病灶，如解除尿路梗阻、祛除结石等。

（3）选用敏感的抗生素，连续应用 10～14 天。复查尿培养，如为阴性，则剂量减半，维持 1～2 周或更长。再次复查尿培养，如为阴性方可停药。

（三）间质性膀胱炎

间质性膀胱炎亦称膀胱黏膜下纤维化或 Hunner 溃疡，是一种非细菌性的累及膀胱全层的炎性疾病，多见于女性，我国少见。其发病原因和发病机制尚不清楚。

1. 必需条件　①膀胱镜检见膀胱壁有 Hunner 溃疡或点状出血；②膀胱区疼痛伴有尿急。

出血点形成应当是在麻醉下膀胱灌水膨胀（压力为 80～100cmH$_2$O，持续 1～2 分钟）后出现。膀胱镜观察应当在膀胱膨胀 2 次以上后进行。出血形成部位为弥漫型，至少在膀胱有 3 个象限存在，并且每个象限至少有 10 个病灶。

2. 排除条件　①非麻醉条件下膀胱容量大于 350ml；②膀胱灌水速度为 30～100ml/min

条件下，进水至 100ml 内未出现明显尿急；③在上述条件下，未见逼尿肌无抑制性收缩；④发病不足 9 个月；⑤无夜尿增多；⑥抗生素、抗胆碱能药物或抗痉挛药物可以缓解症状；⑦白天排尿次数小于 8 次；⑧8 个月内，曾被诊断为细菌性膀胱炎或前列腺炎；⑨膀胱或输尿管下段结石；⑩活动性生殖器疱疹。

3. 鉴别诊断 急性膀胱炎：有明显尿频症状，与间质性膀胱炎相似。但急性膀胱炎有明显的尿痛症状。实验室检查尿液混浊可有大量的脓细胞、红细胞等，尿培养常常阳性。

4. 治疗 如下所述。

（1）膀胱水扩张：一般主张先行膀胱镜检查，在 80cmH$_2$O 压力下持续扩张 1～2 分钟。重新注水进行诊断。然后，再进行水扩张 8 分钟，达到治疗目的。最明显的效果发生在扩张后的短期内，一般能持续 6 个月。麻醉下膀胱扩张的容量低于 200ml 时，其治疗效果不佳。

（2）药物治疗：免疫抑制剂、抗抑郁药、钙离子通道阻断药等药物治疗，可以暂时缓解症状，但长期效果不佳。

（3）膀胱内灌注：硝酸银、二甲基亚砜、肝素等药物膀胱灌注。输尿管反流为本方法的禁忌证。

（4）神经刺激：经皮神经刺激（TENS）和针灸可以缓解症状。

（5）外科手术

1）适应证：为症状严重，病期较长，药物治疗不佳，或膀胱功能受限出现膀胱挛缩及输尿管反流、肾积水等。

2）手术方式：根据患者病情决定手术方式，包括经尿道膀胱溃疡电灼或电切、肠道膀胱扩大术或尿流改道术等。

3）手术并发症：经尿道电切术可能出现的并发症有术中出血、膀胱穿孔、TUR 综合征等；肠道膀胱扩大术或尿流改道术可能出现的并发症有吻合口尿漏、输尿管反流、输尿管狭窄、肠粘连、肠梗阻等。尿流改道术因术式不同，可能出现的并发症也不同。

（四）腺性膀胱炎

腺性膀胱炎是一种黏膜增生性、化生性病变，发病病因不明，可能与膀胱感染、梗阻、结石等慢性刺激有关。近几年发病率有增高趋势，好发于中年人，女性多于男性。大部分学者认为腺性膀胱炎是一种癌前病变。

1. 病史 常有膀胱慢性炎症、结石、肿瘤或膀胱出口梗阻等病史。

2. 临床表现 与一般慢性膀胱炎相似，早期主要表现为尿频、尿急、尿痛、排尿困难，发展到一定阶段可出现无痛性全程肉眼血尿。

3. 影像学检查 如下所述。

（1）B 超检查：可显示膀胱壁不同程度的增厚或膀胱内占位性病变，并可确定部位大小，是否有并发症等，检出率较高。对早期诊断及病变的随访有一定的参考价值。

（2）静脉肾盂造影：表现为膀胱内占位性病变及出现单侧或双侧肾盂积水。

4. 膀胱镜检查 这是本病诊断的主要依据。根据膀胱镜检结果，可将腺性膀胱炎分为 4 种类型。

（1）乳头状瘤样型：可见带蒂的乳头状肿物或散在的聚集的小乳头状突起。通过观察其乳头透亮及少血管或无血管，可初步区别于乳头状瘤。

（2）滤泡样水肿型：增生病变呈绒毛样或呈片状浸润型滤泡样水肿隆起。滤泡可呈圆形，透明或半透明的囊性隆起，临床上以此型最为常见。

（3）慢性炎症型：表现为局部黏膜粗糙，血管纹理增多，局部充血，或有小的糜烂灶。

（4）黏膜无显著变化型：膀胱黏膜大致正常。此型因容易漏诊，故检查时要充分引起注意。

5. 病理组织学检查　膀胱黏膜组织活检及病理检查是确诊依据。腺性膀胱炎的主要病理组织学特征是黏膜固有层中存在 Brunn 巢、囊及腺体。通常的上皮来源于正常尿路上皮间变和内胚层组织的胚胎残留。此外，还有淋巴细胞和浆细胞浸润。腺性膀胱炎的腺体可分为 3 种类型：移行细胞型、肠腺型和尿道或前列腺型。

6. 鉴别诊断　如下所述。

（1）急性膀胱炎：尿频、尿急、尿痛等尿路刺激症状与腺性膀胱炎相似，但前者症状更明显。B 超检查无明显膀胱壁增厚或膀胱内占位病变。通过膀胱镜检和黏膜组织活检可帮助诊断。

（2）间质性膀胱炎：临床表现尤其是尿路刺激症状与腺性膀胱炎相似，但前者膀胱疼痛更为严重。尤其是在膀胱充盈时有剧痛，排尿后症状减轻为特征。在耻骨上区有压痛或可触及膀胱。诊断需通过膀胱镜检及黏膜组织活检。典型病变为 Hunner 溃疡或膀胱黏膜多片状出血。

7. 治疗　本病的治疗方法有多种，但目前尚无确切的治疗办法。

（1）去除诱发因素：如膀胱结石、前列腺增生、膀胱颈硬化等。

（2）膀胱灌注治疗：灌注药物有消炎药、化疗药、10% 硝酸银等。

（3）外科手术治疗：经尿道电灼、电切或激光治疗，术后定期复查。如病变广泛且病理证实为恶变者，可考虑行膀胱全切术。

五、尿道炎

（一）淋菌性尿道炎

淋病，即淋菌性尿道炎，由淋病奈瑟菌引起的尿道感染，常累及泌尿生殖系统的黏膜。淋病奈瑟菌为革兰阴性的奈瑟双球菌。人是淋病奈瑟菌的唯一天然宿主，主要通过性接触传播。潜伏期为 1～14 天，平均 2～5 天。

（1）患者近期多有不洁性交史。

（2）男性最初有尿道口黏膜红肿、发痒和轻微刺痛。尿道排出深黄色脓液。淋病奈瑟菌侵及后尿道时出现尿急、尿频、尿道等膀胱刺激征。女性尿道短，症状不明显，而以白带增多为主要表现。

（3）并发症：男性并发症可有急性前列腺炎、急性精囊炎、急性附睾炎，女性可并发急性阴道炎、急性宫颈炎、急性输卵管炎等。严重者可引起不育。症状经久不愈时应考虑转为慢性。慢性淋病奈瑟菌可造成尿道狭窄。

（4）实验室检查：分泌物直接涂片找出革兰阴性双球菌。淋病奈瑟菌培养及免疫学检查也有应用。

（5）治疗

1）一般治疗：注意休息，增加饮水量，禁饮酒及刺激性食物，保持局部清洁，病愈前不能性交，性伴侣同时治疗。

2）药物治疗：青霉素类药物、喹诺酮类药物、头孢类药物等疗效均较满意。治疗标准为自觉症状消失，无尿道分泌物，治疗1周后作分泌物涂片和培养复查阴性。

3）并发症治疗：淋菌性尿道狭窄处理以定期逐渐扩张尿道为主，同时给予抗菌药物，必要时行尿道狭窄切开。

（二）非淋菌性尿道炎

非淋菌性尿道炎是指除淋病奈瑟菌以外由其他病原体所引起的接触性尿道感染，其病原体主要为衣原体和支原体，亦有滴虫、单纯性疱疹病毒、肝炎病毒、白色念珠菌、包皮杆菌等，通过性接触或同性恋传播，比淋菌性尿道炎发病率更高，在性传播疾病中居第1位。

（1）近期多有不洁性交史。

（2）临床表现：与淋菌性尿道炎类似，但症状更轻，分泌物常为少量稀薄液体，有时仅为痂膜封口或裤裆污秽，常见于晨间。女性多无症状。

（3）实验室检查：①直接涂片检查：每高倍视野下白细胞多于10个，而淋病奈瑟菌阴性；②病原体培养：取分泌物或小拭子取出接种培养，可帮助检查支原体或衣原体；③免疫学检查：用补体结合试验、酶联免疫试验或间接免疫荧光试验检查血清中衣原体抗体成分，也可应用PCR技术检查尿道分泌物的衣原体或支原体。

（4）治疗

1）一般治疗：治疗期间避免性生活。

2）药物治疗：米诺环素（美满霉素）、红霉素等药物均有较好疗效，配偶应同时治疗。治愈标准是患者自觉症状消失，男性患者无尿道分泌物，尿沉渣无白细胞；女性患者宫颈内膜炎临床表现消失，分泌物衣原体和支原体检查阴性。

六、附睾炎

（一）急性附睾炎

阴囊内最常见的感染性疾病，多见于中青年，常由泌尿系统感染和前列腺炎、精囊炎扩散导致，以大肠埃希菌和葡萄球菌多见。感染由尾部向头部扩散，附睾肿胀变硬。

1. 临床表现　如下所述。

（1）常有留置导尿、尿道内器械操作、前列腺手术史或前列腺炎、精囊炎等病史。

（2）突然发生附睾肿胀、疼痛，有时出现寒战、发热。

（3）附睾触诊有肿大或硬结，压痛明显。

（4）常因并发前列腺炎和精囊炎而反复发作。

2. 实验室检查　血红细胞升高。尿培养可发现致病菌。

3. 鉴别诊断　如下所述。

（1）附睾结核：很少有疼痛、发热，输精管可有串珠样改变，附睾结核形成寒性脓肿。

（2）睾丸扭转：突发性阴囊肿大、疼痛伴明显触痛，无发热，B超可见睾丸血流灌注减少。

（3）嵌顿性斜疝：也可表现突发性阴囊疼痛和肿大。患者常有腹股沟斜疝病史，嵌顿后可出现腹胀、呕吐。

4. 治疗　如下所述。

（1）卧床休息，急性期托起阴囊。

（2）应用广谱抗生素及镇痛药治疗，病情较重者给予静脉用药。

（3）脓肿形成时应切开引流。

（4）对因留置导尿管而引起的急性附睾炎应尽可能拔除导尿管，以利感染消退。

（二）慢性附睾炎

慢性附睾炎是由于急性附睾炎未治疗愈合而变为慢性。患者常同时并发前列腺炎或精囊炎。

1. 病史　常有急性附睾炎或急性睾丸炎病史。

2. 症状与查体　阴囊疼痛、坠胀感。体检可扪及附睾增大、较硬，轻度触疼，患侧输精管粗硬。

3. 实验室检查　前列腺液常规检查可见白细胞。

4. 鉴别诊断　如下所述。

（1）附睾结核：也表现为附睾硬结、疼痛。患者多有泌尿系结核史。附睾结节多位于尾部，质硬、不规则，有时还与阴囊皮肤粘连、溃破并形成流脓窦道。分泌物镜检可找到抗酸杆菌。

（2）精液囊肿：也表现为附睾结节，但结节多位于附睾头部，表面光滑，无压痛。B超可见附睾头部有囊性占位。

（3）附睾肿瘤：极为少见，活检可确定诊断。

5. 治疗　如下所述。

（1）托起阴囊，局部热敷、理疗等可缓解症状。

（2）应用广谱抗生素。

（3）如存在前列腺炎，应重视前列腺炎的综合治疗。

（4）反复发作影响工作和生活者，可考虑行附睾切除。

七、睾丸炎

（一）急性化脓性睾丸炎

急性化脓性睾丸炎是由葡萄球菌、大肠埃希菌、链球菌等致病菌引起的睾丸非特异性感染。感染途径以上行性感染多见。

1. 临床表现　突发睾丸红、肿、热、痛，常有全身寒战、发热、恶心、呕吐等。

2. 查体　发现阴囊红肿，睾丸有明显压痛。若形成脓肿，则触之有波动感。

3. 实验室检查　血常规有白细胞升高，血培养可能有致病菌生长。

4. B超检查　可见睾丸增大，血流丰富。

5. 鉴别诊断　如下所述。

（1）急性附睾炎：早期易与睾丸炎鉴别，后期因睾丸被动充血而易误诊。如有尿道分泌物、脓尿、尿常规异常，前列腺液培养阳性可以认为是急性附睾炎。

（2）精索扭转：发病急骤，附睾于睾丸前方被扪及，且局部疼痛显著，B超可协助诊断。

6. 治疗　如下所述。

（1）卧床休息，托起阴囊，早期冰袋冷敷可防止肿胀，晚期局部热敷可加速炎症吸收。

（2）应用广谱抗生素。

（3）因长期留置尿管而引起睾丸炎者，应尽早去除尿管。

（4）已形成睾丸脓肿者应切开引流，睾丸严重破坏时行睾丸切除。

（二）腮腺炎性睾丸炎

腮腺炎性睾丸炎是由腮腺炎病毒经血行进入睾丸引起，多见于青春后期的男性，病程一般 7～10 天。

1. 病史　急性流行性腮腺炎的病史。

2. 临床表现　主要表现为阴囊肿痛，伴畏寒、发热、恶心、呕吐等全身症状。

3. 体检　发现阴囊红肿，一侧或双侧睾丸肿大，有明显触痛，能区分睾丸和附睾。两个月后睾丸萎缩。当时腮腺肿胀，可见腮腺管口红肿等改变。

4. 实验室检查　血白细胞增高，尿液一般正常，急性期可以在尿液内发现致病病毒。

5. 鉴别诊断　如下所述。

（1）急性附睾炎：早期易与睾丸炎鉴别，后期因睾丸被动充血而易误诊。如有尿道分泌物、脓尿、尿常规异常，前列腺液培养阳性可以认为是急性附睾炎。

（2）精索扭转：发病急骤，附睾于睾丸前方被扪及，且局部疼痛显著，B 超可协助诊断。

6. 治疗　如下所述。

（1）一般治疗：卧床休息，抬高阴囊，局部冷敷。

（2）药物治疗：抗生素对腮腺炎性睾丸炎无效，可应用抗病毒药物。可用 1% 利多卡因 20ml 作精索封闭，以缓解睾丸肿胀和疼痛，亦有改善睾丸血运，保护睾丸生精功能的作用。

八、精囊炎

精囊炎很少见，多由尿道炎或前列腺炎直接蔓延所致。致病菌以大肠埃希菌、葡萄球菌为多见。

1. 临床表现　急性精囊炎常有寒战、发热、全身不适。慢性精囊炎症状类似慢性前列腺炎。下腹部疼痛可放射至腹股沟、会阴部，合并后尿道炎时可出现尿频、尿急、尿痛、排尿困难、血尿及尿道稀薄分泌物等症状。射精时疼痛或有血精。

2. 体格检查　下腹部有压痛，直肠指检前列腺旁有触痛。

3. 实验室检查　精液检查镜下有多数红细胞，有时可见白细胞及死精子。

4. 鉴别诊断　如下所述。

（1）前列腺炎：精囊炎常与前列腺炎同时发生。单纯的慢性前列腺炎通常没有血精，而前列腺液常规中可见卵磷脂小体减少，白细胞增多。

（2）精囊结核：虽症状与精囊炎相似，但精囊结核患者可扪及前列腺、精囊内有浸润性硬结，多伴有附睾结核结节。

5. 治疗　如下所述。

（1）精囊炎急性发作期应适当休息，热水坐浴，禁忌房事。禁忌局部按摩。

（2）治疗方法同前列腺炎，应用广谱抗生素，慢性期可作前列腺精囊按摩，促进引流，每周 1 次。

第二节　特异性尿路感染

一、泌尿男性生殖系结核

（一）肾、输尿管、膀胱结核

泌尿系各个器官都可发生结核病变，其中最主要的是肾结核，其他泌尿器官的结核病变大多继发于肾结核。

1. 流行病学　我国的结核病人数居世界第2位，目前全球每年约有300万人死于结核病。

泌尿生殖系结核是最常见的肺外结核病之一，糖尿病、血液透析、肾移植患者肾结核患病率明显高于正常人群。附睾结核是临床最常见的男性生殖系统结核，与泌尿系统结核关系密切。

2. 病因学与发病机制　如下所述。

（1）细菌学：结核菌属于分枝杆菌，对人有致病性者主要为人型及牛型结核分枝杆菌。L型结核菌不引起皮肤迟发型超敏反应，也不易引起结核性病理损伤，但可以在体内长期生存，在一定条件下可恢复为原生结核菌，导致结核病发生。感染L型结核菌的结核病患者，其临床表现不典型，PPD试验不敏感，误诊率高，疗效差。

（2）发病机制：结核病的发病是人体与结核杆菌相互作用的结果。肾结核的主要原发病灶为肺结核，少数来自于骨、关节、肠、淋巴结的结核病灶，血行播散是肾结核的主要感染方式。男性生殖系统结核多数是由泌尿系统结核经射精管口直接蔓延，逆行感染所致。少数与肾结核相同，经血行感染，为身体其他器官结核病灶的继发性病变。

3. 病理学　如下所述。

（1）肾脏：肾结核的病原菌主要来自肺结核的血行播散。经血流播散的结核杆菌往往同时侵入两侧的肾小球。早期病灶小而限于皮质，一般不引起临床症状，也无X线异常改变，称"病理性肾结核"。由于皮质血流供应良好，病变可自行愈合；但如果患者机体抵抗力较差，病灶不愈合而扩散，侵及髓质的肾小管、肾盏和肾盂等处，引起临床症状，称"临床肾结核"。这个过程要经过相当长的时间，而这时肺内原发病灶可能已经愈合，所以部分泌尿系结核患者不伴有明显的肺结核病。

肾内结核病灶可在肾内发生播散，肾实质逐渐被破坏，以致肾功能完全丧失。带菌的尿液逐渐引起输尿管结核，膀胱结核及尿道结核。病理性肾结核绝大多数是两侧性的，但多数病灶能自行愈合，所以发展到临床肾结核阶段，多数为单侧性，大致10%肾结核为双侧性。

当出现肾结核时，由于症状较轻且无特异性往往不被患者重视，随着肾结核的发展，当引起膀胱结核出现膀胱刺激征如尿频、尿急时才来就诊。结核病变由肾向输尿管蔓延，使其管壁增厚，管腔变窄，严重者输尿管腔闭合，膀胱的继发病变自行愈合，肾脏钙化，产生"肾自截"。

一侧肾结核可引起对侧肾积水。其原因是膀胱结核引起对侧输尿管口狭窄或扩张以及膀胱挛缩时，膀胱内压长期处于较高状态，引起膀胱尿液逆流，造成对侧肾及输尿管扩张、积水。

（2）输尿管：输尿管结核多由肾结核蔓延而来。病变早期，黏膜水肿充血，有散在的结核结节，进而许多结核结节融合，发生干酪样坏死，并形成溃疡。后期肉芽组织机化、管壁纤维组织增生。纤维组织增生可致输尿管增粗、僵硬，进而导致输尿管狭窄或完全阻塞，使狭窄近端及肾盂扩张、积水。输尿管狭窄多发生于输尿管膀胱连接部的膀胱壁间段或肾盂输尿管连接处。

（3）膀胱：早期黏膜充血水肿，进一步发展为结核结节，可形成黏膜溃疡，此时病变一般位于患侧输尿管周围。以后病变逐渐蔓延至三角区，甚至整个膀胱。晚期纤维化可导致膀胱广泛性瘢痕形成、膀胱挛缩、容量变小。输尿管入口也可因此发生阻塞或关闭不全，狭窄阻塞导致该侧肾盂、输尿管积水。

（4）前列腺结核：大部分病例由血行感染，少数病例可由尿道直接蔓延逆行感染引起。早期前列腺结核病常发生于两侧叶，在两侧呈现融合性干酪样坏死区，继而液化而呈空洞，使前列腺含多个空洞而明显增大。晚期，前列腺常发生皱缩硬化，质地变硬而被疑为癌。

（5）睾丸结核：睾丸结核常继发于附睾结核，少数病例可由血行播散引起，成为全身粟粒型结核病的一个组成部分。单纯睾丸结核极为罕见。

（6）附睾结核：附睾结核主要由血行感染引起，可伴有泌尿系统结核，也可独立存在。少部分可从前列腺结核逆行感染而来，病变在附睾尾部并可累及输精管。附睾结核时可见附睾肿大，切面见散在或融合性灰黄色干酪样坏死灶，呈现典型的干酪型结核，大小不规则的干酪样坏死灶绕以结核性肉芽组织。严重病例整个附睾发生干酪样坏死，结核结节偶见。陈旧病灶呈明显纤维化和钙化。

（7）输精管结核：一般继发于附睾、精囊或前列腺结核。精索增粗，并有串珠状小结节形成，常为干酪型结核。

（8）阴茎结核：多见于幼年及青年人。大多数由泌尿、生殖器官结核直接或经淋巴道蔓延而来，从肺等器官经血行播散引起者少见。病变一般在龟头、系带和尿道口处。病程较长患者，由于结核灶内大量纤维结缔组织增生和瘢痕形成可导致阴茎变形。腹股沟淋巴结可因阴茎结核蔓延受累而肿大。

（9）尿道结核：尿道结核多由生殖系统结核和泌尿系统结核蔓延而来。尿道壁形成结核结节、干酪样坏死、溃疡和纤维化等病变。急性期病变主要为结核结节伴干酪样坏死，表现为尿道有脓性分泌物，伴附睾炎、前列腺炎等。慢性期病变主要为广泛的纤维化，表现为尿道狭窄。

4. 临床表现　如下所述。

（1）详细询问以往结核病史。

（2）膀胱刺激症状：长期尿频、尿急、尿痛，特别是夜尿增多往往是肾结核的最重要也是最早期出现的症状。早期尿频是由于结核菌和脓尿刺激膀胱黏膜或黏膜溃疡所致；晚期则因膀胱容量缩小，以致排尿次数增多，乃至出现充盈性尿失禁。

（3）血尿：常是肾结核的第2个重要症状。血尿的程度不等，多为镜下血尿或轻度肉眼血尿，仅少数病例为明显的肉眼血尿。并且是唯一的首发症状，多数为终末血尿，乃是膀胱结核性炎症的溃疡在排尿时膀胱收缩所致出血。若出血来自肾脏，则可为全程血尿。

（4）脓尿：尿混浊如米汤样，有时可有干酪样物质排出。

（5）腰痛：肾结核一般无明显疼痛，但晚期结核性脓肾，患侧肾体积增大，则可出现腰痛。并发对侧肾积水时，可在对侧出现腰部症状。少数患者可因血块或脓块堵塞输尿管而引起绞痛。

（6）全身症状：如贫血、消瘦、低热、盗汗、食欲减退等，晚期患者可因肾破坏，对侧肾积水导致尿毒症。

5. 实验室检查　如下所述。

（1）红细胞沉降率增速。

（2）尿常规和尿沉渣涂片：尿液呈酸性反应，蛋白微量，有多数红细胞和白细胞，尿液一般呈酸性，在尿液未被污染的情况下可呈现典型的"无菌性脓尿"。尿沉渣涂片作抗酸染色，检查前1周停用抗结核药物和抗生素药物，留取清晨第1次新鲜尿液送检，连续检查3~5次，或留取24小时尿液送检。

（3）尿液结核杆菌检查：尿沉渣涂片找抗酸杆菌，连续3次检查均为阳性，诊断才比较可靠。

（4）尿结核杆菌培养：以清晨尿液标本用于培养，最有较好的诊断价值，尿结核菌培养阳性率可高达90%，但培养时间长，需8周才有结果。尿结核菌动物接种阳性率高达90%以上，但费时较长，需2个月才能得到结果。

（5）结核菌素反应：属迟发型变态反应（PPD试验）。PPD试验阳性支持结核病的诊断，PPD试验阴性不能完全排除泌尿男性生殖系统结核。患恶性肿瘤、营养不良、接受激素治疗或放射治疗及艾滋病患者，在接种结核菌素后个体局部反应能力会降低。

（6）尿结核菌DNA检测（PCR-TB-DNA）：是对结核杆菌较特异和敏感的方法。但由于标本中存在某些扩增抑制药物、DNA变性，或操作不规范等，使部分病例出现假阳性或假阴性结果。

6. 影像学检查　如下所述。

（1）超声检查：肾影增大，肾实质及肾周围光点不均匀或出现无回声暗区。具体表现如下：①肾积水，肾盏扩张，集合系统不规整，并发强回声钙化灶；②肾实质无回声区，局限一极或累及整个肾脏；③输尿管增粗，管壁回声增强，内径轻度扩大，也可以不显示管腔，与肾积水不成比例；④膀胱体积正常或缩小，壁厚呈毛糙态，常伴有对侧输尿管扩张和肾积水。

（2）尿路平片：显示肾外形增大或呈分叶状；肾实质内有不规则的密度不均匀的斑点状钙化，如为"自截肾"则呈现全肾钙化影。

（3）静脉尿路造影：可以了解肾功能、病变程度和范围。可见肾盏杯口边缘不整，即虫蚀样改变，杯口消失或肾实质内有空洞。增殖性病变可见肾盂肾盏受压，肾盏漏斗部延长、狭窄，盏距增宽及充盈缺损。严重者整个肾盂肾盏不显影或部分肾盏不显影。也可表现为一侧肾结核，对侧肾积水。膀胱边缘不光滑、毛糙，晚期因膀胱挛缩可表现为小膀胱。

（4）CT：对肾实质及肾盂、肾盏的形态结构显示良好，它对发现钙化和伴随的淋巴结病变更敏感。表现为肾影增大，肾脏内出现大小不等空腔。可以鉴别其他泌尿男性生殖系统改变，如肾上腺、前列腺、精囊的干酪样坏死。

（5）磁共振尿路成像（MRU）：结核患者严重肾功能不全、碘过敏、IVU显影不良、逆行输尿管插管受限或顾及插管造成尿路感染时可选用MRU。

(6) 放射性核素检查：患侧肾破坏严重时，呈无功能低平线。肾结核导致对侧肾积水，则呈梗阻曲线。

(7) 膀胱镜检查：早期可见膀胱黏膜充血和水肿，较晚期可见膀胱结核结节和溃疡。膀胱挛缩时禁忌膀胱镜检查。也可通过膀胱镜逆行插管造影或取分肾尿进行检查。

7. 鉴别诊断　如下所述。

(1) 慢性肾盂肾炎：也表现为血尿、腰痛及膀胱刺激症状。但症状呈间歇性发作，一般无进行性加重；以往有泌尿系感染史；有进行性肾功能不全及高血压表现，尿的普通培养可发现致病菌。

(2) 前列腺炎：也可表现有膀胱刺激征，但直肠指检时前列腺明显压痛；前列腺液检查有大量白细胞和红细胞；治疗后症状常迅速减轻。

(3) 膀胱肿瘤：也表现为血尿及膀胱刺激症状。但主要特点是无痛性间歇性肉眼血尿；尿细胞学检查发现肿瘤细胞；膀胱镜检查发现肿瘤。

(4) 泌尿系结石：以镜下血尿为主，有时也表现为程度不同的膀胱刺激症状。但血尿出现多与患者的活动、疼痛密切相关；结石活动时可引起绞痛；尿路平片可发现结石阴影；超声检查发现强光团伴有声影。

8. 治疗　如下所述。

(1) 药物治疗：药物治疗是泌尿男性生殖系统结核的基本治疗手段，手术治疗必须在药物治疗的基础上进行。

1) 药物治疗原则：泌尿、男性生殖系统结核的抗结核药物治疗和肺结核相同，即早期、联用、适量、规律、全程使用敏感药物。

2) 抗结核药物治疗的适应证：①孤立肾结核；②局限性的一侧或双侧肾结核；③伴有身体其他部位的活动性结核，暂时不宜手术者；④双侧重度肾结核不宜手术者；⑤配合手术治疗，作为手术前用药；⑥肾结核手术后的常规用药。

3) 抗结核治疗的一线药物：一线抗结核药物有 5 种：异烟肼（H）、利福平（R）、吡嗪酰胺（Z）、链霉素（S）、乙胺丁醇（E）。除 E 为抑菌药外，其余均是杀菌药。

异烟肼（INH，雷米封）：用药剂量以每日 300mg，一次服用为宜。主要不良反应为精神兴奋和多发性末梢神经炎，与维生素 B_6 排出增加或干扰吡哆醇代谢有关。因此，服异烟肼时应加服维生素 B_6 5～10mg，可防止不良反应的发生。

利福平（rifampin，RFP）：每日用量 600～900mg，分 1～2 次空腹服用。不良反应很少，偶有消化道反应及皮疹。近年来发现少数病例有肝功能损害，血清转氨酶升高、皮肤黄疸等综合征。应用利福平时，尿液及体液可变为红色，甚至可使皮肤变红。

吡嗪酰胺（pyrazinamide，PZA）：常用剂量为每天 1.5～2.0g。与利福平、异烟肼合用可缩短疗程。不良反应为对肝脏有毒性，严重时可引起急性黄色肝萎缩。

乙胺丁醇（ethambutol，EMB）：一般用量为每日 600mg，分 3 次或 1 次口服。其毒性作用主要是球后视神经炎，出现视力模糊，不能辨别颜色（尤其对绿色）或有视野缩小等，严重者可致失明。视神经炎是可逆性的，停药后多能恢复。毒性反应的发生率与剂量有关。

链霉素（streptomycin，S）：成人普通剂量每日 1.0g，分 2 次肌内注射；与其他抗结核药物联合应用时，每周注射 2.0g，或每 3 日注射 1.0g。如同时服用碳酸氢钠碱化尿液可增强其疗效。主要的不良反应是对第Ⅷ对脑神经前庭支的影响。少数病例可出现过敏性休克。

链霉素可经胎盘传至胎儿，引起第Ⅷ对脑神经的损害。

4）推荐的疗程：泌尿系统结核的标准化方案是 6 个月短程化疗。国际防结核和肺病联合会（IUATLD）推荐的标准短程化疗方案（三联化疗）是：2HRZ/4HR，即：前 2 个月为强化阶段，每日口服异烟肼、利福平和吡嗪酰胺，后 4 个月为巩固阶段，每日口服异烟肼和利福平。但对复发性结核，巩固阶段应为 6 个月。

5）用药方法：目前规范的用药方法是：①督导治疗，即所有抗结核药物均在医护人员或患者家属的监管下服用，这在化疗第 1 个月尤为重要；②顿服治疗，可以明显提高血中药物浓度，从而增强治疗效果，同时也有利于患者服用。一般将一日全部药量于睡前 1 次顿服。

6）药物治疗期间的观察和随访：药物治疗期间，应定期作尿常规、结核菌培养、结核菌耐药试验及静脉尿路造影，以观察治疗效果。必须重视尿液检查和泌尿系造影的变化，如经治疗 6~9 个月，仍不能转为正常，或肾脏有严重破坏者，则应进行手术治疗。在停止用药后，患者仍需强调继续长期随访观察，定期作尿液检查及泌尿系造影检查至少 3~5 年。

7）抗结核药的停药标准：①全身情况明显改善，红细胞沉降率正常；②排尿症状完全消失；③反复多次尿常规检查正常；④尿抗酸杆菌检查多次阴性；⑤泌尿系造影检查病灶稳定或已愈合；⑥全身检查无其他结核病灶。

（2）手术治疗

1）肾切除术

适应证：①单侧肾结核病灶破坏范围超过 50% 以上；②全肾结核性破坏，肾功能已丧失；③结核性脓肾；④双侧肾结核，一侧破坏严重，而另一侧为较轻度结核；⑤自截肾。

手术方式：①开放肾、输尿管切除术；②后腹腔镜下肾、输尿管切除术；③粘连重，不易与周边组织分离的，可以行包膜下肾切除术。

切除范围：①充分暴露以便减少对脓肾的挤压，从而避免结核扩散；②尽量切除肾周脂肪和病变输尿管；③并发附睾结核的，如患者情况允许，应同时切除附睾。

2）肾部分切除术

适应证：①局限性钙化病灶，经 6 周药物治疗无明显改善；②钙化病灶逐渐扩大而有破坏整个肾脏危险；③双侧肾结核。

禁忌证：①孤立肾病变部分超过肾脏体积五分之二或残余部分不足以维持肾脏生理功能；②未进行规范化疗或全身性结核未控制；③同侧输尿管以及膀胱已经被结核浸润。

切除范围：①术前静脉肾盂造影、彩超显示已经因结核病变无功能的肾脏部分；②术中探查发现已经结核受累的病变组织；③肾脏一端，不超过中线。

3）输尿管整形手术

适应证：①肾盂输尿管连接部狭窄；②输尿管中段或下段梗阻；③壁间段狭窄。

手术时机：应用抗结核药物至少 6 周后，结核基本得到控制。

手术方式：①肾盂输尿管连接部梗阻术式：开放手术或后腹腔镜下肾盂输尿管离断成形术，内置双 J 导管引流至少 3 周；②输尿管中、下段狭窄术式：输尿管镜下狭窄段纵形内切开、膀胱镜下输尿管扩张术，内置双 J 导管至少 6 周；开放手术：狭窄段切除吻合术、输尿管膀胱再植术、膀胱壁瓣输尿管膀胱吻合术或狭窄段切除并回肠/阑尾代输尿管术，内置双 J 导管至少 4 周。

4）尿道结核的手术治疗：尿道结核常导致尿道狭窄。狭窄段在2cm以内的，可行尿道镜下尿道狭窄段内切开术。狭窄段长且膀胱挛缩不明显的，可行狭窄段切除、皮瓣法成形尿道。狭窄段长且膀胱挛缩明显或尿道闭锁的，可行尿流改道手术。后尿道狭窄并发尿道直肠瘘，可行经腹会阴后尿道吻合术，同时修补直肠瘘口。

5）并发症治疗

a. 肾结核的治疗：肾结核对侧肾积水是结核的晚期并发症，如何保留和恢复对侧积水肾的功能是处理的核心，治疗的顺序应根据积水肾的功能情况来决定。如果对侧肾积水较轻，肾功能及一般情况较好，能耐受手术，血尿素在18mmoL/L以下，可在抗结核治疗下先行结核肾切除，待膀胱结核好转后，再处理对侧肾积水。如果肾积水梗阻严重，伴肾功能不全或继发感染应先解除梗阻挽救肾功能，待肾功能及一般情况好转后再行结核肾切除。

b. 膀胱结核、膀胱挛缩的治疗：在有效的抗结核药物治疗的基础上，膀胱挛缩时因输尿管口狭窄及反流引起的肾功能不全，只要肌酐清除率不小于15ml/min，仍可行膀胱扩大手术。对尿失禁及膀胱颈、尿道狭窄者不宜行肠膀胱扩大手术，而应行尿流改道手术。膀胱扩大术常采用的材料为回盲肠或结肠。术前患者至少接受4周的抗结核药物治疗。

c. 肾和输尿管积水的治疗：肾和输尿管积水的治疗取决于引起梗阻的原因，最关键的问题在于有无膀胱挛缩。如果无膀胱挛缩，而仅有输尿管口或下段狭窄，则治疗同输尿管下段狭窄。如果有膀胱挛缩，则治疗按照膀胱挛缩处理。

d. 尿道狭窄的治疗：尿道结核引起的尿道狭窄，多采用尿道扩张术。应先采用药物治疗，待结核治愈后再行尿道扩张。一般患者需多次定期扩张。如狭窄局限可行狭窄段切除尿道吻合术，或尿道镜下尿道内切开术。狭窄段长且膀胱挛缩不明显的，可行狭窄段切除，皮瓣法尿道成形术。狭窄段长且膀胱挛缩明显者，则可行尿流改道手术。

（3）随访：全面了解并注意观察患者服药可能出现的不良反应，及时处理，使患者能够坚持完成治疗，避免发生严重的不良反应。注意观察治疗效果及耐药的发生。肾切除手术后应注意对侧肾功能及形态变化及结核性膀胱炎的改善状况。附睾切除术后要注意泌尿系统及对侧睾丸附睾的变化。

治疗期间，每月复查尿常规、尿结核分枝杆菌、红细胞沉降率。单纯药物治疗的患者3~6个月作静脉肾盂造影1次。注意泌尿生殖系结核并发症的发展变化及泌尿系外结核的变化。通过详细询问病史、体检及定期进行各种有关检查，达到疾病痊愈标准才可考虑停止治疗。停药后，仍需强调长期随访观察，定期作尿液结核菌检查至少3~5年。

（二）男性生殖系结核

男性生殖系统最常发生结核的部位是前列腺，而临床上最易被发现的部位是附睾结核。男性生殖系统结核多来源于肾结核，结核分枝杆菌感染膀胱、尿道，再侵入前列腺和输精管，最后引起附睾结核，还可蔓延到睾丸和阴囊。

1. 诊断标准　如下所述。

（1）发病缓慢，无疼痛。少数患者发病突然、局部疼痛明显。早期病变位于附睾尾部，逐渐波及整个附睾。触诊附睾尾部增大，质硬，不规则，或局限性附睾结节。

（2）结核病变累及输精管时可触及增粗的输精管并有串珠样改变；附睾干酪样病变及脓肿可累及周围组织，与阴囊皮肤粘连，破溃后形成窦道，经久不愈。并发前列腺与精囊结核可出现血精。阴茎海绵体结核菌感染者形成阴茎结核，表现为阴茎头有轻度疼痛，并见溃疡长期不愈。附睾结核常波及睾丸形成睾丸结核，局部检查时可发现睾丸和附睾都增大，边界不清、质硬、有压痛。

2. 鉴别诊断 非特异性慢性附睾炎通常有急性附睾炎病史，疼痛较明显，附睾肿块不如结核大而硬，不形成窦道和瘘管，无皮肤粘连和输精管串珠样改变。

3. 治疗 如下所述。

（1）抗结核药物：早期药物治疗可避免手术。

（2）附睾结核一般并发前列腺和肾脏的损害，极少情况下附睾结核向睾丸侵袭。治疗方法是药物治疗，如果治疗几个月后仍有脓肿或窦道形成则需行附睾切除术。

二、性传播疾病

引起性传播疾病（STD）的病原菌涵盖医学微生物学的所有谱系（病毒、细菌、原虫、体外寄生虫等），包括尿道炎、梅毒、生殖器溃疡、生殖器疣，以及人类免疫缺陷病毒（HIV）感染等。

（一）尿道炎

男性尿道炎以尿道分泌物和尿痛或尿道不适为主要特征。检查可见脓性、黏液脓性或浆液性尿道分泌物。最重要的病原体为细菌，即淋病奈瑟菌和沙眼衣原体。男性尿道炎的并发症有睾丸炎、播散性淋病奈瑟菌感染和 Reiter 综合征。女性伴尿道炎的并发症包括盆腔炎症性疾病、异位妊娠和不孕症。儿童中的并发症包括新生儿肺炎及新生儿眼炎。

淋菌性尿道炎（淋病）是由淋病奈瑟菌引起的特异性感染，主要通过性接触传播。潜伏期为 1~14 天，平均 3~5 天。青年多见。患者近期有接触史。

（1）男性最初有尿道口痒、轻痛；尿道口红肿，以后从尿道中排出深黄色脓液。淋病奈瑟菌侵及后尿道时出现尿急、尿频、尿痛等膀胱刺激征。女性尿道短，症状不明显，而以白带增多为主要表现。

（2）男性并发症可有急性前列腺炎、急性精囊炎、急性附睾炎。

（3）慢性淋病奈瑟菌可造成尿道狭窄，女性可并发急性阴道炎、急性宫颈炎、急性输卵管炎等。严重者可引起不育。症状经久不愈时应考虑转为慢性、夫妇间相互感染、再感、细菌耐药、混合感染，以及发生并发症等。

（4）实验室检查：分泌物直接涂片找出革兰阴性双球菌。通过革兰染色、培养或核酸扩增试验检测到淋病奈瑟菌时，即可诊断为淋病。

（5）治疗

1）注意休息，增加饮水量，禁饮酒及刺激性食物，保持局部清洁，病愈前不能性交，性伴侣同时治疗。

2）药物治疗：青霉素类药物、喹诺酮类药物、头孢类药物等疗效均较满意。治疗标准为自觉症状消失，无尿道分泌物，治疗 1 周后作分泌物涂片和培养复查阴性。需密切随访观察疗效，防止治疗失败。

（二）尖锐湿疣

由人类乳头瘤病毒（HPV）感染引起，80 多种 HPV 基因型有 20 多种可感染生殖器部位。主要通过性接触传播。潜伏期最短 1 个月，最长 1 年，平均 2~3 个月。

（1）生殖器疣最常用的诊断是临床观察。好发部位：男性好发于阴茎头冠状沟、包皮及其内板、系带及尿道口等，女性多好发于阴唇、阴道口、阴道内、宫颈处及肛周。发病部位偶有痒及刺痛不适，出现淡红色针头大小丘疹，逐渐增大增多，有的重叠性生长，融合成乳头状，菜花样或鸡冠状赘生物。

（2）可行活组织病理检查除外癌变。用5%醋酸涂抹在病灶处，3~5分钟后局部变白。

（3）采用特异性抗HPV抗体染色治疗HPV，用核酸杂交技术检测HPV的DNA型。

（4）治疗：治疗的主要目的是去除有症状的损害。生殖器疣通常无症状，并且临床损害能自发消退。

1）局部药物治疗：外用25%足叶草酯酊，2.5%~5%氟尿嘧啶霜，0.1%酞丁安霜，苯酚（石碳酸）等治疗。

2）免疫疗法：可用干扰素治疗。

3）外科治疗：用激光、冷冻或手术切除。以液氮或冷探头冷冻治疗，必要时每隔1~2周重复治疗；或10%~25%足叶草酯酊外搽，必要时1周重复1次；或外用80%~90%三氯醋酸或二氯醋酸直至疣体处形成白霜，必要时1周重复1次；或外科去除（激光外科）；或损害内注射干扰素。如果生殖器疣数量多或体积大，或诊断不明确，或患者对其他疗法无反应，外科治疗是最有用的方法。应告知患者烧灼疗法后常会出现瘢痕、色素减退和色素沉着，偶尔会有慢性疼痛。

（三）生殖器疱疹

生殖器疱疹是由单纯疱疹病毒引起的一种性传播疾病，也可通过母婴传播或间接接触传播。人是疱疹病毒的唯一宿主，人体感染后病毒可长期在体内存活，当机体抵抗力降低或某些刺激因素使其激活而发病。一般潜伏期为2~24天。

（1）表现为外生殖器或肛门周围有成簇或散在的小水疱，2~4天后溃破形成糜烂或溃疡。

（2）全身症状可有发热、全身不适，头痛及肌痛等。

（3）实验室检查

1）细胞学检查：以玻片在疱底作印片，染色，显微镜下可见具有特征性的多核巨细胞或核内病毒包涵体。

2）检测病毒抗原：从皮损处取标本，以单克隆抗体直接荧光法或酶联免疫吸附法可检测出单纯疱疹病毒抗体。

3）病毒培养：从皮损处取标本作病毒培养，发现有单纯疱疹病毒和细胞病变。

（4）治疗

1）保持疱疹清洁和干燥，防止继发感染；每天用等渗盐水清洗2次；疼痛明显时可用止痛剂。

2）抗病毒治疗：首选阿昔洛韦，一般口服200mg，每日5次，7~10天为1个疗程。病情严重者采用静脉用药，5mg/kg体重，每8小时1次，7天为1个疗程。

3）免疫疗法：干扰素肌内注射对病毒有抑制作用。

治愈标准是患处疱疹损害完全消退，疼痛及淋巴结肿痛消失。

三、其他特异性感染

（一）泌尿男性生殖系滴虫病

滴虫病是由毛原虫即阴道毛滴虫感染所致，主要通过性交直接传染或通过内裤、游泳衣、浴巾、马桶、浴盆等传播。

（1）本病主要是女性生殖系疾病，但也可感染泌尿男性生殖系，如肾脏、膀胱、尿道、前列腺、精囊、包皮囊内，引起相应炎症表现。

（2）分泌物或尿中找到毛滴虫是确诊的依据。

（3）治疗：首选甲硝唑 200mg，每日 3 次，同时每晚以 200mg 栓剂放入阴道，连续 7 天，男女同治。

（二）泌尿生殖系真菌病

主要由于广谱抗生素或肾上腺糖皮质激素的广泛应用等因素，使人体皮肤、口腔、肠道、肛门等部位正常存在的原本不致病的真菌产生致病作用。其主要病原菌为念珠菌属。

（1）白色混浊尿液：尿液中有白色丝状物漂浮或沉淀，有时可出现白色块状物。

（2）尿路刺激症状：出现尿频、尿痛、尿急等症状。

（3）急性输尿管梗阻：当真菌团堵塞输尿管时，可出现肾绞痛。同时可伴寒战、发热。当两侧受累会出现无尿及肌酐升高等。

（4）尿液检查可见到真菌丝。尿培养可有真菌生长。

（5）治疗

1）一般治疗：一旦确诊后，停用抗生素、糖皮质激素等可能导致真菌感染的药物。

2）药物治疗：以抗真菌药物治疗为主，同时服用碱性药物碱化尿液，以加强抗真菌药物的作用。常用的药物有：

a. 酮康唑：静脉滴注 200mg，每日 2 次。

b. 咪康唑：一般每日 600～1 200mg，加入葡萄糖液或生理盐水 500ml 静脉滴注。

c. 两性霉素 B：一般用 50mg 溶于等渗葡萄糖液 500ml 中缓慢滴入，隔日 1 次。

d. 碳酸氢钠片：1.0g，每日 3 次，口服。

（三）泌尿男性生殖系丝虫病

丝虫病是由丝虫成虫寄生于人体淋巴系统引起的慢性寄生虫病。

（1）在泌尿系多表现为乳糜尿或乳糜血尿，在男性生殖系急性期表现为精索炎、附睾睾丸炎、丝虫热等。慢性期多表现为鞘膜积液，肢体、阴囊、阴茎等部位的淋巴水肿及象皮肿。

（2）流行病史：外周血中找到丝虫蚴，即可确诊。

（3）治疗

1）药物治疗：乙胺嗪，每天 2～3 次，每次 0.3g，7 天为 1 个疗程。左旋咪唑，每天 2 次，每次 2～2.5mg/kg，服 5 天。呋喃嘧酮，每天 2 次，每次 10mg/kg，服 7 天。

2）手术治疗：巨大阴囊象皮肿可行整形手术。鞘膜积液可做鞘膜翻转术。顽固性乳糜尿可行大隐静脉分支与腹股沟淋巴吻合术，肾蒂淋巴管结扎术等。

第四章　泌尿男生殖系损伤

第一节　肾脏损伤

肾脏位置较深，且有脂肪囊和周围组织结构的保护，受伤机会较少。肾脏损伤多由火器伤、刺伤以及局部直接或间接暴力所致，多发在 20～40 岁的男性青壮年。

一、病因

1. 闭合性肾损伤　直接暴力、间接暴力、肌肉强力收缩等原因。
2. 开放性肾损伤　多由枪弹、弹片及直接刺伤引起，常并发胸腹部其他器官损伤。
3. 医源性肾损伤　ESWL 及腔内手术引起的肾包膜下出血、肾挫裂伤、意外的穿破伤、大出血等。

二、分类

根据损伤程度分为两大类。
1. 轻度损伤　轻微包膜下血肿、肾挫伤或表浅肾裂伤，肾包膜完整。
2. 重度损伤　肾全层裂伤、肾破裂及肾蒂血管断裂。

三、诊断标准

1. 多有明确的外伤史　症状和体征取决于损伤的程度和有无其他脏器的损伤。
2. 临床表现　如下所述。

（1）休克：常发生在重度的肾脏损伤，如肾全层裂伤、肾破裂及肾蒂血管断裂，特别是开放性肾损伤及并发其他脏器的损伤，出血严重的患者极易出现休克。伤后数日内出现休克，表示有继发性出血或反复出血。在儿童的肾损伤，迟发性休克较常见。

（2）血尿：是肾损伤最常见且重要的症状，分为镜下血尿和肉眼血尿。血尿的严重程度与肾损伤的程度不一定成正比，约 40% 肾损伤患者可无血尿，如肾蒂、输尿管断裂或发生血块堵塞输尿管时，可能不出现血尿，而表现全身失血征，常出现失血性休克，危及生命。

（3）疼痛及肿块：肾破裂后出现出血或尿外渗，在肾周形成肿块。如后腹膜出现较大的血肿，可出现腹膜刺激征。腰部肿块表示尿外渗和腹膜后积血较多，这是伤情较重的症状之一。

（4）感染及发热：血肿及尿外渗有可能继发肾周感染，在伤后数日患者会出现发热、局部压痛和肌紧张等体征。

3. 辅助检查 如下所述。

（1）B超：快捷、无创、可重复。

（2）CT与MRI：诊断率达100%，可显示肾皮质裂伤、尿外渗、肾周血肿的范围和血管损伤，并可了解损伤的程度以及有无并发伤。

（3）IVP：在患肾显影不良的情况下，可采用双倍或大剂量IVP，对诊断有重要价值。

（4）腹腔穿刺：如出血量较大，可抽出不凝血。

（5）腹主动脉肾动脉造影：经大剂量IVP检查后，尚有少数患者损伤肾不能显影，在这部分患者中一部分即为肾蒂损伤，在病情稳定时应实施腹主动脉肾动脉造影，能进一步提高诊断。

四、治疗

治疗方法取决于损伤的程度和范围，治疗及时多数患者可以通过非手术疗法治愈。

1. 防治休克 对重度肾损伤患者，严密观察病情变化，失血严重者及早输血输液，补充血容量，维持血压，并采取止痛保暖等措施。在休克得到纠正后，再尽快明确肾脏损伤的程度及有无其他脏器的损伤，再作进一步处理。

2. 非手术治疗 适用于轻度肾损伤患者，如肾挫伤、轻微肾裂伤，以及无胸、腹其他脏器并发伤的患者。

（1）休克的处理：严密观察病情变化，失血严重者及早输血输液，补充血容量，维持血压，并采取止痛保暖等措施。

（2）观察治疗：密切观察生命体征，并予以镇痛止血药物。对持续血尿较重而无尿外渗的患者，可采取肾动脉插管做选择性栓塞或根据需要行肾动脉栓塞术。如患者的血红蛋白持续下降，腰腹部肿块继续增大，脉搏增快，血压持续下降，应积极考虑手术探查。

（3）感染的预防：应用抗生素预防感染。

（4）卧床休息：绝对卧床至少10~14天，避免过早活动而再度出血。

3. 手术治疗 如下所述。

（1）适应证：①开放性肾损伤；②经检查证实为肾粉碎伤；③经检查证实为肾盂破裂；④IVP检查损伤肾不显影，经动脉造影证实为肾蒂伤；⑤尿外渗视其程度、发展情况及损伤性质而定。

（2）手术方法：根据损伤的程度实施包括肾修补、肾部分切除、肾切除等手术。①肾周引流术：适用于尿、血外渗，形成感染，或因贯通伤并有异物和感染；②肾修补术和肾部分切除术：适用于肾裂伤；③肾切除术：适用于严重的肾粉碎伤或严重的肾蒂损伤，肾切除前一定要了解对侧肾功能是否正常；④肾损伤或粉碎的肾脏需要保留时，可用大网膜或羊肠线织袋包裹损伤的肾脏；⑤闭合性腹内脏器损伤并发肾脏损伤行开腹探查时，要根据伤肾情况决定是否同时切开后腹膜探查伤肾。如血尿轻微，肾周血肿不明显，则不需要切开后腹膜探查伤肾。

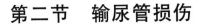

第二节　输尿管损伤

输尿管损伤多见于医源性损伤，偶见于外伤性损伤，如车祸、贯穿性腹部损伤等。放疗也可造成输尿管放射性损伤。

一、病因

1. 手术损伤　是最常见的原因，多见于骨盆、后腹膜广泛解剖的手术如结肠、直肠、子宫切除术以及大血管手术，由于解剖较复杂，手术野不清，匆忙止血，大块钳夹、结扎致误伤输尿管；肿瘤将输尿管推移或粘连，后腹膜纤维化等会使手术发生困难，较容易误伤。

2. 腔内器械损伤　常见有经膀胱镜输尿管插管、输尿管镜检查、取石或套石或在高压下向输尿管内注射液体时。

3. 外伤性损伤　可分为贯穿性损伤，如弹片、枪弹、各种锐器损伤和非贯穿性损伤，如车祸、高处坠落、腹部钝伤等。

4. 放射性损伤　见于宫颈癌、前列腺癌等放疗后，使输尿管管壁水肿、出血、坏死、形成尿瘘或纤维瘢痕组织形成，造成输尿管梗阻，引起肾积水。

二、诊断标准

（1）有盆腔手术、输尿管内器械操作或外伤史。

（2）临床表现

1）腹痛和感染症状：输尿管损伤后，局部组织坏死，引起局部炎性反应，尿瘘或尿外渗可继发感染。

2）尿瘘或尿外渗：分为急性尿瘘或尿外渗和慢性尿瘘。前者在输尿管损伤当日或数日内出现伤口漏尿、腹腔积尿或阴道漏尿。后者最常见的是输尿管阴道瘘，常出现在损伤后2~3周，偶见输尿管皮肤瘘。

3）无尿：双侧输尿管发生断裂或误扎，可导致无尿。应注意与创伤性休克后急性肾功能衰竭导致的无尿进行鉴别。输尿管损伤的无尿，在伤后即可发生，而创伤性休克后急性肾功能衰竭导致的无尿常有病理发展过程，可借助于IVP、放射性核素肾图等检查进行鉴别。

4）血尿：可以是肉眼血尿或镜下血尿。

（3）辅助检查

1）IVP：可显示患肾积水，损伤以上输尿管扩张、扭曲、成角、狭窄以及造影剂外溢。

2）膀胱镜及逆行造影：可观察瘘口部位并与膀胱损伤鉴别；逆行造影对明确损伤部位、损伤程度有价值。

3）B超：可显示患肾积水和输尿管扩张。

4）CTU：对输尿管外伤性损伤部位、尿外渗及并发肾损伤或其他脏器损伤有非常重要的诊断意义，可取代IVP检查。

5）阴道检查：有时可直接观察到瘘口的部位。

三、治疗

（1）对因输尿管镜等器械损伤，可先行输尿管插管，充分引流，有利于损伤的修复和狭窄的改善。

（2）手术时发生输尿管损伤，应及时修复，并留置双J管引流尿液。

（3）如损伤超过24小时，此时创面水肿，充血脆弱，修复的失败机会较大。故应先作肾造瘘引流，3个月后再行输尿管手术。

（4）输尿管被误扎，可行松解术；输尿管被切割或穿破，可行局部修补，并放置双J管。

（5）输尿管断裂，早期可行输尿管端端吻合。如已有感染应先作肾造瘘引流，待感染控制后，再行输尿管手术。①若输尿管缺损不超过2cm，可采用输尿管端端吻合，腔内留置双J管2~4周，周围放置引流管；②若输尿管损伤位置在输尿管远端靠近膀胱，可行输尿管膀胱吻合或输尿管膀胱瓣、管状成形；输尿管缺损位置较高，可暂时行输尿管皮肤造瘘或肾造瘘，二期再行修复；③中段输尿管缺损较大，可行自体肾移植、回肠代输尿管或上尿路改道。

（6）输尿管损伤、狭窄继发肾脏严重积水或感染，确已造成肾功能丧失，而对侧肾功能正常，可行患肾切除术。

第三节　膀胱损伤

一、类型

1. 腹膜内损伤　位置多在膀胱顶部和后壁，膀胱壁连同覆盖其上的腹膜同时穿破，尿液进入腹腔，引起腹膜炎。

2. 腹膜外损伤　多发生在骨盆骨折时，破裂多发生在膀胱前壁。尿液经裂口流出，局限在膀胱周围引起炎症。

3. 混合性膀胱损伤　多由枪弹伤、利刃贯通伤所致，常并发其他脏器损伤。

二、病因

1. 闭合性膀胱损伤　如下所述。

（1）直接暴力：暴力直接作用于下腹部，使过度充盈的膀胱破裂，多为腹膜内损伤。

（2）间接暴力：多发生于外伤性骨盆骨折时，一般为腹膜外损伤。

（3）自发性破裂：多在膀胱过度充盈情况下，尤其在膀胱本身存在病变时，如膀胱结核、炎症、憩室、肿瘤、结石、神经性膀胱、膀胱多次手术后以及尿道狭窄等，可以造成膀胱自发性破裂。

2. 开放性膀胱损伤　多因子弹、弹片、刀器直接损伤膀胱，常常并发其他脏器损伤。

3. 医源性膀胱损伤　多由器械操作、下腹部和盆腔手术以及放射治疗造成。

三、诊断标准

1. 病史　下腹部外伤史、骨盆骨折史、难产、膀胱尿道器械操作后出现以下临床表现，应考虑膀胱损伤的可能。

2. 临床症状　如下所述。

（1）出血与休克：常因并发骨盆骨折或其他脏器损伤，大量出血出现休克；尿性腹膜炎可促进休克的发生。

（2）排尿障碍和血尿：尿液外渗表现为尿量的减少，且外渗的尿液刺激膀胱，患者常有膀胱刺激征，表现为不能排尿或只有血尿。

（3）腹膜炎症状：外肾的尿液引起膀胱周围炎，可产生腹痛；当大量尿液进入腹腔时，腹膜炎症状进一步加重，可出现麻痹性肠梗阻。

（4）发生膀胱阴道瘘或膀胱直肠瘘时，可出现阴道漏尿或直肠漏尿。

3. 体检　发生腹膜外损伤出现尿液外渗，下腹耻骨上区有明显的触痛，有时可触及包块；腹膜内损伤时，若有大量的尿液进入腹腔，可有腹肌紧张、压痛、反跳痛及移动性浊音。

4. 辅助检查　如下所述。

（1）导尿：是鉴别尿道还是膀胱损伤的简便有效的方法。导尿时发现膀胱空虚仅有极少血性尿液时，可注入一定量的消毒生理盐水，片刻后重新抽出。如抽出液量少于注入量，应怀疑有膀胱破裂和尿外渗。

（2）膀胱造影：可见造影剂外溢，有助于确定膀胱破裂、尿外渗、膀胱瘘口等情况。

（3）腹腔穿刺：腹膜内膀胱破裂后，大量尿液进入腹腔，因此腹腔穿刺可抽取尿液或淡血性液体。如抽得多量血性液体，可测定其尿素氮及肌酐含量。如高于血肌酐和尿素氮，则可能是外渗之尿液。

（4）膀胱镜检查：对于晚期膀胱直肠或膀胱阴道瘘，可行膀胱镜检查，明确诊断，了解损伤部位。

四、治疗

1. 全身治疗　治疗休克，也是手术前必要的准备，迅速使患者脱离休克状态。应用抗生素预防感染。

2. 腹膜内膀胱破裂的治疗　应积极手术治疗。取下腹正中切口，进入腹腔，先探查腹腔内有无其他并发伤后再清除腹腔内尿液，探查膀胱圆顶和后壁以确定裂口，同时可在腹膜返折下切开膀胱前壁并观察膀胱内部。修复裂口后如无腹腔内脏损伤，即缝合腹膜。在膀胱前壁作一高位造瘘。

3. 腹膜外膀胱破裂　对较严重的腹膜外膀胱破裂，出血及尿外渗显著者，应积极手术探查，清除膀胱外尿液和血肿，修整膀胱创口周边坏死组织，修补膀胱创面并行膀胱造瘘，充分引流，应用抗生素抗感染治疗。

4. 并发症的处理　如下所述。

（1）骨折：根据骨折、脱位情况采用牵引、固定等。

（2）膀胱阴道瘘：较小的膀胱阴道瘘，可保留尿管 10～14 天，应用抗生素预防感染。

较大的膀胱阴道瘘需手术修补，尿流改道，分层缝合膀胱和阴道。

（3）膀胱直肠瘘：早期膀胱直肠瘘，应作尿和粪便改道，再修补膀胱和直肠创面。晚期膀胱直肠瘘应先应用抗生素抗感染后再行手术。手术应充分切除窦道周边的瘢痕，再分层缝合膀胱和直肠壁，然后行膀胱造瘘和结肠造瘘。

第四节　尿道损伤

尿道损伤是泌尿系统最常见的损伤，几乎全部发生于男性尿道，尤其是较固定的球部或膜部。

一、病因

1. 尿道内损伤　多为医源性、尿道内误入高浓度的药物导致的化学损伤或放疗引起的损伤。

2. 尿道外损伤　可分为闭合性损伤和开放性损伤。尿道闭合性损伤主要由会阴骑跨伤和骨盆骨折引起。

（1）会阴骑跨伤：多因患者从高处坠落，会阴部骑跨在硬物上，使尿道球部处于暴力与耻骨弓之间产生的损伤。

（2）骨盆骨折：骨折使骨盆变形、牵拉撕裂或撕断膜部尿道；骨折后的骨片可以直接造成尿道的损伤。

（3）开放性损伤：多因子弹、弹片、刀器直接损伤尿道，多伴有会阴部其他组织器官的损伤。

二、诊断标准

1. 临床表现　如下所述。

（1）休克：骨盆骨折并发后尿道损伤或并发其他内脏损伤常出现休克，这是疼痛和失血引起的。

（2）疼痛：损伤部位处疼痛，尿时尤重，疼痛可牵涉会阴、阴茎、下腹部等处，有时向尿道外口放射。

（3）排尿困难：损伤导致局部水肿或血肿、疼痛、尿道断裂引起排尿障碍，甚至尿潴留。

（4）尿道出血：是尿道损伤的重要症状。前尿道损伤时，可有尿道外口滴血；后尿道损伤，由于尿道括约肌的作用，血液有时不从尿道流出而进入膀胱，出现血尿。

（5）损伤部皮下淤血、青紫或肿胀，以会阴部和阴囊最为明显。

（6）尿外渗：范围随损伤部位、程度不同而异。前尿道损伤若阴茎筋膜完整时，尿外渗及血肿局限于阴茎筋膜之内，表现为阴茎肿胀呈青紫色；若阴茎筋膜破裂，尿外渗可进入阴囊皮下、会阴部，向上可蔓延到下腹部皮下。

2. 辅助检查　如下所述。

（1）导尿：如导尿管很容易插入膀胱并导出清亮的尿液，表明尿道损伤较轻或只有较小的破裂，膀胱无损伤。若导尿管插入过程中受阻，表明尿道已断裂或大部分破裂，此时不宜反复插管。

（2）肛诊：对骨盆骨折导致的尿道损伤患者，为确定后尿道损伤情况和有无并发直肠损伤，要进行肛门指诊。

（3）X线骨盆像：了解有无骨盆骨折及骨折对尿道的影响。

（4）尿道造影：了解尿道损伤的部位及程度。

三、治疗

1. 全身治疗　尿道损伤常因并发骨盆骨折以及大出血而出现休克。因此，要及时予以输血输液，并应用镇痛、止血药和抗生素。

2. 膀胱尿液引流和防止尿外渗　应尽早将导尿管插入膀胱，以引流尿液并最大限度地减少尿外渗。

3. 后尿道损伤　将膀胱切开，直视下将尿道断端修补吻合后，再行膀胱造瘘。尿道内尿管应保留至少3周以上。

4. 前尿道球部损伤　应急诊手术，清除血肿，经会阴切口可找到尿道的破裂处或断端，予以修补或断端吻合术，再行膀胱造瘘。

5. 并发症处理　如下所述。

（1）后尿道损伤伴有骨盆骨折：在修补尿道或恢复尿道的连续性后，应予骨折必要的治疗，包括卧床休息、骨盆牵引、下肢牵引等。

（2）尿瘘：新鲜尿瘘无感染者，可予以早期修补；如已有感染应先抗感染治疗和膀胱造瘘，3个月后再行修补术。

（3）尿道阴道瘘：伤后形成瘘口早期应先行膀胱造瘘，较小的瘘口可自行愈合。如果瘘口较大且局部炎症明显，应先抗感染治疗，3个月后再行修补术。

（4）尿道直肠瘘：如在伤后几小时内发现，可修补尿道和直肠创口。如损伤范围较大、污染较重，应同时作膀胱造瘘和结肠造口。如发现较晚，应先作膀胱造瘘和结肠造口，3个月后再行修补术。

第五节　男性生殖器损伤

一、阴茎损伤

（一）病因

阴茎损伤较少见，按损伤类型有阴茎挫伤、切割伤、贯通伤、折断、脱位、绞窄、离断等，严重的阴茎损伤必须及时治疗，以免影响排尿及性功能。

（二）诊断标准

（1）明确的外伤史。

（2）临床表现：阴茎损伤的症状随损伤的原因不同而异。

1）阴茎折断：常发生于阴茎勃起状态下，患者突然感到局部组织破裂，在受伤的瞬间常有响声和剧痛，勃起的阴茎随即松软，因海绵体出血及白膜下血肿，阴茎肿大，晚期由于瘢痕挛缩使阴茎变形，引起勃起障碍。

2）阴茎绞窄：为环状物套在阴茎上所致，绞窄远端阴茎肿大，甚至淤血坏死。

3）阴茎脱位：表现为阴茎包皮环形裂开，阴茎被挤至阴囊根部、下腹部或大腿根部皮下。

（3）检查：阴茎头部、阴茎体或会阴皮肤出现瘀斑、血肿、坏死、撕脱；阴茎海绵体裂开出血，阴茎离断等，伴有尿道损伤排尿时可发现漏尿。

（4）怀疑伴有尿道损伤者，在对伤口清创止血后必要时行尿道造影，同时行 X 线平片、B 超检查了解是否伴有其他损伤。

（三）治疗

（1）轻度挫伤者休息，应用抗生素预防感染。

（2）阴茎损伤伴尿道损伤，如尿管无法插入膀胱，应行耻骨上膀胱造瘘。

（3）阴茎绞窄者，应立即将绞窄物去除，有些绞窄物如金属环、硬塑料环等较难去除，应使用特殊的器械。

（4）阴茎折断、脱位、撕脱等应及早手术，清创、止血、缝合破裂的阴茎白膜，阴茎复位固定。阴茎皮肤血运丰富，皮肤撕脱清创时应尽量保留。如有创面用中厚皮片植皮。

（5）阴茎切断者若断端完整，应清创并做断端再植术。若无法再植，清创时尽量保留残留的海绵体，以后可做阴茎再造术。

二、睾丸损伤

（一）病因

睾丸损伤分为闭合性损伤与开放性损伤。常见的原因为直接暴力睾丸被挤压受伤。睾丸被暴力打击后，脱离阴囊而至附近部位皮下组织内称为睾丸脱位。

（二）诊断标准

（1）明确的外伤史。

（2）临床表现：①睾丸受伤后局部剧痛，可放射至下腹、腰部或上腹部，伴恶心呕吐，甚至疼痛性休克，如睾丸出血，阴囊出现肿胀，触痛；②睾丸脱位表现为阴囊内正常睾丸位置空虚，睾丸被推向腹股沟、下腹部、股管、耻骨前、会阴或大腿内侧皮下。

（3）B 超：显示睾丸白膜不完整，睾丸回声不均，阴囊内积液或积血。

（4）鉴别诊断

1）睾丸扭转：部分患者有剧烈活动或阴囊受伤史，但多数无明确的外伤史，表现为突发阴囊疼痛，如早期就诊，查体可发现睾丸位置上移，睾丸横位，附睾移至睾丸前方、侧面或上方。拖起睾丸时疼痛不减轻反而加重。如就诊较晚，则扭转睾丸因血运障碍出现红肿，体温升高，睾丸与附睾位置不清，与急性附睾睾丸炎不易鉴别。彩超或核素扫描显示扭转睾丸血流灌注减少。

2）急性附睾睾丸炎：患侧阴囊与睾丸附睾出现红、肿、热、痛等急性炎症表现，往往伴有发热、血白细胞升高等全身症状，发热常出现在睾丸疼痛之前。彩超及核素检查显示患侧睾丸附睾血运丰富。

（三）治疗

（1）睾丸挫伤应卧床休息，阴囊托起，局部冷敷。伴有休克者先抗休克，给予止痛剂及精索局部麻醉封闭。

（2）应用抗生素预防感染。

（3）睾丸脱位可予手法复位，复位不成功，应行手术复位，做睾丸固定术。

（4）睾丸破裂伴有较大阴囊血肿时，应尽早手术探查，清除血肿，缝合破裂的白膜并做阴囊引流。

（5）术中尽量保留损伤的睾丸组织，如睾丸广泛损伤，或血运受影响不得不切除时，可睾丸移植于腹直肌内。

第五章　泌尿生殖系先天性畸形

第一节　肾脏畸形

一、肾不发育

分为双肾不发育和单肾不发育。双肾不发育罕见，约每4 000例出生儿中有1例，常合并肺发育不全，约40%为死产。生后24小时仍无尿，应想到该病的可能。预后极差，多于生后数小时内死于呼吸功能衰竭。单肾不发育，每1 000~1 500例出生儿中有1例。左侧多见，可合并同侧输尿管、肾上腺、精索、睾丸等缺如。

1. 诊断标准　B超、静脉尿路造影、肾血流图、CT等检查可协助诊断。
2. 治疗　无需特别处理。

二、附加肾

附加肾是单独存在的第3个肾脏，如果不存在尿路梗阻，无继发感染，未出现结石，无生长肿瘤等，无需处理。

1. 诊断标准　可出现尿路梗阻或感染，以发热、腹腔肿块、疼痛就诊。B超、逆行性肾盂造影、排尿性膀胱造影有助于诊断。
2. 治疗　如附加肾反复感染，功能丧失，或并发其他病症应行附加肾切除术。

三、融合肾

两肾相融合有各种类型，如马蹄形肾、盘形肾、乙状肾等，最常见的是马蹄形肾。马蹄形肾是双肾下极在脊柱大血管之前互相融合。80%并发肾积水。

1. 诊断标准　B超、静脉尿路造影、CTU、MRU、肾血流图可协助诊断。
2. 治疗　无症状者无需治疗，有并发症者需根据具体情况处置。因其肾门方向因旋转不良朝向腹前壁，选择手术入路时应加以考虑。

四、肾旋转异常

可分为单侧及双侧。旋转异常时，肾蒂常朝向前侧与内侧之间，偶有朝后侧者。
1. 诊断标准　静脉尿路造影、B超、CTU、MRI及肾血流图等检查有助于诊断。
2. 治疗　如并发梗阻或膀胱输尿管反流，则需治疗。

五、异位肾

正常肾脏应位于腹膜后第 2 腰椎水平，肾门应朝向内侧，如不在正常位置称异位肾。按异位的位置不同分为盆腔肾、胸内肾及交叉异位肾。

1. 诊断标准　患者多无症状，当有膀胱输尿管反流、肾盂输尿管连接部梗阻、感染及结石时，出现相应的症状。B 超、静脉尿路造影、排尿性膀胱尿道造影、CT 及肾血流图检查可协助诊断。

2. 治疗　若无症状，无膀胱输尿管反流、肾盂输尿管连接部梗阻等，则不需处理。

六、多囊肾

（一）婴儿型多囊肾

常染色体隐性遗传，主要见于婴幼儿，亦可见于成人。双肾显著增大，外形正常，肾的皮髓质被小囊肿侵犯，囊肿为扩张的集合管。

1. 诊断标准　静脉尿路造影、B 超、CT 增强扫描及 MRI 等检查有助诊断。

2. 治疗　本症无法治愈，对晚期肾衰竭，可考虑透析治疗。

（二）成人型多囊肾

常染色体显性遗传，是常见的多囊肾病。约半数患者至 70 岁以上还处于肾功能代偿阶段，多数患者不需透析或移植而正常生活。

1. 诊断标准

（1）临床表现

1）泌尿系统：腰背部或上腹部痛，血尿，上尿路感染，肾结石及慢性肾衰竭的表现。

2）心血管系统：高血压，左心室肥大，二尖瓣脱垂等。

3）消化系统：可伴有肝囊肿、胰腺囊肿、脾囊肿及结肠憩室。

（2）实验室检查：中晚期患者尿常规中有红细胞、蛋白等；血压、血肌酐、尿渗透压、肌酐清除率等对诊断有帮助。

（3）辅助检查：B 超、静脉尿路造影及 CT 检查是主要的诊断手段。

2. 治疗　无方法阻止本病的发展。早期发现、防止并发症的发生及发展、及时治疗并发症至关重要，必要时及时肾替代疗法，能提高生活质量，延长生存期。

（1）一般治疗：多数患者无需改变生活方式，对肾明显增大者，注意避免腹部撞击，以免囊肿破裂。

（2）囊肿减压术：对早、中期患者有降低血压，减轻疼痛，改善肾功能，延长生存期，延迟进入肾衰竭阶段的作用。有学者认为尽早手术，双侧手术，囊肿彻底减压。晚期病例减压治疗无意义，有时反而会加重病情。

（3）透析与移植：终末期肾衰竭患者，应予透析治疗，择期行肾移植术。移植前肾切除的指征是：①反复尿路感染；②顽固性高血压；③疼痛难以控制；④伴发肾肿瘤；⑤血尿频繁；⑥脓尿；⑦压迫下腔静脉。

（4）血尿的治疗：明确原因，减少活动，出血严重难以控制者，必要时肾动脉栓塞或肾切除术。予透析治疗，择期行肾移植术。

（5）感染的治疗：联合应用抗生素治疗。

（6）并发上尿路结石治疗：根据结石的部位及大小按尿路结石治疗进行治疗。

（7）高血压的治疗：选用适合的降压药物并限钠摄入。

（8）由于对本病目前尚无有效治疗方法，通过家系调查及基因诊断，及早发现风险患者，决定是否生育，减少本病的发生。

（9）近40年来，由于降压药物治疗、新抗生素的应用、并发症的防治及早期诊断治疗，患者的预后已有了明显改善。

七、其他肾囊性病变

（一）单纯性肾囊肿

多见于50岁以上的男性左肾，多为单侧病变，多无症状。

1. 诊断标准 静脉尿路造影、B超、CT检查有助诊断。

2. 治疗 囊肿直径小于4cm，无症状者，可定期随诊。囊肿直径大于4cm，或有症状者，可于B超引导下，穿刺抽吸囊液，注入无水酒精等阻止囊壁分泌液体，使囊肿复发。

（二）多房性囊肿

又称囊性肾瘤，罕见。囊性肿物由多个囊肿组成，有完整的被膜，囊内含有黄色液或"烂泥"样物。

1. 诊断标准 多以腹部不适、肿块就诊，偶见血尿。静脉尿路造影可见患侧肾盂肾盏受压变形或不显影。B超可见囊性肿物。

2. 治疗 治疗为肾切除。

八、海绵肾

属先天性常染色体隐性缺陷，特征是远端集合管扩张，常于40岁以后发现。

1. 诊断标准

（1）反复发作的肉眼或镜下血尿、尿路感染症状及排石史。

（2）KUB平片示肾盏锥体部有结石或钙化。

（3）静脉肾盂造影显示肾盂肾盏正常或增宽，杯口扩大突出，其外侧见到造影剂呈扇形、花束状、葡萄串状阴影。

2. 治疗 海绵肾的治疗主要是针对并发症的治疗。①治疗肾脏结石；②手术治疗局限性病变、节段性病变，可考虑行肾部分切除术；③预防和治疗感染；④纠正肾小管酸中毒。

第二节 输尿管畸形

一、肾盂输尿管连接部梗阻

多见于儿童，男性多，双侧者占20%。原因有异位血管压迫、纤维索条、膜性粘连、高位肾盂输尿管连接、连接部狭窄或瓣膜，以及节段性无动力性功能失调。

1. 诊断标准

（1）临床表现：出现腹部肿块或体检时发现。输尿管狭窄部扭曲、成角时，可出现肾绞痛，多可自行缓解。肾积水过大时，可有腰部钝痛或胀痛。间歇性肾积水发作、感染、自发破裂、轻度挫伤后可出现血尿或肿块。

（2）辅助检查：B超、利尿性肾图、静脉尿路造影、逆行性肾盂造影等检查有助于诊断。

2. 治疗

（1）梗阻较轻，肾盂肾盏扩张不重者，行单纯矫形手术。

（2）梗阻严重者，应切除狭窄段及扩张的肾盂，再作吻合手术。

（3）梗阻很严重者，正常肾实质残留很少，应行肾切除术。

二、重复肾双输尿管

是常见的泌尿系畸形，在泌尿系造影上占2%~3%，5%~10%并发其他泌尿系畸形。

1. 诊断标准　静脉尿路造影、逆行肾盂造影可明确诊断。

2. 治疗　无症状者，无需处理。如重复肾的一部分出现严重病变而丧失功能可行半肾切除。

三、输尿管口囊肿

非真正的囊肿，应称输尿管口膨出或输尿管脱垂。多为单侧病变，双侧者占10%。

1. 诊断标准

（1）临床表现：多见于女性，以尿路梗阻并发感染为主要症状。部分患者囊肿可脱垂至尿道口外。

（2）辅助检查：B超可发现膀胱内囊性肿物，时大时小，静脉尿路造影可见膀胱内有囊肿影，呈"海蛇头"样。

2. 治疗　囊肿小，无症状者，不需治疗。如有症状并出现肾输尿管积水，可行内镜手术，必要时行囊肿切除，输尿管膀胱再吻合术。

四、腔静脉后输尿管

腔静脉后输尿管为腔静脉发生反常造成。

1. 诊断标准　当右肾及右输尿管上段发生积水时应考虑本病的可能。静脉尿路造影可见右输尿管向正中移位，必要时应行逆行性肾盂造影。

2. 治疗　应行输尿管复位术，切断输尿管移至下腔静脉前方再吻合。

第三节　膀胱畸形

一、膀胱憩室

多见于男性，多为单发性，以位于输尿管口附近者最多见。有逐渐增大的趋势，当憩室位于膀胱颈后，可引起膀胱出口梗阻。可并发尿路感染及结石，并有鳞状化生及恶变之可能。

1. 诊断标准　排尿性膀胱尿道造影，膀胱镜检查有助于诊断。

2. 治疗　治疗主要是解除下尿路梗阻，控制感染，必要时需行憩室切除，输尿管膀胱再植术。

二、膀胱外翻

是少见的先天异常，男性多见。坐耻骨交界处耻骨支外旋及髂骨外旋造成耻骨间距增宽。典型的膀胱外翻伴尿道上裂，其他可伴有腹股沟疝、睾丸未降、直肠脱垂等。

1. 诊断标准

（1）膀胱外翻典型表现为耻骨上方有粉红色肿块，从两孔不断滴尿，尿道背侧裂开，出生时很容易作出诊断。

（2）排泄性尿路造影可了解上尿路的情况。

2. 治疗　膀胱外翻如不经治疗，70% 左右的病例于 20 岁前死亡，死于肾积水及尿路感染。治疗的目的是腹壁与膀胱的修复，能控制排尿，保护肾功能，重建阴茎。新生儿期行膀胱内翻缝合，3～4 岁时行抗反流输尿管移植及紧缩膀胱颈。年龄大者可一期完成截骨术、膀胱内翻缝合、抗反流输尿管移植、紧缩膀胱颈及尿道上裂修复术。

第四节　尿道畸形

一、尿道上裂

1. 诊断标准　单独尿道上裂罕见。男性尿道上裂分为阴茎头型、阴茎体型及完全性尿道上裂三型。完全性尿道上裂有尿失禁，并伴有某些程度的膀胱外翻和耻骨联合分离。

2. 治疗　治疗的目的是重建尿道，控制排尿。

二、尿道下裂

尿道下裂是泌尿生殖系常见的先天畸形，属于常染色体显性遗传。解剖学特征有尿道外口异位、阴茎下弯、系带缺如。尿道下裂可伴发睾丸下降不全，前列腺囊肿。

1. 诊断标准　靠视诊即可确诊。在阴茎小、有严重下弯及双侧隐睾患儿需与肾上腺性征异常症、真两性畸形相鉴别。

2. 治疗　必须手术治疗，宜于学龄前完成。常分两期进行，第一期为阴茎下弯矫直术，第二期为尿道成形术。手术方式繁多，根据文献报告已超过 200 种。手术治疗的目的是矫正阴茎弯曲和整复尿道。修复尿道的材料可采用阴茎皮肤、阴囊皮肤、游离组织（如游离皮片）、膀胱黏膜、口腔黏膜、静脉段、羊膜等。分为尿道下裂一期修复法及尿道下裂分期修复法。

（1）尿道下裂一期修复法：①包皮皮瓣转移重建尿道法；②阴囊纵隔血管丛轴形皮瓣重建尿道法；③移植口腔黏膜重建尿道法；④移植膀胱黏膜重建尿道法；⑤阴茎背侧皮管重建尿道法。

（2）尿道下裂分期修复法：①阴茎伸直术：在阴茎筋膜与白膜间分离，将纤维索带及发育不良的阴茎筋膜彻底切除，使尿道口后移，阴茎完全伸直；②埋藏皮条重建尿道法；③局部皮瓣重建尿道法。

（3）手术并发症：①尿道瘘；②尿道狭窄；③皮肤坏死及裂开；④阴茎弯曲畸形矫正不全；⑤尿道憩室。

三、后尿道瓣膜症

本症是男患儿下尿路梗阻中最常见的原因，可并发双肾发育异常或（和）肺发育不良。

1. 诊断标准

（1）临床表现：①多数于胎儿期经 B 超发现，表现为双肾输尿管积水、膨胀的膀胱及羊水量少等；②排尿滴沥、费力；③腹部肿物；④尿路感染；⑤尿性腹腔积液；⑥有些患儿伴发肺发育不良，可表现为呼吸窘迫综合征及气胸或纵隔气肿。

（2）辅助检查：B 超、排尿性膀胱尿道造影、排泄性尿路造影及肾血流图有助于诊断。

2. 治疗　矫正水、电解质失衡，控制感染及引流下尿路。留置尿管或膀胱造瘘引流尿液改善一般情况，经膀胱镜行瓣膜电灼术。

四、前尿道瓣膜及憩室

先天性前尿道瓣膜伴发憩室或不伴发憩室。瓣膜位于阴茎阴囊交界处尿道的腹侧，不阻碍尿管置入，但阻碍尿液排出。

1. 诊断标准　排尿困难，尿滴沥，大量残余尿。排尿后，可于阴茎阴囊交界处出现膨隆肿块，用手挤压肿块，有尿排出。排尿性膀胱尿道造影、尿道膀胱镜检查有助于诊断。

2. 治疗　单纯前尿道瓣膜，可经尿道电灼瓣膜。伴发憩室者，应行瓣膜及憩室切除术。

第五节　阴囊及内容物畸形

一、隐睾症

1. 诊断标准　隐睾可分为单侧或双侧。右侧者多见。睾丸的位置可位于腹腔内、腹股沟管、阴囊上方及滑行睾丸，以位于腹股沟管者多见。隐睾可引起不育、恶变，有扭转的隐患，故应早期治疗。体检时应取屈腿坐位。B 超、CT 及精索静脉造影对诊断有帮助。

2. 治疗

（1）内分泌治疗：10 月龄采用 GnRH 喷鼻，每日 1.2mg（分 3 次），连用 4 周；如不成功，则 hCG 1 500U/周，连用 3 周；内分泌治疗失败应于 2 周岁前手术。

（2）手术治疗：游离松解精索，疝修补，将睾丸固定于阴囊内。

1）手术方式：①睾丸固定术：适用于 1 岁以上单侧隐睾或经绒毛膜促性腺激素治疗无效的双侧隐睾、异位睾丸、游走睾丸及并发疝或鞘膜积液者。方法有：内膜囊固定法；Torek 固定法；牵引固定法；精索固定法。②睾丸移植术。③隐睾切除术。

2）手术并发症：①睾丸固定术的并发症：未能找到睾丸，可能为睾丸一侧或双侧缺如，可能为高位隐睾等；手术损伤邻近组织脏器，如输精管、睾丸白膜、精索血管、肠管及髂血管等；睾丸萎缩；睾丸回缩。②睾丸移植术的并发症：血管吻合口不通；吻合口漏血；术后出血；不育症。③隐睾切除术的并发症：出血；感染；腹股沟疝。

二、附睾囊肿

1. 诊断标准　多位于附睾头部。正常男性中，5% 的人有附睾囊肿，经触诊、透光试验、B 超可诊断。

2. 治疗　除非囊肿增大、有症状，一般不需手术。

第六章　膀胱肿瘤

第一节　膀胱癌的流行病学和病因学

一、流行病学

膀胱癌好发于中、老年人，随着年龄的增长其发病率呈增长趋势。膀胱癌在 40 岁以前很少发病，在年轻人发病往往是分化良好的浅表乳头状肿瘤，预后相对较好。膀胱移行细胞癌的发病率有明显的性别差异，男性是女性的 3 倍以上。根据中国肿瘤防治研究办公室，中国肿瘤登记中心在 1988—1992 年、1993—1997 年和 1998—2002 年三个时间段膀胱癌发病和死亡数据统计：1988—1992 年膀胱癌在不同地区发病率男性在 0.2/10 万～8.6/10 万之间，平均 6.15/10 万，最高为上海、北京和天津，女性在 0.3/10 万～2.8/10 万之间，平均 2.07/10 万；1993—1997 年膀胱癌发病率男性在 0.4/10 万～10.6/10 万之间，平均 7.26/10 万，最高为上海、天津和北京，女性在 0.3/10 万～3.3/10 万之间，平均 2.19；1998—2002 年膀胱癌在不同地区男性发病率在 0.4～12.5 之间，平均 7.45/10 万，最高的是上海、大连、杭州、北京和天津；女性发病率在（0.1～4.0）/10 万，平均 2.23/10 万，最高的为大连。膀胱癌发病率男女比为（2.97～3.34）：1。

膀胱癌的发病率在美国和欧洲发达国家和地区的发病率明显高于中国，在中国大城市，如上海、北京、天津等，明显高于农村地区。这种现象的原因不明，可能与工业发达、地区环境和诊断技术有关。

二、病因学

膀胱癌的病因不清楚，比较明确的危险因素包括：环境、职业、吸烟、感染、结石和异物、药物、寄生虫病等。

（一）职业暴露

一些化学致癌物质，如芳香胺类化学物质，包括联苯胺和 α-萘胺等，经呼吸道、消化道或皮肤吸收后产生一些具有致癌的代谢产物，如邻羟氨基酚经尿液排出作用于尿路上皮引起肿瘤。这些致癌物质多见于燃料或油漆工业、皮革业、石油化工、橡胶工业、造纸工业、纺织工业等。据统计大约 1/3 的膀胱癌患者与上述职业相关。

（二）吸烟

多年的研究发现吸烟与膀胱癌明显相关，吸烟者比不吸烟者发病率高 2～4 倍。据统计 1/3 以上的膀胱癌患者有吸烟史。膀胱癌的发生与吸烟量有关，吸烟量越多发生膀胱癌的风险越高。香烟内含有许多致癌物质，包括芳香胺、联苯胺、2－萘胺等。这些物质代谢产物经尿液排出，因尿液在膀胱停留时间长，这可能是吸烟致癌原因。

（三）含马兜铃酸的中草药

马兜铃酸（Aristolochic acid，AA）为马兜铃科等科属植物中的共同成分，含AA的中草药以马兜铃、关木通、广防己、青木香、天仙藤等药物中含量较高，中成药包括龙胆泻肝丸、排石颗粒、冠心苏合丸等。目前研究显示，AA具有显著的致癌作用，容易引起上尿路上皮恶性肿瘤。AA导致尿路上皮肿瘤国内外已有不少报道，其机制尚不完全清楚。但动物试验及临床均证实AA有致癌性。AA的主要成分是AAⅠ和AAⅡ，由于前列腺素H合成酶在人肾脏和输尿管中大量存在，在服用含有马兜铃酸的药物后，AAⅠ和AAⅡ在前列腺素H合成酶的作用下，能活化形成AA－DNA络合物，该物质在尿路上皮聚集到一定浓度，可以引起基因突变，从而可能诱发上尿路上皮肿瘤。

（四）感染、结石、埃及血吸虫病等

长期慢性感染，结石刺激，埃及血吸虫病等是膀胱癌的高危因素，引起的膀胱肿瘤往往是鳞状细胞癌。膀胱黏膜白斑、腺性膀胱炎、长期尿潴留可能与膀胱肿瘤相关。

（五）医源性危险因素

应用非那西汀类止痛药与尿路上皮癌发生相关，有报道用药积累量高达2kg时方有致癌危险。有报道长期服用环磷酰胺达12年，由于药物积累作用发生膀胱癌的危险率达10.7%。其致癌机制可能是由于环磷酰胺的降解产物丙烯醛（acrolein）的积累作用。放疗患者可发生膀胱癌。子宫颈癌经放射治疗的患者发生膀胱移行细胞癌的危害性可增加2~4倍。

第二节　病理

正常膀胱壁分为三层，即上皮层、固有层（即上皮下结缔组织）和肌层。上皮层为膀胱黏膜表面被覆的3~7层尿路上皮，随着膀胱的充盈程度而厚度不同。上皮层最底部为一层基底细胞，其上为一层到多层的中间细胞，最表面的是大的扁平状伞细胞。上皮层下为固有层，其内为较致密的结缔组织，散布杂乱的平滑肌纤维。膀胱壁肌层较厚，分为内纵、中环和外纵三层。外膜由疏松结缔组织构成，膀胱为腹膜外器官，仅后上方被覆浆膜层。男性膀胱后面为直肠及精囊腺，下方为前列腺，前面为耻骨和腹膜。

膀胱肿瘤在泌尿系统肿瘤中较为常见。根据其组织来源可分为上皮性肿瘤及非上皮性肿瘤两大类，其中上皮性肿瘤占大多数，尤以尿路上皮癌为多见。

一、上皮性肿瘤

膀胱上皮性肿瘤包括来自于其被覆尿路上皮、脐尿管残余、中肾管或苗勒管等良性及恶性肿瘤，最常见的是尿路上皮癌。

（一）良性上皮性肿瘤

1. 尿路上皮乳头状瘤　符合严格病理组织学诊断标准的尿路上皮乳头状瘤（urothelial

papilloma) 少见，仅占膀胱肿瘤的 1% ~ 4%，占乳头状尿路上皮肿瘤的 1% ~ 2%，甚至更少。发病年龄为 23 ~ 87 岁（平均 57.8 岁），也可见于儿童。男女发病之比为 2.4：1。

尿路上皮乳头状瘤最常发生于邻近输尿管口的膀胱后壁、侧壁及尿道，常单发，若广泛累及黏膜，则称弥漫性乳头状瘤病。肿瘤体积较小，一般 1 ~ 20mm（平均 3.3mm，中位 2mm），几乎不超过 20mm。膀胱镜下见外生性、孤立性小的乳头状或绒毛状病变，常有细蒂，易脱落。组织学上，尿路上皮乳头状瘤由纤细的纤维血管轴心形成良好的乳头结构，乳头偶有小分支，不互相融合。乳头表面被覆细胞和结构正常的尿路上皮，上皮不增生，厚度 < 7 层，细胞无异型，极性正常，无核分裂象或偶见于基底细胞层，无病理性核分裂象；伞细胞明显，可出现空泡变、嗜酸性合体细胞样改变、顶浆分泌样形态及黏液化生等。偶尔伴发内翻性生长方式。乳头间质可有水肿及散在炎细胞浸润，可见扩张的淋巴管、泡沫样组织细胞。免疫组化表型与正常尿路上皮相似，CK20 的阳性表达局限于表面伞细胞层，p53 及 Ki67 则散在分布于基底层或呈阴性。

尿路上皮乳头状瘤的预后好，多采取肿瘤电切术，复发率低，约 8%；进展成尿路上皮癌者也少见，为 2% ~ 8.8%。由于缺乏预测复发风险的组织学特征，因此这些患者无复发或进展的证据是否需要随访或什么时候需要随访仍是一个问题。有时候膀胱会发生鳞状上皮乳头状瘤，可能为尿路上皮乳头状瘤的完全鳞状上皮化生，与尿路上皮乳头状瘤形态相似，乳头表面被覆的是正常鳞状上皮。

2. 内翻性乳头状瘤　膀胱的内翻性乳头状瘤（inverted papilloma）是一少见肿瘤，占尿路上皮肿瘤 < 1%，主要发生于男性，男女发病比为 5：1 ~ 7：1，可见于任何年龄。

肿瘤多位于膀胱三角区、膀胱颈口，也可发生于膀胱顶壁、后壁、侧壁、前列腺尿道部及输尿管等部位。膀胱镜下多为孤立性病灶，呈息肉样，表面光滑或结节状，无乳头或绒毛状外观，有蒂或无蒂，直径 1 ~ 29mm（平均 12mm），多不超过 30mm。其发生可能与长期慢性炎症刺激、膀胱流出道梗阻有关。组织学上，内翻性乳头状瘤表面被覆正常尿路上皮，尿路上皮细胞向固有层内呈内生性生长，形成大小较一致的上皮巢，部分细胞巢互相连接吻合成小梁状，巢周边的基底细胞为柱状、栅栏状排列，垂直于基底膜，常可见细胞紧密连接处的基膜增厚。巢中央的细胞常呈较细长的梭形，与基底膜平行排列，细胞无异型或仅轻度异型，核分裂象罕见或缺乏，可见灶性腺上皮化生、非角化性鳞状上皮化生及神经内分泌化生，中央常有微小腺囊样结构。肿瘤基底界限清楚，不侵及肌层。有作者报道内翻性乳头状瘤可出现局灶性外生性乳头，乳头被覆的是正常尿路上皮细胞，类似于尿路上皮乳头状瘤，应与具有内生性生长方式的尿路上皮癌鉴别。

虽然有报道内翻性乳头状瘤有复发倾向和恶性潜能，并与尿路上皮癌有一定关系，如 Witjes 等报道膀胱内翻性乳头状瘤的复发率 1% ~ 7%，多复发为尿路上皮癌，但多数学者认为严格按照上述标准诊断的内翻性乳头状瘤为良性病变，复发病例不到 1%。目前多采取肿瘤电切术，术后定期随访。

3. 绒毛状腺瘤　膀胱的绒毛状腺瘤（villous adenoma）是一种良性的腺上皮肿瘤，罕见。WHO 分类中总结仅见 < 60 例的文献报道，多为个案报道。该病多见于男性，发病年龄 33 ~ 79 岁，平均发病年龄 57 岁，无性别差异。临床表现常见血尿及膀胱刺激症状。

大体上表现为外生性乳头状或息肉样肿瘤，单发或多发，见于脐尿管、尿道、前列腺及整个膀胱，多发生于膀胱的顶部及后壁。显微镜下的组织学形态类似于结肠的绒毛状腺瘤，表现为乳头状、指状结构，轴心为纤维血管组织，被覆假复层黏液柱状上皮细胞和杯状细胞，核复层、拥挤、深染，细胞无明显异型，核分裂象罕见，无浸润。免疫组织化学染色显示 CK20 阳性，CK7、CEA 及 EMA 多阳性；特殊染色 AB、PAS 阳性。

该肿瘤可与原位癌及浸润性腺癌同时存在，必须多取材以排除浸润性病变。孤立性绒毛状腺瘤预后好，外科切除即治愈。但仍不清楚绒毛状腺瘤是否会进展为腺癌，因此需紧密随访。

（二）平坦型尿路上皮病变

1. 尿路上皮增生　尿路上皮增生指黏膜被覆的尿路上皮细胞层次增多（>7 层）而无细胞学的异型，可见于低级别乳头状尿路上皮病变旁的平坦黏膜。仅见尿路上皮增生不提示其具有恶性潜能。

膀胱黏膜在慢性刺激如器械检查、结石或置管等情况下，尿路上皮细胞出现反应性增生，细胞体积增大，但大小较一致，核空泡状，核仁明显，核分裂象常见，但无病理性核分裂象；伴有急慢性炎症细胞浸润，此时称为尿路上皮反应性不典型增生（reactive atypia），不同于癌前病变的异型增生（dysplasia）。区分反应性不典型增生及癌前病变的异型增生最有价值的是核和结构的特征。

2. 乳头状尿路上皮增生　乳头状尿路上皮增生（papillary urothelial dysplasia）是指尿路上皮呈波浪状假乳头样增生，乳头样结构缺乏发育好的纤维血管轴心，无细胞的异型性，被覆的尿路上皮层次不一定增多。部分学者认为这种尿路上皮增生为 I 级乳头状尿路上皮癌（即 2004 年 WHO 的低度恶性潜能的乳头状尿路上皮肿瘤）的前驱病变。

3. 尿路上皮异型增生　尿路上皮异型增生（urothelial dysplasia）又可称为低级别尿路上皮内瘤变，上皮细胞有轻至中度的异型，但无重度异型，即异型程度不足以诊断原位癌。多见于老年男性，平均年龄 60 岁，常无明显临床症状。

膀胱镜下多无明显改变，可出现红斑、糜烂，偶见溃疡。显微镜下表现为不同程度的细胞学及结构的改变，细胞大小形状不一，仍有黏附性，伞细胞常保存，轻至中度核/核仁的改变，核染色质呈不规则颗粒状，核膜不光滑，灶性不规则的核拥挤、深染；细胞层次可增加，核长轴与基底膜平行；有时可见明显核仁；核分裂象少见，如出现则一般位于基底，无病理性核分裂象。异型增生的细胞多位于基底及中间层细胞。以上细胞学及结构的改变均不足以诊断尿路上皮原位癌。CK20 免疫组化对其鉴别诊断有意义，阳性不局限于伞细胞，达中间层细胞。

常与尿路上皮癌共存或曾有尿路上皮癌病史，是复发和恶化的危险因子。单纯的尿路上皮异型增生罕见，若出现则表示具有向尿路上皮癌和浸润性癌进展的高风险性。

4. 尿路上皮原位癌　单纯的尿路上皮原位癌少见，占尿路上皮肿瘤的 <1% ~3%，可出现在 45% ~65% 的浸润性尿路上皮癌及 7% ~15% 的乳头状肿瘤中。多发生于中老年人（50 ~70 岁），男性为主（男性：女性 = 10 : 1），可无明显临床症状，也可出现尿频、尿急、排尿困难或血尿等症状。

膀胱镜下膀胱黏膜可无明显改变，或为非特异性红斑样病变，呈颗粒状或鹅卵石样，常发生于膀胱三角区。显微镜下为平坦型非乳头状的尿路上皮病变，被覆的尿路上皮呈现明显恶性的细胞学形态。尿路上皮可为单层、正常厚度（不超过 7 个细胞的厚度）或增厚（超过 7 个细胞的厚度）。有时可出现微乳头，即形成无纤维血管轴心的微乳头向表面凸出，称为微乳头亚型，原位癌细胞明显异型，且黏附性差，常脱落，因此尿脱落细胞学阳性率可达90%以上。癌细胞脱落后，在活检标本中常发现无上皮细胞被覆，但仔细查找仍可见到一些肿瘤细胞黏附于固有层表面。原位癌是尿路上皮的重度异型增生，常表现为全层的细胞改变，但有时未累及全层，部分区域表面伞细胞仍可存在。肿瘤细胞大，多形，核/浆比明显增大；核多形，深染，形状不规则，染色质呈粗颗粒状，核仁明显，可有多个核仁；核分裂象易见，在尿路上皮的最上层也可见到，可见病理性核分裂象。有时出现 Paget 样扩散或累及 von Brunn 巢。有时癌细胞小，核深染，核仁不明显，称小细胞亚型的尿路上皮原位癌。免疫组化染色示 CK20 及 p53 异常表达，常表现为全层阳性。原位癌的黏膜固有层常见组织水肿、血管扩张、毛细血管增生。

（三）低度恶性潜能的乳头状尿路上皮肿瘤

膀胱低度恶性潜能的乳头状尿路上皮肿瘤（papillary urothelial neoplasm of low malignant potential，PUNLMP）是 1998 年由 WHO 及国际泌尿病理协会（International Society of Urological Pathology，ISUP）共同发表的"膀胱尿路上皮（移行上皮）肿瘤的统一分类"方案中第一次提出。随后，国内外学者对其流行病学、组织病理学、生物学特点以及临床指导价值等方面进行了诸多报道，证实了其作为一个独立的膀胱肿瘤类别存在的意义，故在 2004 年 WHO 膀胱肿瘤组织学分类中，此肿瘤仍然是介于尿路上皮乳头状瘤和低级别尿路上皮乳头状癌之间的独立类别。大多数 1973 年 WHO 分类的移行细胞癌 1 级归为 PUNLMP。

PUNLMP 多见于男性，发病年龄为 29 ~ 94 岁。多见于邻近输尿管口的膀胱后壁及侧壁，瘤体较小，一般直径 < 3cm，多为单发、灰白色、质较软，表面呈乳头状或细颗粒状、有蒂。组织学上为具有纤维血管轴心的纤细乳头，乳头分离，可有分支，少数可有相互融合，乳头轴心的间质可有水肿或炎细胞浸润。乳头表面被覆的尿路上皮增厚，上皮细胞的层数明显超过正常的 6 层，多为 8 ~ 15 层。细胞正常或轻度增大，大小一致，密度增加，细胞较拥挤，细胞核稍增大或深染。细胞排列极性正常，即基底层细胞呈栅栏状排列，中间层细胞分布均匀规整，表层伞细胞多存在。无胞质空泡，核仁不明显，核分裂象罕见，如有则位于基底，无病理性核分裂象。一部分 PUNLMP 可伴有内翻性生长方式。

PUNLMP 的侵袭性和转移的危险性低，但复发率可达 25% ~ 60%，少数病例（8%）在初诊数年后出现高级别和（或）高分期的肿瘤。经尿道完全切除肿瘤仍是首选治疗手段。

（四）恶性上皮性肿瘤

1. 尿路上皮癌　如下所述。

（1）非浸润性低级别乳头状尿路上皮癌：非浸润性低级别乳头状尿路上皮癌男性多见，发病年龄 28 ~ 90 岁，最常见的临床症状是血尿。

肿瘤大多发生于邻近输尿管口的膀胱后壁及侧壁，孤立性或多发的外生性乳头状病变。组织学上，纤细、多分支和轻度融合的乳头表面被覆的尿路上皮细胞层次增多，黏附性较差，失去正常的胞质均质性和透亮形态；细胞核极性紊乱，不规则增大，核仁不明显，核的形态和染色质均有轻度改变，核分裂象可见，多见于基底层，可出现在上皮全层。免疫组化染色示 CK20 阳性可出现于全层，p53 及 Ki67 阳性细胞增多，不局限于基底层。

5 年复发率为 50% ~ 70%，< 5% 的患者进展为浸润性肿瘤而导致死亡。

（2）非浸润性高级别乳头状尿路上皮癌：非浸润性高级别乳头状尿路上皮癌最常见的

临床症状为血尿，尿脱落细胞中易查见癌细胞。膀胱镜下形态多样，表现为乳头状、结节状或实性病变，无蒂，单发或多发。显微镜下肿瘤细胞排列成乳头状，常出现融合和多级分支；乳头表面被覆的细胞排列明显紊乱，细胞具有中至重度异型性，核多形性明显，深染，染色质分布不规则，核仁明显；核分裂象常见，可见病理性核分裂象，在上皮全层均可出现。被覆上皮不同程度增厚，细胞黏附性差。免疫组织化学染色显示 CK20、p53 及 Ki67 阳性细胞数目增多，常全层出现。

非浸润性高级别乳头状尿路上皮癌复发率高，常存在浸润，应仔细寻找间质，包括乳头轴心内有无浸润的依据，易发生进展或转移。

（3）浸润性尿路上皮癌：浸润性尿路上皮癌是指癌细胞浸润至基底层及其以下组织的尿路上皮癌，可出现血尿、尿频、尿急、尿痛、排尿困难等症状，位于输尿管开口的肿瘤可引起肾盂积水。

浸润性尿路上皮癌大体上呈结节状、乳头状、息肉样、实性、弥漫浸润性或溃疡性病变，单发或多灶，病变周围黏膜正常或充血。组织学上癌细胞呈岛状和小梁状浸润膀胱黏膜固有层、乳头轴心和肌壁，细胞核深染、多形、不规则，胞质丰富嗜酸性或透亮，核分裂象多，可见鳞状或腺样分化区域。根据细胞核异型程度和组织学结构的异常可分为低级别和高级别，多数为高级别的尿路上皮癌。

浸润性尿路上皮癌有较多组织学亚型，如伴有鳞状分化或腺样分化的尿路上皮、微乳头亚型、巢状亚型、微囊性亚型、淋巴上皮瘤样癌、淋巴瘤样和浆细胞亚型等。在典型的尿路上皮癌中可见到各种亚型按不同的比例混合存在，这些亚型不仅作为诊断的特点，而且有些亚型对预后、治疗均有影响。如当存在小细胞癌分化时，即使是灶性的，也提示预后不良，与典型的尿路上皮癌治疗效果及方法有差异，应诊断为小细胞癌。

1）浸润性尿路上皮癌伴鳞状分化：浸润性尿路上皮癌伴鳞状分化时可见细胞间存在细胞间桥或角化，类似于普通的鳞状细胞癌，可见于 21% 的膀胱尿路上皮癌中，发生的频率随着分级和分期的增加而增加。只要存在任何尿路上皮癌成分，包括尿路上皮原位癌，都应诊断为尿路上皮癌伴鳞状分化，同时估算鳞状成分的比例。免疫组化染色示鳞状分化部分 Uroplakin 阴性，而 CK5/6、p63 等阳性。

伴鳞状分化的临床意义目前仍不十分明确，多数文献认为与单纯的尿路上皮癌相比，这些病例可能对治疗的反应较差，预后不良。

2）浸润性尿路上皮癌伴腺样分化：浸润性尿路上皮癌伴腺样分化比伴鳞状分化者少见，约见于 6% 的膀胱尿路上皮癌中。当肿瘤内出现真正的腺腔时才诊断，可表现为管状腺癌、肠型腺癌、黏液腺癌。与伴有鳞状分化者一样，只要存在任何尿路上皮癌成分，包括尿路上皮原位癌，都应诊断为尿路上皮癌伴腺样分化，同时估算腺样分化的比例。尿路上皮癌中腺样分化和粘蛋白阳性的临床意义目前还不清楚。

3）微乳头亚型：浸润性微乳头状癌可见于膀胱、肺、乳腺、涎腺、胃肠道及卵巢。1994 年 Amin 等首先报道了浸润性微乳头型尿路上皮癌，组织学上类似于卵巢浆液性乳头状癌。2004 年 WHO 泌尿系统肿瘤分类中将其列为浸润性尿路上皮癌的一个独特亚型。微乳头亚型的尿路上皮癌少见，发病率占所有尿路上皮癌的 0.24%～6.03%。男性多见，男女发病率之比为 5∶1，发病年龄为 50～90 岁（中位年龄 67 岁）。临床上表现为血尿、排尿困难、尿频、尿急、体重下降及尿道梗阻等症状。

组织学上，必须有超过50%肿瘤呈现微乳头结构，且必须首先排除其他部位转移而来时才可诊断为微乳头亚型。肿瘤细胞呈微乳头状排列，形态类似于女性生殖道的浆液性乳头状癌。肿瘤细胞呈小巢或微乳头状浸润性生长，位于类似于淋巴间隙的组织收缩裂隙（内皮细胞标记阴性）中，似"空晕"的固缩假象。癌细胞具有高级别的尿路上皮癌的形态学特征，核染色质分布不规则，核仁明显；核分裂可见，砂粒体少见。微乳头亚型的尿路上皮癌常与典型的尿路上皮癌混合，也可与其他恶性肿瘤如未分化癌、腺癌、癌肉瘤、伴滋养叶细胞分化的尿路上皮癌、小细胞癌及鳞状细胞癌等混合存在。免疫组化染色示 CK7、CK20、CD15 阳性，与尿路上皮癌相同；EMA 及 E - cadherin 均为阳性，但表达的模式比较特殊，EMA 的阳性表达位于组成微乳头的细胞的外侧胞膜，而 E - cadherin 表达于细胞巢内连接面，与乳腺的微乳头型癌相似，有助于微乳头亚型的诊断。微乳头亚型的尿路上皮癌还可表达 CEA、34βE12 和 CA125，提示其可能为尿路上皮癌腺样分化的一种形式。

微乳头亚型的尿路上皮癌具有特殊的形态学特征，几乎总有肌层浸润和血管侵犯，侵袭性强，属于高级别的尿路上皮癌，有很高的转移率和复发率，淋巴结转移率为15.8% ~ 27.8%，发现时多为进展期，预后差。根据肿瘤的临床分期，膀胱的微乳头亚型尿路上皮癌的治疗方法包括手术、放疗和化疗。目前尚无推荐首选哪种化疗药物治疗该肿瘤的报道。当微乳头结构 >10% 时，可能有肌层或血管侵犯（转移常见），因此正确诊断该类型让患者获得及时积极的治疗，主要是立即行根治性膀胱切除术。Kamat 等认为，即使没有肌层浸润，膀胱的微乳头亚型尿路上皮癌也应切除膀胱。

4）巢状亚型：巢状亚型尿路上皮癌是尿路上皮癌的罕见类型，特征性的表现为具有欺骗性的温和的组织学特征，类似于 von Brunn 巢，常诊断困难，尤其是在有限的浅表活检标本中。患者年龄41~83岁，平均63岁，男女发病比例为2.3：1。

大体上，肿瘤多为浸润性生长，侵及膀胱壁全层甚至侵犯周围器官。显微镜下见固有层内异型细胞不规则分布，排列成致密的巢状，类似于 von Brunn 巢，形态多样，散在分布、大小不等、排列紊乱的小巢或局部融合的巢状结构、条索状结构、腺样膀胱炎样结构、管状结构。肿瘤呈浸润性生长，肿瘤 - 间质交界面呈锯齿状，不规则。部分肿瘤细胞巢内有小的管腔，常缺乏陷入的间质（与 von Brunn 巢相反）。总的来说细胞学较温和，核分裂象不明显；也可出现核多形性，核仁明显，增殖指数高。肿瘤间质少，可出现局灶促结缔组织生成及黏液样间质。这种亚型总伴有典型的尿路上皮癌，尤其是在巢的深部易找到这样的区域。免疫组化染色示 CK7、CK20、p63 及 34βE12 阳性。

尽管巢状亚型尿路上皮癌的形态学温和，但常表现为进展期病变，具有高度的侵袭性，预后差，常在诊断后 4~40 个月死亡。由于其临床病理特征尚未完全确定，因此此类型常被错误分类或过低判断，且与普通的尿路上皮癌的关系及对传统的膀胱癌的处理措施的反应尚不清楚。

5）微囊性亚型：尿路上皮癌中可出现多个明显的囊腔，形成微囊、巨囊、管状结构，囊腔直径1~2mm 不等，甚至达 2cm，圆形或卵圆形，囊腔内空或充满坏死碎屑、嗜酸性分泌物和黏液（PAS - D 阳性），囊内壁被覆异型的尿路上皮细胞，细胞呈扁平或立方状，可脱落。免疫组化染色示 CK7、CK20、34βE12 及 thrombomodulin 阳性。有些学者更愿意用"尿路上皮癌伴有腺样的管腔"这个名称。由于其发生率很低，临床随访资料有限，因此微囊性亚型的预后尚不清楚，有报道转移至阴茎。

6）内翻性乳头状瘤样癌（内翻性亚型）：内翻性亚型的尿路上皮癌可能误诊为内翻性乳头状瘤，但该亚型的肿瘤细胞具有明显的核异型性，核分裂活跃，结构异常，Ki67 示高增殖指数，与低或高级别的尿路上皮癌相似。被覆的上皮也多有异常，在大的肿瘤中常伴有外生性生长，外生性生长的尿路上皮相互沟通呈索状或小梁状，上皮增厚，不规则，极性丧失，与经典的尿路上皮癌相似，内翻性生长部分以推挤的方式"侵袭"固有层。与内翻性乳头状瘤相反，内翻性生长部分无外周基底样细胞的栅栏状排列，存在细胞学异型性和数量不一的核分裂，可见局灶性的角化。由于这种亚型是以推挤的方式"侵袭"固有层，但基底膜未被破坏，因此转移的概率小，除非间质被肿瘤细胞浸润性破坏。免疫组化染色显示 Ki67 及 p53 表达强度不一。

7）淋巴上皮瘤样癌：淋巴上皮瘤样癌（lymphoepithelioma like carcinoma，LELC）最早发现发生于鼻咽部，后来发现可发生于全身很多部位，如涎腺、胸腺、肺、胃、口腔、气管和喉、乳腺、宫颈、阴道、皮肤、输尿管、肾及膀胱等部位。发生于涎腺、肺、胃的淋巴上皮瘤样癌与 EBV 感染相关，但发生于乳腺、宫颈、皮肤及泌尿系统的淋巴上皮瘤样癌罕见与 EBV 感染相关，EBER 原位杂交几乎均显示阴性结果。膀胱的淋巴上皮瘤样癌最早由 Zukerberg 等于 1991 年报道。这种亚型的癌少见，占膀胱癌的 0.4% ~ 1.3%，常发生于老年人（52 ~ 81 岁，平均 69 岁），男女之比为 3：1，临床表现为血尿。

LELC 通常表现为膀胱顶部、后壁或三角区浸润性或蕈伞状无蒂肿块，直径 0.9 ~ 5cm。显微镜下癌细胞排列成索状、片状或巢状，细胞体积大，圆形或多角形，胞质丰富，嗜酸或透亮，细胞边界不清，胞质融合，呈合体状；核增大，空泡状，核膜不规则，染色质粗颗粒状，核仁大而明显。间质内见以淋巴细胞、组织细胞和浆细胞为主的大量炎细胞浸润，其内夹杂少量中性粒细胞和嗜酸性粒细胞。淋巴细胞与癌细胞密切接触，浸润于癌巢内及癌细胞之间。免疫组化染色示癌细胞表达 CK、CK7、CK8、EMA 阳性，CK20 阴性，EB - LMP1 阴性。

肿瘤可为单纯的 LELC，也可与尿路上皮癌、鳞状细胞癌、腺癌混合存在，以 LELC 为主或仅出现灶状 LELC。根据 LELC 在膀胱肿瘤中所占比例，可分为单纯型（100% 为 LELC）、为主型（50% 为 LELC）、局灶型（<50% 为 LELC 成分）。多数文献显示单纯型者及为主型者有较好的预后，对化疗的反应较好，术后无复发者中单纯型者占 81%，为主型者占 82%，局灶型者则均有复发。死于原发疾病的单纯型者占 6%，为主型者占 6%，局灶型者占 90%。若为局灶型者，其生物学行为就与并存的尿路上皮癌、鳞状细胞癌或腺癌相似。LELC 对以顺铂为基础的化疗及放疗均敏感。

8）淋巴瘤样和浆细胞亚型：膀胱浆细胞样尿路上皮癌是膀胱尿路上皮癌的一个罕见亚型，1991 年首次由 Sahin 等报道，因肿瘤细胞具有明显的浆细胞样特征而命名。2004 年 WHO 泌尿系统及男性生殖器官肿瘤分类中报道不足 10 例，国内报道亦甚少。男性多见，平均发病年龄 58 岁。

大体上肿瘤多呈弥漫浸润性生长。显微镜下癌细胞形成实性扩张的巢状结构或实性及腺泡状结构，癌细胞黏附性差，中等大小，胞质嗜酸性，核偏位，似浆细胞。大多数癌细胞核轻至中度异型，偶有核的多形性。仔细检查常可发现典型的尿路上皮癌区域。免疫组化染色示不同分子量的细胞角蛋白阳性，包括 CK7、CK20、CK8/18、CK5/6、EMA 阳性，部分病例显示 CD138 阳性，不表达 LCA、Vimentin、HMB45、PLAP 和 p63。有时会误诊为慢性膀胱炎或淋巴瘤（浆细胞性）、浆细胞瘤，尤其是表达 CD138 的病例，应注意鉴别。

该亚型的尿路上皮癌侵袭性强，预后差，中位生存期＜2 年。

9）透明细胞（富于糖原）亚型：尿路上皮癌的细胞质内富含糖原而呈透明细胞改变，尤其是在分化差的癌组织中，称为尿路上皮癌透明细胞亚型。透明细胞可呈灶性或弥漫性存在，当尿路上皮癌中出现广泛的透明细胞改变才诊断这个亚型。需与膀胱透明细胞腺癌（免疫组化示 CK、CK7、CK20、EMA、CEA、CA125 阳性）以及来自肾脏、前列腺的转移性透明细胞癌鉴别。免疫组织化学染色示 CK7 阳性，CEA、CA125 阴性。

10）脂肪细胞亚型：罕见的情况下尿路上皮癌内出现类似于印戒样脂母细胞的细胞，可见与典型的尿路上皮癌逐渐移行。这种改变多见于男性，发病年龄 63～94 岁（平均 74 岁）。临床表现为肉眼血尿。脂母细胞样细胞在肿瘤中占 10%～30% 不等，免疫组化示这些细胞表达 CK、CK7、CK20 阳性，S－100 阴性。细胞内空泡到底是什么成分，目前尚不清楚，有研究表明为真正的脂肪空泡，因此建议称为脂肪细胞亚型而不是脂肪细胞样亚型。可误诊为脂肪肉瘤、肉瘤样癌（癌肉瘤）或印戒细胞癌，临床病史、典型的尿路上皮癌的区域及免疫组织化学染色可以帮助鉴别诊断。这种亚型与进展期高级别尿路上皮癌相关，预后差。

11）伴有巨细胞的尿路上皮癌（巨细胞癌）：高级别的尿路上皮癌可出现瘤巨细胞或未分化的类似于肺巨细胞癌的细胞，有时巨细胞非常广泛类似于骨巨细胞瘤。鉴别诊断包括伴滋养叶分化的尿路上皮癌、浸润性尿路上皮癌的间质内出现的破骨细胞样巨细胞及异物巨细胞（CK 阴性，CD68 阳性）、伴有巨细胞的肉瘤样癌和膀胱转移性巨细胞癌。该类型中的巨细胞表达 CK 阳性。罕见，预后差。

12）伴有滋养叶细胞分化的尿路上皮癌：尿路上皮癌中出现不同程度的滋养叶细胞分化，形态上类似滋养叶细胞，大多出现于高级别、分期高的尿路上皮癌，约见于≤12% 的尿路上皮癌中，滋养叶细胞样细胞的数目与分期呈负相关，可能与预后差有关。免疫组化染色示 HCG 阳性。这种肿瘤对放疗有效。

13）肉瘤样亚型（伴/不伴异源性成分）：尿路上皮癌肉瘤样亚型指组织学形态和（或）免疫组织化学证实具有向上皮和间叶双相分化的恶性肿瘤。该类型命名一直有争议，以前曾称为癌肉瘤，假肉瘤样移行细胞癌，恶性中胚叶混合瘤，梭形细胞癌，巨细胞癌，恶性畸胎瘤，化生性癌等。有人主张将伴有同源性成分者称为肉瘤样癌或化生性癌，而伴有异源性成分者称为癌肉瘤。2004 年 WHO 将二者均纳入尿路上皮癌肉瘤样亚型中。

发病年龄 50～77 岁，平均 66 岁，男性多见。临床表现为血尿和膀胱刺激症状，部分患者有相关病变的放疗或环磷酰胺治疗史。

大体表现为息肉样和结节状肿块。显微镜下尿路上皮癌是最常见的上皮性成分，其次为鳞状细胞癌，还可见腺癌、小细胞癌、大细胞神经内分泌癌（罕见）等，30% 的病例可能仅见尿路上皮原位癌成分。最常见的肉瘤成分是骨肉瘤、软骨肉瘤、横纹肌肉瘤、平滑肌肉瘤、脂肪肉瘤、血管肉瘤和恶性纤维组织细胞瘤（未分化肉瘤）。异源性成分包括骨肉瘤、软骨肉瘤、横纹肌肉瘤、脂肪肉瘤及血管肉瘤等，应注明肿瘤内有无异源性成分。免疫组化染色示上皮成分 CK 阳性，间叶成分 Vimentin 与不同分化相应的特殊标记物如 Desmin、Myogenin、S－100 等阳性及部分 CK 阳性。

肉瘤样亚型的尿路上皮癌具有高度侵袭性，平均生存期 10 个月，病理分期是预后的主要预测因素。

14）未分化癌：不能被归入尿路上皮癌的各种亚型及各种类型膀胱癌中的种类均纳入未分化癌，非常少见。

2. 鳞状细胞癌 膀胱的鳞状细胞癌是指肿瘤完全由鳞状细胞癌构成，无任何尿路上皮癌成分，包括尿路上皮原位癌。膀胱原发的鳞状细胞癌很少见，占膀胱癌的比例不到5%。可能与吸烟、血吸虫病尤其是埃及血吸虫感染、反复膀胱感染、憩室炎、膀胱结石病、留置导尿管、尿路狭窄史及肾移植等有关。

大体上多表现为息肉样外生性或浸润溃疡型孤立性肿块，灰白色，质硬，可见坏死。显微镜下与其他部位的鳞状细胞癌一样，癌细胞大，呈多角形，细胞界限清楚，胞质丰富嗜酸性，出现细胞间桥、角化珠，可见核分裂象，常伴坏死。病变周围上皮的鳞状细胞化生，尤其是鳞状上皮异型增生支持鳞状细胞癌的诊断。尿路上皮癌可伴有局灶性鳞状化生，多取材常能找到典型尿路上皮癌区域，因此要多取材排除尿路上皮癌伴鳞状化生。

膀胱鳞状细胞癌发现时常处于进展期，肿瘤分级对预后意义不大，分期是判断预后的重要参数。根治性膀胱切除术加淋巴结清扫可改善一些患者的预后。

疣状癌是鳞状细胞癌的特殊亚型，罕见，属于低级别肿瘤，几乎都发生在血吸虫病患者。肿瘤表现为外生性、乳头状或具有乳头状瘤样的"疣状"肿块，细胞及结构的异型性小，边缘呈推挤性向深部生长。在放射治疗后可转换为侵袭性的间变性癌。

3. 腺癌 膀胱原发性腺癌是一种罕见的膀胱恶性肿瘤，占膀胱癌的0.5%~2%。该肿瘤好发于老年人（平均58岁），男女发病之比为2：1。临床表现与其他类型的膀胱癌相同，主要为肉眼血尿和膀胱刺激征，可有黏液尿（>25%病例）。膀胱原发性腺癌与尿路上皮腺样化生有关，由于致癌物质或慢性炎症刺激尿路上皮增生形成von Brunn巢，发生腺上皮化生，进而癌变，或起源于胚胎残留的脐尿管的柱状上皮细胞和膀胱内残留的中肾管残余腺体。

非脐尿管性腺癌可见于膀胱任何部位，较常见于膀胱三角区和侧壁，大体上为息肉样或浸润性肿块；脐尿管性腺癌位于膀胱顶部和前壁，肿瘤与表面被覆的尿路上皮分界清楚，多已累及肌层。

显微镜下表现为管状腺癌、黏液样（胶样）癌、印戒细胞癌及乳头状腺癌，其形态与胃肠道对应的癌相似。管状腺癌为癌细胞排列成腺管状，浸润性生长；黏液样癌表现为肿瘤细胞巢漂浮于细胞外黏液湖中，多见于脐尿管性腺癌；印戒细胞癌由印戒样细胞组成，胞质内含有黏液，癌细胞呈浸润性生长伴明显的促结缔组织生成；乳头状腺癌为产生黏液的高柱状细胞排列成乳头状结构，肿瘤呈浸润性生长。诊断膀胱原发性腺癌时，必须首先排除其他部位腺癌的转移。Henly等提出脐尿管腺癌的诊断标准为：①肿瘤局限在膀胱顶部或前壁；②膀胱黏膜无腺性膀胱炎和囊性膀胱炎改变；③残存脐尿管可见肿瘤。免疫组化染色示膀胱原发性腺癌表达CK、CKP7、CEA及EMA阳性，PSA、CK20及Vimentin阴性。

膀胱原发性腺癌诊断时多处于进展期，恶性程度高，病程进展迅速，易转移，预后较差，印戒细胞型者超过50%患者在诊断后1年内死亡。治疗上主张在患者全身情况允许下应尽可能地行根治性膀胱全切术，部分切除术时其切缘距肿块应超过3cm。化疗及放疗效果尚不确定，只有早期诊断治疗才能改善患者的预后。脐尿管性腺癌可沿着Retzius间隙向脐部扩散，因此需切除脐正中韧带（内含脐尿管）全长，包括脐的膀胱部分切除术。

4. 透明细胞腺癌（中肾管癌） 膀胱透明细胞腺癌罕见，发病年龄平均57岁（22~83

岁），好发于女性。最常见的临床症状为血尿，可出现排尿困难。

肿瘤多位于膀胱三角区和颈部，呈乳头状或无蒂息肉样肿块。显微镜下肿瘤呈管状、囊性、乳头状及小梁状浸润性生长，管内及囊内常含有嗜酸性分泌物。癌细胞胞质丰富，透明或嗜酸性，常见靴钉细胞；核呈中至重度异型，核分裂象常见。免疫组织化学染色 CK、CK7、CK20、EMA、CEA、CA125 阳性，PSA、PSAP、ER 及 PR 阴性。糖原染色阳性。

膀胱透明细胞腺癌的组织起源尚不清楚，可能起源于苗勒管。预后尚不清楚，外科手术切除是首选治疗。

5. 小细胞癌　小细胞癌是恶性神经内分泌肿瘤，形态上类似于肺的小细胞癌。好发于老年人，占膀胱癌的 0.5，约 50% 与浸润性尿路上皮癌或尿路上皮原位癌并存。临床上表现为肉眼血尿，可伴副肿瘤综合征（如异位 ACTH 分泌产生 Cushing 综合征、高钙血症和低磷血症）。

肿瘤好发于膀胱侧壁及顶部，大体上呈结节状、蕈伞状、浸润性或溃疡性肿块。显微镜下见片状或索状排列的小细胞，胞质少，核深染，核仁不明显，核/浆比大，核分裂象常见。常伴有肿瘤性坏死，易出现挤压假象。免疫组化染色示神经内分泌标记如 chromogranin A、synaptophysin 及 CD56 阳性，CK 呈逗点样阳性，TTF1 常阳性，Uroplakin 和 CK20 常阴性。最近的分子生物学证据表明小细胞癌及尿路上皮癌均从同一克隆的细胞起源，因此认为其为尿路上皮癌的一个亚型而不是一个单独的类型。

该肿瘤呈高度侵袭性，近 56% 的病例在发现时已有转移，预后差，与临床分期有关，与是否治疗无关。最近 64 例患者研究发现 32% 为完全性，68% 伴尿路上皮癌、腺癌、肉瘤样癌等成分，98% 诊断时即有肌层浸润，66% 在膀胱切除时发现淋巴结转移。总的来说，其 1 年、18 个月、3 年、5 年的肿瘤特异性存活率分别为 56%、41%、23% 及 16%。完全性或混合有其他类型的癌预后无明显差异。单纯性小细胞癌或混合有其他类型的癌如尿路上皮癌、鳞状细胞癌或腺癌等的小细胞癌患者的预后无明显差异。

6. 类癌　类癌是分化好的神经内分泌肿瘤，常发生于老年人（29～75 岁，平均 56 岁），男性略多见（男：女 =1.8：1）。血尿是最常见的症状。

大体上肿瘤好发于膀胱三角区，病变位于黏膜下，直径 0.3～3cm。显微镜下与身体其他部位如肺、胃肠道的类癌相似，肿瘤细胞排列成岛状、腺泡状、缎带样、小梁状或假腺样，瘤细胞胞质丰富，嗜酸性或嗜双色性；核染色质圆形或卵圆形，呈细粉尘状，核分裂象罕见。细胞巢间的间质内有丰富的薄壁血管。免疫组化示神经内分泌标记如嗜铬素（chromogranin A，CgA）、突触素（synaptophysin，Syn）阳性。

膀胱类癌的治疗主要是手术切除。患者可有局部淋巴结或远处转移，有报道是切除原发灶后几年后发生，因此需要长期随访。

7. 大细胞未分化癌　膀胱的大细胞未分化癌极其罕见，为高级别、高分期的肿瘤，无特异性分化，如无尿路上皮癌、腺癌、鳞状细胞癌或神经内分泌癌的分化。这种肿瘤预后极差，不管是否治疗。

二、非上皮性肿瘤

（一）良性非上皮性肿瘤

1. 平滑肌瘤　平滑肌瘤是膀胱最常见的良性间叶性肿瘤，多发生于中老年人，男女发病率之比为 1：2。临床上常表现为刺激性排空症状或尿路梗阻症状。大体上为息肉样或有蒂的黏膜下肿块，境界清楚，肿瘤小，直径平均<2cm。显微镜下与其他部位的平滑肌瘤相同，为分化良好的平滑肌细胞束状交织排列，细胞密度低，无明显异型，无核分裂象。

2. 血管瘤　血管瘤多见于男性，平均年龄58岁（17~76岁）。临床表现为肉眼血尿和梗阻症状。肿瘤好发于膀胱后壁和侧壁。病变小，境界清楚。显微镜下肿瘤由扩张的血管组成，主要为3种类型即海绵状血管瘤、毛细血管瘤和动静脉血管瘤。

3. 神经纤维瘤　膀胱神经纤维瘤少见，常见于有Ⅰ型神经纤维瘤病的年轻患者，平均年龄17岁，男女发病率之比为2.3∶1。临床上表现为血尿、刺激性排空症状和盆腔肿块。大体上肿瘤在膀胱壁全层呈弥漫性或丛状生长。显微镜下肿瘤为丛状或弥漫性分布的梭形细胞，细胞核卵圆形或长梭形，无明显细胞异型，核分裂罕见；间质中胶原多少不一。免疫组织化学染色S-100蛋白阳性。

4. 炎性肌纤维母细胞肿瘤　炎性肌纤维母细胞肿瘤（inflammatory myofibroblastic tumor，IMT）是膀胱最常见的良性梭形细胞肿瘤之一，在身体其他很多部位均可发生。男女发病比例为2∶1到3∶1。发病年龄2.5个月~87岁。最常见的症状是血尿，其次是膀胱输出道梗阻及排尿困难。

大体上IMT平均直径为4cm（1.5~13cm），质地柔软。显微镜下表现为无明显异型的梭形细胞弥漫分布，间质疏松，可见很多微血管，超过一半的病例存在肌层的浸润。尽管IMT中可见坏死，但在肌层浸润的病例中肿瘤与肌层交界处的坏死是区分肉瘤及良性肿瘤的标准之一。发生肉瘤变时，肿瘤细胞丰富，细胞核异型，核分裂象几乎均≥1个/10HPF，微血管形成不那么明显。倾向良性肿瘤的组织学特征包括肿瘤与受压肌肉交界处无坏死，核异型小，p53免疫组织化学染色阳性细胞少或无阳性，核分裂象<1个/10HPF，切除后无肿瘤复发则倾向良性。IMT中可检测到ALK重排，免疫组化染色示ALK1阴性。

超过30%的IMT中出现坏死，>31%的病例复发，在2001年Iczkowski的研究中认为是肉瘤（至少7例低级别肉瘤）的病例，其他作者认为多数是IMT，因此有些学者认为IMT实际上是低度恶性的肉瘤。

5. 副节瘤（嗜铬细胞瘤）　副节瘤为起源于膀胱壁副神经节细胞的肿瘤，少见。发病年龄10~88岁（平均50岁），女性略多见（男∶女=1∶1.4）。80%患者为功能性的，有典型的三联征：持续性或突发性高血压、间歇性血尿和排尿性发作。

病变常位于膀胱三角区和顶部，多数为界限清楚的单发或多发结节，结节小，一般<3cm。显微镜下类似于其他部位的副节瘤，肿瘤细胞排列成巢状，细胞巢间为丰富的血管网；肿瘤细胞胞质丰富，嗜碱性或嗜双色性，核卵圆形；肿瘤表面被覆正常膀胱黏膜，尿路上皮可受损。副节瘤可为恶性，组织学上目前尚无肯定的恶性的诊断标准，有些指标如血管侵犯、核分裂象多见、坏死、肿瘤大小等可提示恶性的可能性大，恶性副节瘤最可靠的诊断标准是肿瘤发生转移。免疫组化染色示瘤细胞嗜铬素（chromogranin A，CgA）、突触素（synaptophysin，Syn）阳性，瘤细胞巢周围扁平的支持细胞S-100蛋白阳性。

（二）恶性非上皮性肿瘤

1. 平滑肌肉瘤　平滑肌肉瘤是膀胱最常见的肉瘤，好发于老年人（60~80岁），男性多见。患者多有血尿，也可有尿路梗阻症状。大体上平滑肌肉瘤多位于膀胱顶部和侧壁，表现为息肉样肿块，肿块大，平均直径7cm，呈浸润性生长，可见出血和坏死。显微镜下见梭形细胞丰富，交错束状排列，核两端钝圆，细胞异型，见核分裂象、出血和坏死，呈浸润性生长。根据细胞的异型性进行分级，低级别者细胞轻至中度异型，核分裂象＜5个/10HPF；高级别者细胞异型性明显，核分裂象多＞5个/10HPF。免疫组化染色示肿瘤细胞表达Actin、Desmin阳性，上皮性标记物如CK阴性。

2. 横纹肌肉瘤　横纹肌肉瘤主要见于婴幼儿、儿童及青少年，男性多见，几乎均为胚胎性横纹肌肉瘤。20%的儿童胚胎性横纹肌肉瘤发生于泌尿生殖系统，其中25%发生于膀胱。膀胱横纹肌肉瘤发生于成人者少见，多为多形性横纹肌肉瘤。大体上，肿瘤多发生于三角区和尿道前列腺部，表现为广基的息肉状葡萄样肿块，也可表现为浸润性生长的肿瘤。显微镜下胚胎性横纹肌肉瘤表现为片状或索状排列的原始小细胞分布于黏液样间质内，细胞小，核深染，核/浆比大；可见数量不一的横纹肌母细胞，伴或不伴有横纹。胚胎性横纹肌肉瘤如呈葡萄状外生性生长，又称葡萄簇肉瘤，此时肿瘤细胞在被覆上皮下聚集，成为生发层，而深部细胞稀少，此型预后好。免疫组织化学染色显示Desmin、MSA、Myoglobin、MyoD1及Myogenin阳性，LCA、CK阴性。

3. 淋巴瘤　膀胱的淋巴瘤可为原发，但大多数（＞90%）是系统性病变累及膀胱。膀胱原发性淋巴瘤罕见，女性多见（男：女＝1：5），平均发病年龄56岁；继发性淋巴瘤男性略多见，平均发病年龄50岁。临床表现主要为血尿、排尿困难及膀胱刺激症状。膀胱原发性淋巴瘤最常累及膀胱顶部和三角区，为孤立性或多发性肿块、浸润性生长甚至发生溃疡。显微镜下的形态与其他部位的淋巴瘤相同，免疫组化表型也一样。膀胱原发性淋巴瘤中最常见的类型是黏膜相关淋巴组织（MALT）淋巴瘤，属于低级别淋巴瘤；继发性淋巴瘤中最常见的类型是弥漫大B细胞淋巴瘤。膀胱原发性淋巴瘤的诊断标准为：患者症状与膀胱累及相关；仅局限在尿路，不累及组织；诊断后6个月无肝、脾、淋巴结、外周血和骨髓的病变。膀胱原发性淋巴瘤中位生存期是9年，继发性为6个月。

膀胱还可发生一些其他的非上皮性肿瘤，如孤立性纤维性肿瘤、具有上皮样血管周细胞分化的肿瘤、颗粒细胞瘤、恶性黑色素瘤、恶性纤维组织细胞瘤等。

三、膀胱癌病理分级

尿路上皮癌的分级与复发、浸润、转移及生存相关，文献中有多种分级模式。自1973年WHO分类采用移行细胞癌1级、2级和3级分级方法以来，病理学、泌尿外科学及肿瘤学界均广泛使用并十分熟悉此三级分级体系，但此分级体系的各级别间缺乏明确的定义和组织学诊断标准；常出现1~2、2~3等跨级别的病理诊断；过多的病例诊断为移行细胞癌2级。因此，1983年，Murphy提出了两级分级，也是1994年AFIP推荐的分级系统。1998年，WHO和国际泌尿病理学会（WHO/ISUP）联合推荐两级分级系统，并引入了PUNLMP这一独立类别。但在制定1999年版WHO泌尿系统肿瘤分类时，该方案没有得到专家们的完全认可，因此1999年版WHO泌尿系统肿瘤分类综合了WHO 1973年分类和WHO/ISUP 1998年推荐分类方案的特点：既增加了PUNLMP，又保留了移行细胞癌1级、2级、3级。经过数年的临床病理研究、资料积累和学术讨论，2004年WHO分类正式采纳了WHO/ISUP 1998年推荐的方案，AFIP也完全采纳了这一体系。尿路上皮肿瘤的分类和分级尚存在不少争议，仍在不断探索中。最近有报道根据核的形态用图像分析、银染核仁形成区、确诊支持系统（Bayesian belief networks）及其他标记来进行尿路上皮癌的分级，或根据肿瘤细胞的核分裂、异型、细胞的厚度及乳头融合等方面评分来进行分级，这些方法的使用可使膀胱的乳头状肿瘤分级的重复性更高，但迄今均尚未常规使用。

1. 1、2、3级分级法 1973年的3级分级法是根据癌组织的结构及细胞的异型性来划分的。1级癌的细胞超过7层，细胞核轻度增大，结构正常或轻度扭曲，核分裂象罕见或没有。2级癌的细胞核异型性更大，染色质粗，正常结构破坏。3级的癌核异型明显，细胞密集，核拥挤，细胞极性紊乱，无从基底到表面的分化，核多形，细胞大小不一，核形及染色质形态各异，核分裂象多见，偶见瘤巨细胞。

2. 高级别、低级别分级法 WHO/国际泌尿病理协会（ISUP）将尿路上皮肿瘤分为乳头状瘤、具有低度恶性潜能的乳头状尿路上皮肿瘤、低级别尿路上皮癌和高级别尿路上皮癌。研究发现尿路上皮癌1级复发或进展的可能性低，尤其是将肿瘤完整切除后，所以用"具有低度恶性潜能的乳头状尿路上皮肿瘤"这个名称代替了大部分的1973年WHO移行细胞癌1级。

2004年WHO分类中的PUNLMP、低级别乳头状癌和高级别乳头状癌，不能与1973年WHO分类中的乳头状移行细胞癌1、2、3级一一对应，而需要根据每一病例的特点进行评价。一般而言，1973年WHO分类中的乳头状移行细胞癌1级，一部分因细胞无异型，仅核稍增大，尿路上皮厚度增加，在2004年WHO系统中归入PUNLMP；另一部分因细胞有轻度异型，存在核分裂，在2004年WHO系统中归入低级别乳头状尿路上皮癌。1973年WHO分类的乳头状移行细胞癌2级，一部分因病变相对温和，在2004年WHO系统中归入了低级别乳头状尿路上皮癌；另一部分因细胞异型较明显与1973年WHO分类的移行细胞癌3级一起归入了2004年WHO系统的高级别乳头状尿路上皮癌。PUNLMP、低级别乳头状尿路上皮癌和高级别乳头状尿路上皮癌，均应严格按照2004年WHO分类中详细的组织学诊断标准进行诊断。有一些文献将以前的乳头状移行细胞癌1级等同于PUNLMP，使PUNLMP和低级别乳头状尿路上皮癌的界限模糊，这不符合2004年WHO分类和诊断原则，必须严格把握二者的诊断标准。观察者对膀胱癌分级有主观性，不同观察者之间甚至同一观察者不同时间都可能存在差异，分级应以分化最差的区域（高级别）作为依据。

四、膀胱癌的病理分期

膀胱癌的病理分期是一个重要的预后指标，也是临床制订治疗方案的重要依据，目前由世界卫生组织（WHO）、美国癌症协会（AJCC）和国际抗癌协会（UICC）推荐使用的是TNM分期（T代表肿瘤，N代表淋巴结，M代表转移），2009年修订成第7版，2010年1月1日开始使用。与2002年第6版分期相比，有一些改动，包括：①膀胱癌直接浸润前列腺间质归为T_4，前列腺尿道部上皮下的侵犯则不再归入T_4；②采用WHO建议的组织学分级系统，即用低级别及高级别取代了以往的4级分级法；③区域淋巴结包括初级引流（primary drainage）区域淋巴结和次级引流（secondary drainage）区域淋巴结。初级引流区域淋巴结包括下腹部淋巴结、闭孔淋巴结、髂外淋巴结及骶骨前淋巴结；次级引流区域淋巴结为髂总淋巴结，因此髂总淋巴结内的转移不作为远处转移。N分级系统随之发生了改变（见下述）。

根据原发肿瘤的大小及侵犯范围、有无区域淋巴结受累、有无远处转移进行如下分期：

T（原发肿瘤）

Tx：原发肿瘤无法评估

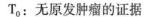

T_0：无原发肿瘤的证据

Ta：非浸润性乳头状癌

Tis：原位癌："平坦肿瘤"

T_1：肿瘤浸润上皮下结缔组织

T_2：肿瘤浸润膀胱壁肌层

pT_{2a}：肿瘤浸润浅肌层（内侧 1/2 肌层）

pT_{2b}：肿瘤浸润深肌层（外侧 1/2 肌层）

T_3：肿瘤浸润膀胱周围组织

pT_{3a}：仅显微镜下可见

pT_{3b}：肉眼可见（膀胱外形成肿块）

T_4：肿瘤浸润以下任何组织：前列腺间质、精囊腺、子宫、阴道、盆壁，腹壁

T_{4a}：肿瘤浸润前列腺间质、子宫、阴道

T_{4b}：肿瘤浸润盆壁

Nx：淋巴结无法评估

N_0：无淋巴结转移

N_1：真性盆腔内区域淋巴结（下腹部、髂内、闭孔或骶骨前的淋巴结），单个淋巴结内发生转移

N_2：真性盆腔内区域淋巴结（下腹部、髂内、闭孔或骶骨前的淋巴结），多个淋巴结内发生转移

N_3：转移至髂总淋巴结

M（远处转移）

M_0：无远处转移（无病理 M_0，用临床的 M 来完成分期组）

M_1：远处转移

病理报告中应提供膀胱癌的组织学类型，如尿路上皮癌（伴/不伴鳞状分化、腺样分化等）、鳞状细胞癌、腺癌、未分化癌等。还应提供肿瘤的组织学分级、浸润范围、脉管神经的侵犯情况及淋巴结的转移情况等。这些信息有助于临床判断预后，选择术后的治疗方案。

第三节　膀胱癌的诊断

一、临床表现

膀胱肿瘤最常见的症状是无痛性血尿，也可以出现由于刺激和膀胱容量减少导致的尿频。而存在上述的症状却不并发镜下血尿的情况几乎没有。其他少见的症状包括泌尿系统感染、局部进展疾病导致的上尿路梗阻或疼痛。

85% 的膀胱肿瘤患者会出现无痛性血尿。实际上，如果进行足够多次的尿液常规检查，几乎所有膀胱镜下可见肿瘤的膀胱肿瘤患者至少有一次镜下血尿。但血尿的发生往往是间歇性的，所以 1~2 次的尿潜血阴性不能排除膀胱肿瘤的存在。这样，如果一名患者有过一次不能解释原因的肉眼血尿或者镜下血尿，即使是第二次检查确定尿潜血阴性仍然需要进行膀胱镜检查。关于这一点，有些人不同意这种意见，而是要求进行反复的尿液镜检进行确认。然而这可能需要进行多次尿液常规检查，而尿潜血结果均为阴性才能说免于膀胱镜检查是安全的。对于那些年龄超过 60 岁或者虽然不到 60 岁但有吸烟史成有其他明确的暴露因素的血尿患者，更应该积极进行膀胱镜检查。有报道膀胱肿瘤初诊时已经有 70% 患者存在肉眼血尿而不仅是镜下血尿。

相对于应用临床表现和常规临床检查可以诊断的膀胱癌，应用血尿筛查可以降低膀胱癌的死亡率。这种筛查可以在发生肌层侵犯前发现高级别肿瘤。血尿筛查包括在家中重复检查是否存在血尿。如果阳性，就接受膀胱镜检查。然而英国和美国的研究显示，在筛查人群中有 16%～20% 的血尿阳性率，随后这部分人群接受了膀胱镜检查，但他们中只有 5%～8% 存在膀胱肿瘤。考虑到膀胱镜依然是一种令患者痛苦的检查，相关的费用也较高，目前应用尿常规加上膀胱镜检的方法进行膀胱肿瘤筛查可能并不适合推广。

尿痛和尿急等膀胱刺激症状是第二常见的症状，通常在弥漫性膀胱原位癌或者浸润性膀胱肿瘤患者中出现。对于有下尿路症状（LUTS）的患者，不可忽视其症状的变化。其他的膀胱肿瘤患者的症状和体征包括由于输尿管梗阻引起的腰痛，下肢水肿和盆腔疼痛。而出现进展性疾病相关症状例如明显的身体消瘦和腹痛、骨痛等为晚期膀胱肿瘤的表现，相对少见。

体格检查通常包括腹部、盆部触诊、经直肠、经阴道指检和麻醉下双合诊检查。常规体格检查可能无法发现较早前的膀胱肿瘤，如 Ta 期、T_1 期肿瘤。如果体格检查触及盆腔包块多表明为局部进展性膀胱肿瘤。

首诊和定期检查尿常规是十分必要的，尤其要注意血尿的状况。这可以帮助医生减少膀胱肿瘤的漏诊。

二、肿瘤标记物的临床应用

（一）尿细胞学

病理医生可以在膀胱肿瘤患者的尿液沉渣或膀胱冲洗液中通过显微镜检查找到恶性尿路上皮癌细胞。这些肿瘤细胞有特殊的大核仁，内含不规则粗大染色质。

应该收集新鲜尿液并适当固定后进行检查。晨尿通常不是最合适的，因为可能已经发生了细胞的溶解。

尿细胞学结果的解释存在病理医生个体差异。检查结果也受收集到的细胞数量、共存的泌尿系统感染、结石或膀胱灌注等因素影响。但有经验的病理医生的尿细胞学检查结果特异性可以超过 90%。

尿细胞学检查在膀胱肿瘤诊断和随访中有重要作用。尿液或膀胱冲洗液细胞学检查发现恶性肿瘤细胞表明在患者泌尿系统有可能存在高级别尿路上皮肿瘤，从肾小盏到尿道口的任何部位都有可能。

尿病理检查的局限性在于分化较好的尿路上皮癌细胞和正常的上皮细胞在镜下很难区分开来。分化良好的尿路上皮肿瘤细胞相互粘连紧密，不容易脱落到尿液中，使检查结果表现为阴性。因此尿病理检查对于高级别的膀胱肿瘤或者原位癌有较高的敏感度，而在低级别的肿瘤中敏感度较低。因而在高级别肿瘤和原位癌的诊断中有较高的应用价值。但尿细胞学检查阴性并不意味着不存在低级别肿瘤。即使在高级别肿瘤中，尿细胞学的假阴性率也在

22%左右。尿细胞学的假阳性率在1%~12%，通常都是由于尿路上皮的不典型增生、炎症或者放化疗后的上皮改变。这种情况通常在治疗后数月出现，可以维持到停止治疗后超过一年。尽管如此，只要是可以确定的以及高度怀疑的都被认定为阳性。使用一种高特异性的标记物十分重要，因为这样可以防止不必要的辅助诊断性检查。尿细胞学检查就是一个很好的例子。

尽管对于高级别肿瘤和原位癌它具有高的特异性（通常超过90%）和敏感度（大于60%）。但除非在高危人群中进行筛查，否则尿细胞学检查并不能取得很好的成本效益性。

由于膀胱冲洗液中比尿液中含有更多数量的尿路上皮细胞，因此在尿细胞学检查中应用冲洗液更有意义。有研究认为一次冲洗液尿细胞学检查的敏感度和三次的尿液检查相当。然而另有研究显示，应用硬性膀胱镜进行检查并冲洗膀胱，检查后患者尿路刺激症状较重。应用软性膀胱镜可以减少尿路刺激症状，但同样进行冲洗收集到的上皮细胞数量会较应用硬性膀胱镜少的多。Tauber的研究表明，患者膀胱内灌注5-氨基乙酰丙酸溶液后进行荧光膀胱镜冲洗和冲洗液收集。通过硬性膀胱镜收集的冲洗液进行离心后在390~430nm波长的蓝光下检查以使之发出荧光。恶性上皮细胞发出红色的荧光，从而使白光下镜检（染色并固定后）的阳性率从79%提高到86%。对于分化较好的尿路上皮癌荧光法较之传统方法的敏感性从53%提高到82%。这种技术尽管前途光明，但是也有些缺点，其中就包括恶性细胞中的荧光物质会很快褪色，这就要求相对更快地进行检查；因为核仁没有进行染色所以不能进行观察；5-氨基乙酰丙酸是亚铁血红素的前体，其合成与线粒体相关，因此会富集在细胞质中。这样，同样的病理涂片不能进行传统的细胞核异型性的检查，需要再单独制作标准染色的细胞涂片。

（二）流式细胞分析

流式细胞分析可以测量核仁被嗜DNA的荧光染色剂染色细胞的DNA含量，这样就可以测算出细胞的非整倍体数量以及肿瘤的增殖活性（通过测算S期细胞的百分比），含有二倍体DNA的肿瘤倾向于低度恶性和较低分期，此类患者有较好的预后；而含有三倍体到四倍体染色体的患者有较差的病理学特点和相对较差的预后。那些含有四倍体染色体的患者较之三倍体到四倍体者有较好的预后而较二倍体者预后要差。

流式细胞分析可以同时测定多个参数，例如，将细胞进行DNA和细胞角蛋白的染色，流式细胞仪可以设置成只测量那些细胞角蛋白染色阳性细胞的DNA含量。这种多参数测量的方法可以显著的提高流式细胞检测的精确性。多参数测量可以精确地测量标本中某种特殊类型细胞的增殖程度，从而避免了非肿瘤细胞例如白细胞的干扰。研究也证实这种方法对于判断预后的意义要优于单独进行DNA含量测量和抗体的表达的测量。此外，一些相类似的多参数的方法也被应用到这个领域。

然而，流式细胞分析并不比传统的尿细胞学检查更有临床意义。原因是非整倍体DNA含量是高级别肿瘤的常见特性，因此，流式细胞分析在膀胱原位癌或者高级别肿瘤患者中准确性较高，其准确性可达80%~90%。而低分级浅表的肿瘤通常是二倍体DNA含量，容易出现假阴性的结果。目前来讲流式细胞分析在膀胱恶性肿瘤的诊断中并不能替代传统的尿细胞学检查。

（三）细胞显像分析

定量荧光显像分析技术是一种对显微镜载物片上涂片细胞进行定量DMA测量和分析的

细胞学技术。这种技术将定量的生化分析和更直观的单独少量细胞的可视评价结合了起来。这种技术应用一种计算机控制的荧光显微镜，它可以自动扫描并显像载物片上每个细胞的细胞核，计算机可以定量计数每个细胞发出的荧光量，直接反映核酸的量并确定出每个细胞含有异常 DNA 的数量。这样，病理医生就可以将注意力集中在那些已经被自动筛选出来的异常细胞上并进行形态学评价。因为可以对单独少量的细胞检测并进行显像分析，应用这种技术相对于流式细胞分析技术就更容易对尿沉渣涂片标本进行检查，因为后者往往需要大量的细胞才能进行分析。

当然，也可以应用多参数显像分析技术。将不同的肿瘤标记物标记上单克隆抗体并结合荧光 DNA 染色技术进行细胞显像分析能够增加膀胱肿瘤诊断和检测治疗反映的特异性。这种技术比标准的细胞病理学和流式细胞分析对于低度恶性的膀胱肿瘤检出率敏感性增加，而不降低特异性。除此之外，细胞显像分析还可以应用荧光标记的 DNA 探针显现感兴趣的特定染色体，如果结合原位杂交技术还能够有效地明确有否 7 号染色体中心区的三体型、9 号染色体的不同区带的丢失和 17 号染色体长臂的缺失。

（四）膀胱肿瘤的生物学标记物

尿细胞学和尿道膀胱镜在诊断膀胱肿瘤中的缺陷使得我们去寻找其他无创的诊断方法。另外，对进行膀胱肿瘤筛查的需求也促使我们发展应用生物学标记物。

一个可靠的标记物应该是在膀胱肿瘤的诊断和随访中可以替代尿道膀胱镜或对其起到补充作用。理想的膀胱肿瘤生物标记物应有高的敏感度和特异性，不受研究者影响并且容易操作，临床操作数分钟就可以得到结果。

其实早在寻找膀胱肿瘤标记物之前就有利用尿液监测糖尿病在临床的应用。随着医学科学的进步，在过去的十年中，我们发现并评价了许多新的膀胱肿瘤诊断和随访相关生物学标记物。

核基质蛋白 22（NMP22）是一个重要的有丝分裂调节核基质蛋白。肿瘤细胞中核有丝分裂活动增加后，NMP22 自细胞中释放出来并可测量其水平。由英国的英维利斯（Inverness）医疗器械有限公司开发的 NMP22 快速检测实验板，只需 4 滴新鲜尿液，30 分钟出结果，NMP22 抗原水平 ≥10U/ml 显示阳性结果。此方法对膀胱癌的诊断特异性为 85% ~ 95%，敏感性为 70% ~ 85%。NMP22 也可以改善复发肿瘤的诊断率，敏感度和特异性分别为 49.5% 和 87.3%。联合 NMP22 和尿道膀胱镜可以发现 99% 的肿瘤，而单独应用尿道膀胱镜只能发现 91.3% 的肿瘤。将荧光膀胱镜技术作为金标准，NMP22 的敏感度和特异性分别为 65% 和 40%，而同时的尿细胞学检查结果分别为 44% 和 78%。总体来看，NMP22 容易操作，其敏感度较尿细胞学检查好，特异性也在可接受范围。另外 NMP22 对低级别膀胱肿瘤也敏感并且不受 BCG 治疗的影响。在临床实践中结合膀胱镜检查能够提高膀胱肿瘤的诊断率。

BTA - TRAK 和 BTA - Stat（Alidex Inc，Redmond，WA，USA）是膀胱肿瘤抗原试剂盒。它们都是用来测定尿液中补体因子 H 相关蛋白。BTA - stat 是一个临床用免疫试剂盒，它可以在数分钟内取得结果。BTA - TRAK 是一个量化的试验，必须在实验室中完成。文献显示其敏感度稍高于尿细胞学，但特异性却低很多。BTA - Stat 的中位敏感度是 70%，中位特异性是 75%。BT - TRAK 的中位敏感度是 69%，中位特异性是 65%。在伴有感染和血尿的患者中也会出现假阳性结果。由于其特异性较低和假阳性结果，BTA - TRAK 和 BT - Stat 的临床应用价值有限。

荧光原位杂交技术（FISH）主要是利用膀胱肿瘤中发生的染色体异常来检测膀胱肿瘤。应用 FISH 技术可以在脱落的膀胱细胞中探测到染色体的异常。FISH 的敏感度为 69% ~ 87%。在低分级和低分期膀胱肿瘤中，FISH 的敏感度较低而且一致性较差，分别为 36% ~ 57% 和 62% ~ 65%。但是 FISH 在高级别和高分期膀胱肿瘤中有较高的敏感度（83% ~ 97%）。FISH 对原位癌的探测率几乎达到了 100%。FISH 的特异性与尿细胞学相近，达到 89% ~ 96%。另有学者指出，无论分级和分期，FISH 在膀胱肿瘤的随访中的价值超过尿细胞学。比如在原位癌的诊断中，尿细胞学的探测率为 67%，而 FISH 的探测率为 100%。FISH 潜在的优势是可以探测到潜在的，不为尿道膀胱镜发现的疾病。阳性的 FISH 结果显示尿路上皮细胞癌变，或不稳定的尿路上皮。一个 FISH 的假阳性结果可以预测 3 ~ 12 个月 41% ~ 89% 的患者会发生膀胱肿瘤复发。FISH 的另一个优势是它不会受到 BCG 治疗的影响。缺点是这种方法需要较多的劳动力和较长的学习曲线，而且费用较高，目前临床的应用依然较少。目前已经有商业化的试剂盒如 UroVysion™ 膀胱肿瘤试剂盒（Vysis Inc，Downers Grove，IL，USA）。这种试剂盒可以探测第 3、7 和 17 号染色体以及特异位点如 9p21。

Karam 研究了凋亡生物标记物 Bcl - 2、caspase - 3、p53 和存活素与膀胱全切患者肿瘤学治疗结果的关系。平均随访 36.9 个月。他们发现，每一个标记物表达的改变均会与增加的肿瘤复发率（P≤0.029）和膀胱癌特异性死亡率有联系（P≤0.001）。4 个标记物都发生改变与更高的肿瘤复发率和更差的膀胱癌特异性存活率有联系。在接受膀胱癌根治术后，评估患者凋亡标记物状态和发生改变的标记物数量可以提供预后相关的信息并协助区分那些能够从辅助治疗中获益的患者。

微卫星分析：微卫星是存在于人类基因组中的高多态、短小、串联 DNA 重复序列。有 2 种类型的微卫星可以在许多肿瘤中发现：一个位点缺失的失杂合性（LOH）和微随体重复长度的改变。在膀胱肿瘤中，最常见的突变是 LOH。微卫星改变可以通过 PCR 应用特殊 DNA 探针探测到。微卫星在膀胱肿瘤诊断中总体的敏感度和特异性分别为 72% ~ 97% 和 80% ~ 100%。与普通的尿细胞学相比，微卫星分析可以像探测高分级和高分期膀胱肿瘤一样准确地探测低分级和低分期肿瘤。Frigerio 等应用尿细胞学和 LOH 分析取得了诊断原发肿瘤的高敏感度并且应用检测尿液能够探测到所有的复发病例。对分级为 1 ~ 2 的膀胱肿瘤其敏感度为 72%，对分级为 3 的肿瘤其敏感度为 96%。因而微卫星分析总的敏感度和特异性很好，但这个分析较为复杂并且昂贵，尚未在临床开展应用。

免疫细胞学建立在应用探测肿瘤相关的抗尿路上皮肿瘤细胞上抗原的单克隆抗体。首先在 3 个荧光标记的抗体上标记黏蛋白样蛋白和大分子重量的癌胚抗原，然后在荧光显微镜下进行检测。敏感度为 38.5% ~ 100%。商业化的 Immuno - Cyt（Bostwick Labs）显示特异性为 73% ~ 84.2%。一项前瞻性研究显示其敏感度分别为分级 1 肿瘤 79.3%，分级 2 肿瘤 84.1% 和分级 3 肿瘤 92.1%，总体特异性为 72.5%。总体来讲免疫细胞学的敏感度是好的，但与常规的尿细胞学检查相比，在特异性方面并没有优势。

端粒是为保护基因在复制过程中的稳定性而存在于染色体末端的重复序列。在细胞的每一次分裂过程中都会出现端粒的丢失导致染色体不稳定和细胞衰老。膀胱肿瘤表达在每次 DNA 复制过程中在 DMA 末端再生端粒的端粒酶，从而使细胞永生化。确定端粒酶活性需要应用 PCR 技术。总的端粒酶试剂盒特异性和敏感度分别为 60% ~ 70% 和 70% ~ 100%。但是结果可能会受到感染和年龄的影响，因而不是探测膀胱肿瘤的最好标记物。

尽管上述的生物标记物相对于尿细胞学检查有较高的敏感度，但特异性均较低。NMP22是一个敏感度较好，容易操作的标记物。BTA - stat 也可以在临床直接应用，但并不比尿细胞学更好。其他一些标记物需要高劳动强度并且昂贵。端粒酶和 BTA - TRAK 容易受到良性疾病的干扰。现阶段的生物学标记物临床应用前景光明，但依然需要大规模临床研究验证。目前为止没有一个标记物可以指导我们的随访或降低尿道膀胱镜的使用。

三、影像学诊断

（一）影像学检查在临床诊断、分期中的作用

1. 超声检查　超声检查越来越频繁地被应用在泌尿道检查中。这主要是高敏探头的开发和应用提高了上尿路和膀胱的图像质量并且避免了造影剂的使用。经腹超声检查可以探测膀胱内的占位，也可以探测肾脏肿瘤和肾积水。

超声检查可以通过三种途径对膀胱进行检查：经腹腔、经直肠和经尿道。尽管经尿道超声检查可以提供清晰的膀胱图像和较准确的分期，但需要麻醉，临床应用并不便利和检查后患者并发尿道刺激症状等问题使这种技术的应用并不广泛。经直肠途径超声检查可以较清晰显示膀胱三角区、膀胱颈和前列腺。但该项技术需要特殊探头，检查者也需要接受特别培训。因此目前检查膀胱的最常用途径依然是经腹途径。

超声检查在确定临床分期中有一定的价值。与病理分期相比，超声检查对非肌层浸润性膀胱肿瘤的临床分期准确率为 94% ~ 100%，对肌层浸润性膀胱肿瘤的临床分期准确率为 63% ~ 96.8%。

有学者提出，在诊断过程中，腹平片联合超声检查可以获得与静脉肾盂造影一样准确的结果，从而避免了使用造影剂带来的风险。但这一观点在国内并没有被《中国泌尿外科疾病诊断治疗指南》所接受和提倡。

2. 静脉尿路造影　应用静脉尿路造影（IVU）也许可以探测到膀胱内大的充盈缺损。这项技术也被应用在检查评估上尿路的充盈缺损和肾积水。而肾积水可能表明有输尿管肿瘤的存在。

现在许多医疗机构已经用 CT 泌尿系造影术（CTU）替代了传统的 IVU。

3. 计算机断层扫描（CT）　随着多排螺旋 CT 的应用，CT 的分辨率进一步提高，可以发现直径 1 ~ 5mm 的膀胱肿瘤。在膀胱肿瘤的诊断中，CT 尿路造影的总体敏感度、特异性、准确率、阳性预测值和阴性预测值为 79%、94%、91%、75% 和 95%，而膀胱镜分别为 95%、92%、93%、72% 和 99%。对于原位癌 CT 的可靠性仍然不高。但对于不适合接受膀胱镜检查的患者，CT 检查依然是一个很好的选择。

另外目前尚处于研究阶段的 CT 仿真膀胱镜技术有可能在将来代替膀胱镜检查。CT 仿真膀胱镜技术是将膀胱内尿液排空，然后将膀胱充气使其充盈并接受 CT 扫描。扫描结束后进行膀胱图像的三维重建与分析。一项研究显示，CT 仿真膀胱镜技术的准确率为 96%，并能够准确识别 0.3 ~ 9.7cm 膀胱肿瘤。尽管不能完全替代膀胱镜，CT 仿真膀胱镜技术将是膀胱镜检查的良好补充。

CT 除了能评估原发肿瘤的侵犯程度协助临床分期，还能发现盆腔和主动脉旁的淋巴结是否存在转移以及内脏是否有转移。但不能区分肿大淋巴结是炎症还是转移，不能准确区分

肿瘤是局限于膀胱壁还是已经侵犯到膀胱外。

为了准确评估侵犯深度，CT 检查应该在 TUR 前进行。造影剂增强的 CT 能提高分期的准确性。研究没有完全确定螺旋 CT 能进一步提高分期准确性，但是初步的研究结果提示它会带来更多益处。虽然有些作者对使用 CT 评估膀胱癌局部分期的实用性提出了质疑，但是 CT 扫描在局部和转移肿瘤的评估上无疑要比体格检查敏感性高。另外，因为对于肌层浸润性膀胱肿瘤的治疗创伤很大，在做这些治疗前行 CT 检查要更谨慎一些。

需要注意的是，CT 的射线照射量比 IVU 要高许多，在应用时需要斟酌。

4. 磁共振成像（MRI） MRI 并不比 CT 更有帮助。除了极少情况，传统的 MRI 对于盆腔和腹部的解剖分辨率不如 CT。双面的线圈可以比常规的线圈提供更准确的膀胱癌分期信息。MRI 可以提供多截面的影像，理论上可以更好地显示解剖关系。软组织对比可以用顺磁性试剂增强，如钆 – 二亚乙基三胺 – 戊乙酸的酸式络合物（Gd – DTPA）和含铁的试剂。实际上，Barentsz（1999）报道了一宗研究，他使用这些试剂检查肌层浸润性膀胱癌患者。这些患者最终进行了手术并得到确切分期，他发现三维 MRI 检查淋巴结转移有 75% 的敏感性和 96% 的特异性。用这种方法发现的可疑淋巴结也能通过经皮穿刺活检确认。含有的强磁性材料 MRI 在检测前列腺癌的淋巴结转移方面有很好的结果，而应用在膀胱癌的检查中可能也会有同等的结果。好的手术前分期不单能帮助挑选必须行新辅助化疗的患者，还能帮助外科医生尽可能地清扫淋巴结。MRI 波谱成像可能提供不同组织的信息，但是目前对膀胱癌还没有这种可能。

MRI 对于晚期肿瘤有更高的准确性。因为比 CT 更加敏感，甚至是在确定有无骨转移上比放射性骨扫描更敏感，MRI 变得特别有用。因此，如果有临床症状，CT 或双合诊发现盆腔转移，或者骨扫描提示有骨转移，应该行 MRI 检查。

（二）影像学对上尿路的检查作用

静脉肾盂造影（IVU）被用来检查上尿路充盈缺损或肾积水。肾积水也可能提示输尿管肿瘤。是否应该常规为膀胱肿瘤患者实施 IVU 有许多争议。有证据显示 IVU 有意义的发现率较低。Palou 等研究了 1 529 例初次诊断的浅表性膀胱癌患者。这些患者均接受了 IVU 检查以了解上尿路的状况。结果只发现 28（1.8%）例患者同时伴有上尿路肿瘤。只发现伴发的上尿路肿瘤与膀胱三角区肿瘤和多发肿瘤有关。三角区肿瘤和多发肿瘤伴发上尿路肿瘤的百分率分别为 41.4% 和 69%。膀胱三角区肿瘤伴发上尿路肿瘤的百分率是 7.5%。经腹 B 超可以检查肾肿瘤，探测肾积水和膀胱内占位。与腹部平片结合，经腹 B 超在诊断血尿原因方面可以和 IVU 一样准确。

四、膀胱镜检查

（一）膀胱镜检查

尿道膀胱镜检查可以用硬性膀胱镜也可以用软性膀胱镜进行。

1. 硬性膀胱镜 硬性膀胱镜的优势包括有：相对于软性膀胱镜的光纤传导通路，硬镜使用棒状的透镜系统有更好的视野；较大的操作通道可供泌尿科医生进出辅助性器械从而实现更多的功能；更大的进水通道使得视野更为清晰；容易操作并保持检查中的方向感。

尿道膀胱镜的型号通常沿用法式单位，指用毫米表示的膀胱镜外鞘的周长。从儿科应用的 F8 到 F12 和成人应用的 F16 到 F25 等各种型号。

现代的尿道膀胱镜包括镜鞘、闭孔器、操作桥以及镜芯。镜芯的透镜沿纵轴排列，镜芯外附操作桥走行于鞘内，操作桥可以使镜芯和工作通道共同通过而且使辅助器械可以通过工作通道进入膀胱。通过鞘置入的偏折系统安装在桥的操作件上用来控制通过工作通道的导管发生偏折。灌注液体通过鞘进入膀胱，光纤传导的光源连接在镜芯上。闭孔器可以放入鞘内形成一个光滑而圆钝的尖端以利于膀胱镜的置入。有的闭孔器可以通过镜芯（可视闭孔器），通过它就可以直视下放入膀胱镜。

镜芯包括照明系统和成像系统，现代镜芯均采用光纤传导照明和棒状透镜成像系统，远端的物镜收集影像反射回的光线并将影像经透镜系统传导回目镜。镜芯也是在膀胱尿道检查中提供不同观察角度的决定部件，例如 0 度镜观察正前方的影像，通常用于尿道的观察；30 度镜用于观察底部以及前侧壁最佳，而 70 度和 90 度镜适合观察前壁。还有一种逆行性内镜可以提供大于 90 度的视野用来观察膀胱前壁靠近颈部的区域。

2. 软性膀胱镜　软性膀胱镜检查可以在门诊检查中应用并成为膀胱镜检查的金标准在欧美国家广泛应用。朱刚等的研究显示，在局部麻醉下对男性门诊患者进行软性膀胱镜和硬性膀胱镜检查，软性膀胱镜在患者的疼痛控制方面有更大的优势。检查过程中，软性膀胱镜的平均疼痛评分为 1.86/10 分，而硬性膀胱镜的平均疼痛评分为 3.87/10 分。而且接受软性膀胱镜检查 15 分钟后患者较接受硬性膀胱镜疼痛恢复更快。

软性膀胱镜的优点包括：检查中和检查后患者疼痛减轻，更为舒适；患者在更舒适的仰卧位进行膀胱镜检；即使在膀胱颈部明显抬高的情况下进出器械仍然很容易；因为软镜前端的可弯曲性，几乎可以观察到膀胱内的任何位置。

软性尿道膀胱镜由用来照明和成像的光导纤维束包裹在可弯曲的同心轴内构成。同心轴有灌注通道和用来进出辅助器械的工作通道，软镜的前端可弯曲的角度在 180°～220°，弯曲程度通过在目镜附近的拇指控制开关完成。现在已经有全数字的软性膀胱镜，由于不使用光纤而消除了成像中细微的蜂巢栅格现象。

无论是硬性膀胱镜还是软性膀胱镜的图像都可以通过一个视频摄像头转接到监视器上观看。现代的视频摄像头将内镜下影像传导到视频录制系统以利于保存和回顾检查过程。视频膀胱镜系统包括内镜、视频摄像头和控制器、光源、电视监视器和视频录制装置。通过视频膀胱镜系统，医生完全可以通过电视监视器的图像反馈而不是通过目镜图像来操作内镜。其优点是：减少接触患者的体液；对检查过程进行记录；方便用电视监视系统进行教学；在操作时对患者进行教育。

由于软性膀胱镜在检查患者过程中和之后的疼痛控制方面的优良表现和检查过程中的无盲区等优点，在西方发达国家的门诊无麻醉膀胱镜检查中，软性膀胱镜已经完全替代了硬性膀胱镜。而国内由于软性膀胱镜价格较高及保存和维护相对困难，依然在大量使用硬性膀胱镜。但应用软性膀胱镜进行膀胱镜检查应该是临床发展的趋势。

3. 荧光膀胱镜　荧光膀胱镜技术也被称为光动力学诊断（PDD），在现代膀胱肿瘤的临床诊断中起到重要的作用。

应用白光进行膀胱镜检查和 TUR 可以看到外生型膀胱肿瘤，但一些偏平生长的肿瘤如膀胱原位癌或小的肿瘤可能会被遗漏掉。在膀胱内注射光敏剂如 5－氨基乙酰丙酸（5－ALA）孵育 1～2 个小时后再用荧光膀胱镜进行检查，称为荧光膀胱镜检查。

它的主要原理是 PPD 技术通过引入光动力学过程，造成肿瘤细胞选择性释放荧光，从而增强了恶性肿瘤和正常组织的视觉反差，提高膀胱肿瘤的检出率。膀胱组织灌注 5 - 氨基乙酰丙酸（5 - ALA）或其衍生物如 hex aminolevulinate（HAL）对肿瘤细胞进行光增敏。HAL 是 ALA 的酯化物，它的溶解性更好，产生光敏卟啉（PAP）能力更强，比 ALA 的生物药效率和稳定性都好。应用 HAL 显著降低了孵育时间，提高了 PAP 组织的荧光分布一致性。HAL 和 ALA 制剂是药物前体，它们本身不会发光，但可以启动一系列生物化学反应导致一个一过性原卟啉IX/光敏卟啉（PpIX/PAPs）的显著累积。由于肿瘤组织中细胞酶的异常，PpIX/PAPs 累积优先发生在恶性或癌前组织细胞中，而不是正常组织细胞中。在膀胱镜检查前 1~3 小时灌注 3% 5 - 氨基乙酰丙酸溶液，当膀胱壁被蓝色光线（380~470nm）照射后，肿瘤细胞中的 PpIX/PAPs 就会放射出红色荧光（693nm），而正常膀胱壁组织为蓝绿色。正常组织和恶性肿瘤组织的图像可以通过影像系统获得。由于 ALA 和 HAL 通过膀胱灌注进行，只是应用在局部表面组织，发生全身系统性风险较小。

一项多中心研究显示，52 例浅表性膀胱癌患者接受普通膀胱镜和 HAL 荧光膀胱镜检查。患者先接受普通膀胱镜检查，然后转为 HAL 荧光膀胱镜检查并对可疑区域进行活检。HAL 荧光膀胱镜发现了 43 例，白光膀胱镜发现了 33 例。10 例患者普通膀胱镜没有发现膀胱原位癌被 HAL 荧光膀胱镜发现。11 例外生型肿瘤只被 HAL 荧光膀胱镜发现。HAL 荧光膀胱镜与普通膀胱镜相比，敏感度为 96% 比 73%，肿瘤检出率为 76% 比 46%，特异性为 79% 比 93%。与普通膀胱镜相比，HAL 荧光膀胱镜不仅外生型肿瘤检出率高，同时还提高了原位癌的检出率。一项美国的多中心研究进一步证实了 HAL 荧光膀胱镜的效率。这项研究中有，311 例患者接受了普通膀胱镜和 HAL 荧光膀胱镜检查和活检。在 196 例患者中，Ta 肿瘤的发现率为 55.1%，其中 6 例只被 HAL 荧光膀胱镜发现。总体上发现了 218 个肿瘤，其中 207 例是被 HAL 荧光膀胱镜发现，181 例是被普通膀胱镜发现（95% vs 83%）。在发现的 113 例原位癌中，104（92%）例被 HAL 荧光膀胱镜发现，77（68%）例被普通膀胱镜发现。

有 9.4% 的 Ta 和 T_1 肿瘤同时存在原位癌。而同时存在原位癌被认为是肿瘤进展的不良预测因子。荧光膀胱镜增加了膀胱肿瘤中存在原位癌的诊断率。这也许会改善这群患者的治疗策略。

荧光膀胱镜的缺点是其特异性较低，为 35%~66%。应用荧光膀胱镜结合光学内聚断层技术（OCT），在 66 例患者中发现了 232 个肿瘤，接受普通膀胱镜，荧光膀胱镜然后是 OCT 扫描和活检。另外对 132 个正常表现尿路上皮也采用同样的检查方法。就一个肿瘤来讲，敏感度和特异性分别为，普通膀胱镜 69.3% 和 83.7%，荧光膀胱镜为 97.5% 和 78.6%，荧光膀胱镜结合 OCT 为 97.5% 和 97.9%。总体讲，发现 58 例尿路细胞肿瘤患者，敏感度分别为普通膀胱镜 89.7%，荧光膀胱镜和荧光膀胱镜结合 OCT 均为 100%。就每位患者来讲，特异性分别为荧光膀胱镜 62.5%，普通膀胱镜和荧光膀胱镜结合 OCT 87.5%。因而荧光膀胱镜结合 OCT 可以显著增加荧光膀胱镜的特异性。另外由于手术瘢痕，感染等产生的假阳性结果和由于非典型增生导致的假阳性结果判定都是需要进一步研究的方面。

有临床研究显示应用荧光膀胱镜辅助的 TURB 可以改善术后的无肿瘤复发存活。他们的前瞻性随机研究发现，应用普通膀胱镜 TUR 的残余肿瘤率为 25.2%，而应用荧光膀胱镜辅助的 TUR 的残余肿瘤率为 4.5%。无复发存活率在第 2、4、6 和 8 年分别为：普通膀胱镜为 73%、64%、54% 和 45%；荧光膀胱镜为 88%、84%、79% 和 71%。提示 5 - ALA 介导的荧光膀胱镜 TUR 在残余肿瘤率和无复发存活率方面显著优于传统白光膀胱镜 TUR。

总体上 HAL 荧光膀胱镜改善了膀胱肿瘤的发现率，特别是膀胱原位癌的发现率。结合一些新的技术如 OCT 可以提高其特异性。尽管荧光膀胱镜技术显示出了良好的临床应用前景，现实的问题是应用该技术会增加许多额外的成本。这也是我们必须要考虑的。

4. 窄谱成像技术（NBI） 窄谱成像技术结合电子软膀胱镜（NBI 膀胱镜）在膀胱肿瘤早期诊断中有较高的应用价值。与普通白光成像膀胱镜相比，NBI 膀胱镜的应用能更清晰显示肿瘤组织与正常膀胱黏膜的边界，还能够很容易的检测出膀胱黏膜的小溃疡和血管新生现象。从而提高早期膀胱肿瘤及癌前病变的诊出率，降低漏诊率。研究认为，NBI 结合软性膀胱镜技术能够显著提高初发和复发肿瘤的检出率。特别是对于进行了卡介苗膀胱内灌注后随访的患者，由于黏膜的广泛充血，普通膀胱镜很难准确的诊断是否存在复发，而 NBI 膀胱镜在这类患者中显示出明显的优势。

（二）膀胱黏膜活检

膀胱肿瘤通常是多发的。Ta/T_1 期肿瘤又会伴有原位癌。由于原位癌通常呈扁平样，红色丝绒状生长，不易将其和膀胱炎症区分开来。有些原位癌在普通白光膀胱镜下甚至是看不到的。由于这些原因我们需要进行膀胱黏膜的活检。

由于低危膀胱肿瘤伴发原位癌的机会少于 2%，欧洲泌尿外科学会在其 2009 年膀胱肿瘤指南中指出，对于 Ta/T_1 肿瘤，一般不建议进行随机或有选择性活检。如果尿细胞学检查阳性或膀胱肿瘤为非外生乳头状肿瘤，就建议对看似正常的黏膜进行活检。膀胱原位癌在膀胱镜检查时很难和膀胱内炎症区分开来，在一些患者甚至是看不见的。如果尿细胞学阳性，就需要对那些看似正常的膀胱黏膜进行选择性或随机活检以发现潜在的膀胱原位癌。如果尿细胞学阴性，一般就不建议进行随机活检。标记活检位置后分别送病理检查。活检可以通过膀胱镜用活检钳获取，然后对活检过的膀胱壁用电凝止血。

有报道 Ta/T_1 肿瘤伴发前列腺尿道和前列腺导管受侵犯。如果膀胱肿瘤位于膀胱三角区或膀胱颈部，伴有原位癌、多发肿瘤，这种可能性就更大。对于这些患者应该考虑进行前列腺尿道的活检。

与普通膀胱镜相比，由荧光引导的膀胱活检和肿瘤切除在诊断恶性肿瘤，特别是膀胱原位癌方面显著提高敏感度。

五、膀胱癌分期

因为肿瘤分期对于制订治疗策略至关重要，膀胱癌的准确分期是十分重要和必要的。

（一）分期方法

1. 表浅性肿瘤与浸润性肿瘤 基于肿瘤分期的治疗首先要了解肿瘤是否是肌层浸润性的。如果肿瘤是表浅的，其他更进一步的分期诊断方法如骨扫描、CT（如果在初发血尿时没有检查）等常规不被推荐，因为表浅性肿瘤的转移很罕见。

病理医生对手术后送检标本的报告应该包括肿瘤的分级、侵犯膀胱壁的深度和标本中是否带有黏膜下固有层和肌层。不同的病理科医生判断肿瘤分级和浸润程度时会出现差异。出现差异的原因之一是膀胱黏膜固有层的黏膜肌层中的平滑肌纤维与逼尿肌易混淆。另外，在很少见的情况下，在黏膜固有层中会找到脂肪组织，这会使判断更加困难。

另外一个需要确定的是浸润性肿瘤是否穿透了膀胱壁。绝大部分情况下，这是不能只通过经尿道切除来确定的。也有人尝试将肿瘤浸润深度与肿瘤分期相关联。但是，虽然经尿道切除的标本中浸润深度超过 4mm 的肿瘤在膀胱切除后发现膀胱外侵犯的可能性要显著高于低于 4mm 的肿瘤，仍然有超过 40% 的有膀胱外侵犯的患者侵及肌层的深度小于 4mm。还有，浸润深度不能区分浅肌层浸润和深肌层浸润，也不能区分很局限的膀胱外侵犯和广泛的膀胱外侵犯。因此，我们并不知道这种方法的价值，单独的或是同其他方法联合。在这种情况下双合诊有一定帮助，尤其是如果在肿瘤切除后双合诊仍能触及肿块，应考虑有膀胱外侵犯。体型和性别显著影响双合诊的准确性。

Koraitim（1995）发现在 TUR 之前和结束时用经尿道的超声检查能帮助鉴别表浅的肿瘤和侵及深肌层及膀胱外的肿瘤。他们使用的是 5.5MHz 的探头和 60 度、90 度及 120 度的换能器。据作者报道，这种方法鉴别肌层浸润和表浅性膀胱癌有 100% 的敏感性和 98% 的特异性。鉴别浅肌层浸润和深肌层浸润有 90% 的准确性，对于区别局限于膀胱的肿瘤和侵犯膀胱外的肿瘤有 70% 的阳性预测值。这种准确性要远比其他已知方法高，但我们还需等待这种技术被进一步认可。

2. 局限性肿瘤和局部进展或转移的肿瘤　基于分期的治疗决策第二步要确定浸润性肿瘤患者是否能在积极的有潜在治愈可能的治疗中受益。为了这个目的，CT、超声和 MRI 被用来评价膀胱肿瘤局部的浸润程度。这些分期检查可以提供有价值的信息，但是，这些方法对是否存在显微镜下的肌层侵犯以及是否有微小的膀胱外扩散不能准确判断。另外，原发肿瘤 TUR 术后的改变还有放疗、化疗后的纤维化会为解读 CT、MRI 和超声的结果带来困难。

3. 正电子发射断层扫描（PET）　正电子发射断层扫描（PET）在评估其他影像学检查发现的肿物是否转移方面很有用处，有时也会发现它是否是原发肿瘤。目前 PET 对膀胱的成像是很受限的，因为现在用的显影剂氟脱氧葡萄糖（FDG）是通过尿液排出的，这使得局部肿瘤的诊断和评估几乎不可能。但是转移性病灶和膀胱区复发的肿瘤则例外。应用 FDG 的 PET 可以帮助确定在转移部位有可疑肿块的患者是否需要侵入性活检操作。和 MRI 或 CT 联合，PET 还可以引导活检。有人尝试将膀胱排空，在没有尿液的情况下再次成像。虽然这样提高了 PET 的成像能力，但是还不能用它来评估分期和肿瘤复发。

Treiber（2005）用另一种不在尿液中排出的放射性核素：C - 胆碱，作为 PET 的显影剂。据他们报道，检测原发浸润性膀胱肿瘤的敏感性与 CT 相似，但是 PET 发现了 25% 的患者有转移（38% 有阳性淋巴结），而在同一组病例中 CT 没有任何发现。但是，微转移灶仍不能被很好地检测出来。

4. 淋巴结清扫术　盆腔淋巴结清扫术是确定区域淋巴结侵犯最准确的方法。有些患者只有髂总动脉下的淋巴结转移，没有邻近器官的侵犯，他们可以通过盆腔淋巴结清扫术治愈。膀胱淋巴引流的初始区域是膀胱周围、闭孔肌、髂外和骶前淋巴结。膀胱周围淋巴结侵犯较其他淋巴结要少，如果要完整切除标本并清扫干净可能受侵的区域淋巴结就必须行标准的淋巴结切除术。但是，Bella 和同事发现膀胱周围淋巴结受侵包括或不包括盆腔淋巴结受侵比单独盆腔淋巴结受侵的预后要差。如果知道膀胱周围淋巴结受侵则提示需要行早期辅助化疗。髂总、腹股沟和主动脉、腔静脉淋巴结为远处淋巴结，是淋巴引流的第二站。但是髂总血管内侧淋巴结和骶前外侧淋巴结是有重叠的。CT 和 MRI 引导下肿大淋巴结细针穿刺活检可以用来确诊淋巴结转移。

标准的膀胱癌分期淋巴结清扫术包括切除从髂血管分叉稍上方到股管的淋巴结和从生殖股神经到膀胱侧韧带的淋巴结。一些临床医生曾常规地清扫更广泛的淋巴结区域，包括高达主动脉旁的淋巴结，但是这样做的好处并不肯定。最近的数据提示扩大的清扫可被耐受。淋巴结转移率同肿瘤的分期和分级相关，高分级、频繁复发，黏膜固有层受侵的肿瘤为50% ~ 10%，侵犯更深的肿瘤为40%。有些局限性淋巴结转移的患者可通过手术治愈，如果淋巴结发现受侵范围广，那么治疗措施会很不相同。除非并存有禁忌疾病，这样的患者都应做双侧淋巴结清扫和全膀胱或部分膀胱切除术。越来越多的数据显示全部或扩大的清扫联合或不联合化疗都会改善预后。另外淋巴结密度的概念（阳性淋巴结数/切除的淋巴结总数）在一些研究中也可提示预后。这使得做精细的扩大淋巴结清扫的益处更加令人信服。

5. 胸片和 CT　应在进行盆腔淋巴结清扫术之前完成排除远处转移的检查。发现肺部转移最敏感的检查方法是胸部 CT，但是 CT 经常发现小的无钙化的肺部病变，大多数都是肉芽肿。肺部病变的大小和其是转移的可能性有直接相关性。大部分无钙化的病变等于或超过 1cm 为转移（或是原发肺部肿瘤），因为普通胸片没有足够的分辨率发现小的肉芽肿，而只能发现直径大于 1cm 的病变，所以常规胸片检查比 CT 更常用于膀胱癌患者排除肺部转移的检查。

6. 骨扫描　骨扫描很少能在肝功能正常，尤其是碱性磷酸酶正常的患者中发现转移病灶。但是，骨扫描作为将来参考的基线很有意义。因此，浸润性膀胱癌检查肿瘤转移的方法包括胸片、腹部 – 盆腔 CT、骨扫描和肝功能检查。

（二）TNM 分期

临床分期、病理分期膀胱癌的分期指肿瘤浸润深度，淋巴结转移状况和远处转移状况。一般分为术前的临床分期和术后的病理分期。临床分期一般用 cTNM 表述，病理分期一般用 pTNM 表述。目前普遍采用的是国际抗癌协会（UICC）的 2002 年第 6 版 TNM 分期法。

膀胱癌可分为非肌层浸润性膀胱癌（包括 Tis、Ta 和 T_1）和肌层浸润性膀胱癌（T_2、T_3 和 T_4）。原位癌属于非肌层浸润性膀胱癌，但肿瘤分级一般属高级别尿路上皮癌，属于高度恶性的肿瘤。应将原位癌与 Ta/T_1 期膀胱癌加以区别。

非浸润性乳头状癌分类为 Ta 期，原位癌（扁平癌）分类为 Tis。侵犯膀胱黏膜下结缔组织的肿瘤为 T_1 期。浸润膀胱肌层的肿瘤，基于侵犯内侧半浅肌层或外侧半深肌层分别为 T_{2a} 或 T_{2b}。侵犯膀胱周围脂肪的肿瘤为 T_{3a}（显微镜下发现肿瘤侵犯）或 T_{3b}（肉眼可见肿瘤侵犯）。肿瘤侵及盆腔脏器，如前列腺、直肠、子宫或阴道，为 T_{4a}。侵及盆腔侧壁或腹壁为 T_{4b}。在 UICC 分期系统中，膀胱癌区域淋巴结划定为髂总动脉分叉下的盆腔淋巴结。偏侧并不影响 N 分期。N_1 为一个直径等于或小于 2cm 的淋巴结阳性。N_2 为 1 个大于 2cm 但小于 5cm 的淋巴结阳性或多发的小于 5cm 的淋巴结阳性。N_3 为阳性淋巴结直径大于 5cm。有远处转移被划分为 M_1，没有则为 M_0。如果患者的淋巴结或远处转移情况不明，分期分别表述为 Nx 或 Mx。

（三）TUR – BT 在分期中的作用

首次电切的目的是确定正确诊断并切除可见肿瘤。小于 1cm 的肿瘤可一次切除，但应该包括膀胱壁的部分组织。大的肿瘤应该分块切除，包括外生部分和其下方带有逼尿肌的膀胱壁，以及肿瘤边缘组织并分别送病理检查。尽量避免使用电凝以避免对下方组织的破坏，从而保证标本的完整性和病理检查结果的可靠性。

首次电切后可能会出现分期偏低。如首次电切确定为 Ta 或 T_1 的肿瘤，可能为更高的临床分期，发生了肌肉侵犯的膀胱肿瘤。由于有肌层侵犯和无肌层侵犯的治疗是完全不同的，正确的临床分期就十分重要了。另外首次电切会有 10% 的漏切率。而漏切肿瘤对术后复发是一个显著的危险因素。

如果考虑到第一次电切由于肿瘤较大，或多发性肿瘤存在而有术后肿瘤残留，或病理医生报告标本中无肌肉组织，首次电切报告为高级别非肌层浸润性膀胱癌或 T_1 期肿瘤，那么就应该进行二次电切。二次电切不只提高临床分期的正确性，同时增加无复发和无进展存活。切除部位应该包括第一次电切的位置。一般建议第一次电切后 2 ~ 4 周进行第二次电切。

第四节　非肌层浸润性膀胱癌的治疗

一、非肌层浸润性膀胱癌的危险性分级

非肌层浸润性膀胱癌（non muscle - invasive bladder cancer）或表浅性膀胱癌（superficial bladder cancer）占初发膀胱肿瘤的 70%。其中 Ta 占 70%、T_1 占 20%、Tis 占 10%。由于固有层内血管和淋巴管丰富，T_1 期肿瘤虽然与 Ta 期肿瘤都属于非肌层浸润性膀胱癌，但较 Ta 期更容易发生肿瘤扩散。

根据复发风险及预后的不同，《中国泌尿外科疾病诊断治疗指南》中将非肌层浸润性膀胱癌分为以下三组：①低危：初发、单发、Ta、G_1（低级别尿路上皮癌）（注：必须同时具备以上条件才是低危非肌层浸润性膀胱癌）。②高危：任何 T_1、G_3（高级别尿路上皮癌）、Tis。③中危：除以上两类的其他情况，包括多发、复发的 Ta、G_1（低级别尿路上皮癌）。非肌层浸润性膀胱癌的复发与进展与肿瘤数目，肿瘤大小，复发次数，肿瘤分期，肿瘤分级以及是否存在原位癌等因素密切相关，其中肿瘤数目对复发影响最大，其次的影响因素为肿瘤的复发频率，尤其是术后 3 个月时有无复发、肿瘤大小、肿瘤分级。而肿瘤的病理分级和肿瘤分期则与肿瘤进展关系最为密切。

欧洲膀胱癌诊断治疗指南则根据 EORTC 评分表的肿瘤评分，将非肌层浸润性膀胱尿路上皮癌进行低危、中危和高危分组。该系统根据肿瘤数目、大小、复发频率、分级、分期和有无伴发原位癌等因素分别对于肿瘤复发和肿瘤进展的影响给出不同的权重（分数），最终计算出总分。其中复发的总分为 0 ~ 17 分，进展的总分为 0 ~ 23 分。

二、非肌层浸润性膀胱癌的手术治疗

（一）经尿道膀胱肿瘤切除术

经尿道膀胱肿瘤切除（TUR - BT）术是临床诊断为非肌层浸润性膀胱癌的基本治疗方法，同时也是重要的诊断手段。肿瘤的确切病理分级、分期，都需要借助首次 TUR - BT 后的病理结果获得。非肌层浸润性膀胱癌的诊断更应该建立在 TUR - BT 术后病理诊断的基础上。

1. TUR - BT 的手术目的和要求　经尿道膀胱肿瘤切除术有两个目的：一是切除肉眼可

见的全部肿瘤，二是切除组织进行病理分级和分期。TUR - BT术应将肿瘤完全切除直至露出正常的膀胱壁肌层。对于直径小于1cm的肿瘤，可将肿瘤连带其基底的膀胱壁一起切除送病理检查；对于直径大于1cm的肿瘤，可先将肿瘤的表面部分切除，然后切除肿瘤的基底部分。肿瘤切除后，再进行基底部组织活检，以确定肿瘤基底是否已经侵犯肌层，便于病理分期和下一步治疗方案的确定。考虑到有原位癌存在的可能，当肿瘤较大时，建议切取肿瘤周边的膀胱黏膜送病理检查。肿瘤、基底、肿瘤周边组织要分别送病理检查。为了获得准确的病理结果，建议TUR时尽量避免对组织烧灼，以减少对标本组织结构的破坏，也可以使用活检钳，对肿瘤基底部以及周围黏膜进行活检，这样能够有效地保护标本组织不受损伤。

前壁与顶部的膀胱肿瘤切除时不易接近，此时膀胱内灌入的液体不要太多，同时可以用手压迫下腹部，使肿瘤靠近电切镜。当肿瘤位于膀胱颈部附近，特别是并发前列腺增生时，往往不易看到肿瘤的全貌，可以同时切除一部分膀胱颈或增生的前列腺腺体，以保证肿瘤切除的彻底性。切除输尿管口附近的肿瘤时应倍加小心，不能保留输尿管口时，可一并切除输尿管口，但应尽量使用电切，避免使用电凝，这样可以使输尿管口术后产生瘢痕狭窄的机会最小。同时，输尿管口的切除亦有产生术后输尿管反流的可能性，应予以密切观察，必要时进一步处理。

2. TUR - BT手术的并发症及其预防和处理　如下所述。

（1）术中出血与术后血尿：术中出血多由于肿瘤较大，盲目追求在肿瘤表面止血所致，应加快切除速度，在肿瘤切除彻底后于基底部充分止血。术后血尿则多因术中止血不彻底引起，TUR - BT术后应常规留置导尿管，充分引流膀胱，如切除创面较大或有出血可能时应行膀胱持续冲洗，轻度血尿较常见，一般不需其他特殊处理。若术后血尿严重，无好转趋势，必要时应再次行经尿道电凝止血。

（2）膀胱穿孔：发生率<5%，一般发生于膀胱内注入液体过多，膀胱壁变薄，切除过深以及突然发生闭孔神经反射时。手术中避免膀胱过度充盈，减少闭孔神经反射等技术手段可减少膀胱穿孔的发生。大部分的膀胱穿孔为腹膜外穿孔，一般无需特殊处理，相应延长导尿管的放置时间即可。当盆腔内溢出的液体过多时，可行耻骨后引流。而当肿瘤位于膀胱顶部时，可能发生腹膜内穿孔，且腹膜内穿孔很少自行愈合，一般需要开腹手术或腹腔镜手术进行修补。

（3）闭孔神经反射：切除侧壁肿瘤时，有时电流会刺激闭孔神经产生反射，表现为手术切除侧的下肢急剧内收、内旋。闭孔神经反射是造成膀胱穿孔的主要原因，对闭孔神经反射的防范意识对避免其带来严重后果至关重要，可采用局部穿刺闭孔神经阻滞或全身麻醉使用肌松药来减少闭孔神经反射。

3. 再次TUR - BT术　在TUR - BT手术过程中，肿瘤过大、患者情况不稳定、担心穿孔等因素有可能会使肿瘤切除不完全，但即使切除满意，仍有研究显示在术后6周内的再次TUR - BT术会发现26% ~83%的肿瘤残留可能，且有18% ~37%的高危肿瘤被分期过低。因此，再次TUR - BT术对于非肌层浸润性肿瘤同样有诊断和治疗的双重作用。目前多建议对于肿瘤切除不完全、切除标本内无肌层组织、T_1期及高级别肿瘤，在术后2 ~6周再次行TUR - BT术，以达到获得更准确的肿瘤病理分期和降低术后复发率的目的。

有研究报道，首次TUR病理分期错误发生率是9% ~49%，19.8%的非肌层浸润性膀胱癌再次 TUR - BT 后被证明是肌层浸润性膀胱癌，其中 Ta 和 Tis 期膀胱肿瘤有 24% 被证实是 T_1 期肿瘤，8% 是 T_2 期肿瘤；而 T_1 期肿瘤中有 27.6% 被证实是 T_2 期肿瘤。一项随机对照研究对行再次 TUR - BT 术加膀胱丝裂霉素灌注化疗与行单次 TUR - BT 术加膀胱丝裂霉素灌注化疗的新诊断 pT_1 期膀胱移行细胞癌患者的疾病复发率、进展率及总生存率进行了比较。共有 74 例患者接受了初次 TUR - BT 术后 2 到 6 周内再次 TUR - BT，68 例患者仅接受单次 TUR - BT 术，2 组均接受辅助 MMC 膀胱内灌注辅助化疗，未完全切除、Cis 或肌肉浸润的患者被排除出本研究。平均随访期为 31.5 个月，术后第 1、2、3 年的无复发存活率在再次 TUR - BT 组分别为 86.35%、77.67% 和 68.72%，而在单次 TUR - BT 组分别为 47.08%、42.31% 和 37.01%。两组的进展率分别为 4.05%（再次 TUR - BT 组）和 11.76%（单次 TUR - BT 组）。对于高级别肿瘤患者，行再次 TUR - BT 的收益尤为明显。此研究结果提示了未接受再次 TUR - BT 患者的高复发率可能是由初次 TUR - BT 后肿瘤残留率较高所引起的，且膀胱内灌注化疗并不能弥补切除的不充分。另有研究评估了 80 例新确诊的 pT_1 期膀胱尿路上皮癌患者中，再次进行经尿道膀胱肿瘤切除术的潜在获益。结果显示，27 例患者（33.8%）被确定有残余肿瘤。其中 7 例为 pTa 期、14 例为 pT_1 期、3 例为 pT_1 + pTis 期、3 例为 pT_2 期癌症。术前病理分级 G_1，G_2 与 G_3 级的患者中，残留肿瘤的检出率分别为 5.8%，38.2% 与 62.5%，存在残留肿瘤的风险与原有肿瘤的级别直接相关（p = 0.009）。

4. TUR - BT 时的活检　在行 TUR - BT 术切除可见肿瘤的同时，对其他可疑膀胱黏膜异常改变进行选择性活检非常重要，必要时采用冷活检会避免电灼对组织的破坏，增加病理诊断的可靠性。对于低危膀胱癌患者的正常膀胱黏膜，如低分级乳头状瘤或尿细胞学阴性时，不建议常规行随机活检，因为发现原位癌的可能性很低，一般不到 2%。而尿细胞学检查阳性一般意味着有高分级膀胱癌存在的可能，如果这时膀胱镜检没有发现明确的肿瘤或肿瘤表现为低危的乳头状肿瘤时，应考虑行随机活检或选择性活检，以明确是否有原位癌。文献报道，男性膀胱癌患者的前列腺部尿道和前列腺腺管会受到肿瘤的侵犯，尤其是当膀胱肿瘤位于膀胱三角区、颈部或有原位癌、多发性癌时，这种危险性会增大，应考虑行前列腺部尿道活检。前列腺尿道活检对拟施行原位新膀胱手术的患者尤为重要。

（二）经尿道膀胱肿瘤激光切除术

激光手术可以切割、凝固，也可以汽化，其疗效及复发率与经尿道手术相近，目前已有多种激光被广泛应用于泌尿科手术，在膀胱肿瘤的切除应用中，既往 Nd：YAG 激光的应用较多，现在随着激光技术的发展，近年来主要是钬激光（Ho：YAG 激光）、绿激光以及铥激光应用的报道。研究表明，应用激光来治疗非肌层浸润性膀胱癌是安全的，并可最大限度地降低肿瘤的浸润。Ho：YAG 激光是兼有切割和汽化功能的脉冲式激光，能量易被水吸收，使用相对安全，切割准确。有研究将应用 Ho：YAG 激光与 TUR - BT 术在治疗高危患者中的安全性、疗效、并发症发生率、手术后导尿管留置时间以及住院时间进行了比较，发现 Ho：YAG 激光与 TUR - BT 的有效性相当；应用 Ho：YAG 激光治疗的患者术后导尿管留置时间和住院时间较短，接受 Ho：YAG 激光治疗的患者手术并发症发生率低于 TUR - BT 治疗组患者。铥激光是一种新型的手术激光，可以选择脉冲或连续波模式，其有精准高效切割的特点。使用铥激光可以在肿瘤基底部进行切割，达到肿瘤包括膀胱壁的一并切除，且止血性能好。

激光切除的术前准备、术后处理以及并发症的预防与治疗与 TUR - BT 术基本相同。激光手术前特别是准备汽化切除肿瘤时需进行肿瘤活检以便进行病理诊断。激光手术对术中基底部的活检有困难，会影响肿瘤分期诊断，应尽可能在切除肿瘤后膀胱镜单独留取活检。故目前一般认为经尿道膀胱肿瘤激光切除适合于乳头状低级别尿路上皮癌，以及病史为低级别、低分期的尿路上皮癌。

（三）光动力学治疗

光动力学治疗（photodynamic therapy，PDT）是利用膀胱镜将激光与光敏剂相结合的治疗方法。肿瘤细胞摄取光敏剂后，在激光作用下产生单态氧，使肿瘤细胞变性坏死。膀胱原位癌、控制膀胱肿瘤出血、肿瘤多次复发、不能耐受手术治疗等情况可以选择此疗法。PDT治疗后大多数患者会有膀胱刺激症状，一部分患者会出现血尿，可对症处理。过去全身应用光敏剂会出现皮肤过敏反应，需避光 1 个月，严重者可能出现膀胱挛缩。目前新型光敏剂 5 - 氨基酮戊酸（5 - ALA）的应用，改为局部膀胱内灌注，术后无需避光，无皮肤光毒反应和膀胱挛缩的发生，应用前景更为乐观。

三、非肌层浸润性膀胱癌的术后辅助治疗

（一）术后膀胱灌注化疗

TUR - BT 术后有 10% ~67% 的患者会在 12 个月内复发，术后 5 年内有 24% ~84% 的患者复发，可能与新发肿瘤、肿瘤细胞种植或原发肿瘤切除不完全有关。尽管在理论上 TUR - BT 术可以完全切除非肌层浸润的膀胱癌，但在临床治疗中仍有很高的复发概率，而且有些病例会发展为肌层浸润性膀胱癌。单纯 TUR - BT 术不能解决术后高复发和进展问题，术后辅助性膀胱灌注治疗对减少肿瘤复发的有效性已得到广泛证实。一项多中心随机临床试验观察了膀胱内灌注 1 次与 5 次丝裂霉素对 502 例新诊断的非肌层浸润性膀胱癌的疗效，患者随机分入观察、术后膀胱内灌注丝裂霉素 1 次，以及术后膀胱内灌注 1 次丝裂霉素，随后每 3 个月灌注 1 次，持续 1 年（共灌注 5 次）3 个治疗组，丝裂霉素的用药剂量为 40mg/40ml。结果显示，在中位为 7 年的随访期内，膀胱内灌注 1 次与 5 次丝裂霉素可降低复发率并延长无复发间期。在低、中、高危患者中均可观察到丝裂霉素在降低肿瘤复发方面的收益，并提示灌注 5 次丝裂霉素的效果略优于灌注 1 次丝裂霉素。该研究证实了膀胱内灌注丝裂霉素可降低随后的肿瘤复发率并且延长无复发间期。

不同外科医生操作的 TUR - BT 的手术质量会有所不同，亦可能导致术后肿瘤复发率的差异。欧洲肿瘤协作组织（EORTC）观察了 7 个中心 2 410 例患者，结果发现，在不同中心，对于单发性肿瘤患者，未接受任何辅助性膀胱内治疗的患者复发率范围为 3.4% ~20.6%，接受辅助治疗患者的复发率范围为 0% ~15.4%，而接受了辅助性膀胱内治疗的多发性肿瘤患者的复发率范围为 7.4% ~45.8%。该结果提示了医生的手术质量对非肌层浸润性膀胱癌预后的影响。

研究显示，非肌层浸润性膀胱癌 TUR - BT 术后复发有两个高峰期，分别为术后的 100 ~200 天和术后的 600 天。术后复发的第一个高峰期与术中肿瘤细胞播散有关，而术后即刻膀胱灌注化疗可以大大降低由于肿瘤细胞播散而引起的复发。因此，目前各种非肌层浸润性膀胱癌的诊治指南均建议所有患者术后均进行即刻膀胱灌注化疗。

1. TUR - BT 术后即刻膀胱灌注化疗　TUR - BT 术后 24 小时内完成的化疗药物的灌注治

疗被称为术后即刻膀胱灌注化疗。多个随机临床试验结果的荟萃研究的结果显示，表柔比星（epirubicin）或丝裂霉素（mitomycin）等药物的术后即刻膀胱灌注化疗可以使肿瘤复发率降低 39%。一项包括了 7 个随机临床试验，共有 1 476 例患者入组，中位随访时间为 3.4 年、最长随访时间为 14.5 年的荟萃分析显示，手术后接受表柔比星、丝裂霉素、塞替派或吡柔比星（吡喃多柔比星）的 728 例患者中有 267 例（36.7%）复发，与单用 TUR 的 748 例患者中的 362 例（48.4%）复发相比，应用膀胱灌注化疗后复发率降低了 39%（OR = 0.61，P < 0.000 1）。单发肿瘤患者与多发性肿瘤患者均获益。此研究发现，对 Ta/T$_1$ 期膀胱内单发与多发肿瘤患者 TUR-BT 术后即刻膀胱灌注化疗均可显著降低肿瘤复发的风险，但经过 1 次灌注治疗后 65.2% 的多发肿瘤患者出现复发，而单发肿瘤患者中只有 35.8% 复发，显示单次灌注不足以治疗多发性肿瘤患者。

另有研究对单发的 Ta/T$_1$ 期膀胱癌患者行 TUR-BT 术后单次膀胱内灌注表柔比星与空白对照的疗效进行了随机、多中心的比较。共有 431 例符合入选条件的单发、原发或复发 Ta/T$_1$ 期膀胱尿路上皮癌患者术后立即单次膀胱内滴注 80mg 表柔比星或水，比较两组间患者的无瘤间期与复发率。结果显示，表柔比星组患者到第 1 次复发的间隔时间显著延长。平均随访期为 2 年，在所观察的所有亚组中，接受单次膀胱内灌注表柔比星后，肿瘤复发率降低了近一半。亦有研究显示，在频繁复发的肿瘤患者中，之前的复发率能够最能准确地反映再次复发的内在风险。当使用有效的化疗药物，并在术后早期使用化疗药物灌注时，此风险可以大大降低。

出于对安全性的考虑，术后即刻化疗药物灌注对 TUR-BT 术中有膀胱穿孔或术后明显血尿的患者不宜采用。当 TUR-BT 过程中出现膀胱穿孔或接近穿孔时，膀胱灌注化疗药物可能导致药物泄漏到膀胱外，并可能引发严重并发症。曾有 3 例手术后即刻膀胱内灌注化疗药物引起严重并发症的报道，其中 2 例患者经保守治疗后恢复，1 例患者在接受剖腹探查术后因多脏器衰竭而死亡。因此，为了防止这类并发症发生，在出现明显的膀胱壁穿孔或疑似穿孔时，应避免手术后即刻膀胱灌注化疗。

目前，TUR-BT 术后 24 小时内即刻膀胱灌注化疗已经成为非肌层浸润膀胱癌患者术后灌注的标准方案，被临床诊治指南所推荐，TUR-BT 术后即刻膀胱灌注化疗对单发和多发膀胱癌均有效。低危非肌层浸润性膀胱癌术后即刻灌注化疗后，肿瘤复发的概率很低，因此即刻灌注后可以不再继续进行膀胱灌注治疗。

2. 术后早期膀胱灌注化疗及维持膀胱灌注化疗　对于中危和高危的非肌层浸润性膀胱癌，术后 24 小时内即刻膀胱灌注化疗不足以达到最满意的减少复发的效果，需继续进行后续的膀胱灌注治疗，每周 1 次，共 4~8 周，随后进行膀胱维持灌注化疗，每月 1 次，共 6~12 个月。一项对新诊断的 Ta/T$_1$ 期膀胱尿路上皮癌患者 TUR-BT 术后不同周期灌注化疗药物的随机对照临床试验显示，在预防肿瘤复发上，长期膀胱内灌注表柔比星效果优于短期灌注，该研究 150 例患者经过术后即刻灌注化疗药物后随机进入长期治疗组（术后 1 年内接受了 19 次灌注表柔比星 30mg/30ml 生理盐水）与短期治疗组（术后 3 个月内接受了 9 次膀胱内灌注表柔比星 30mg/30ml 生理盐水），结果显示，长期灌注组与短期灌注组的 3 年无复发率分别为 85.2% 和 63.9%。在整个观察期内，长期灌注组的无复发率明显高于短期灌注组（P < 0.005），而不良反应的发生率与严重程度 2 组间无明显差异。另有研究显示，非肌层浸润性膀胱癌维持灌注治疗 6 个月以上时不能继续降低肿瘤的复发概率，因此建议术后维持

膀胱灌注治疗 6 个月。

EORTC 完成的 2 个分别应用 30mg 丝裂霉素与 50mg 多柔比星的前瞻性平行随机研究结果显示，延迟和短期治疗患者的复发率高于那些早期灌注或长期治疗的患者，但对肿瘤的进展影响无差异，平均随访期为 4 年的生存期随访结果显示，肿瘤进展超过 T_1 期、远端转移的发生及二次原发性肿瘤的出现不受治疗方案的影响。膀胱灌注化疗主要用于减少膀胱肿瘤的复发，没有证据显示其能预防肿瘤进展。EORTC 和医学研究理事会（MRC）对既往完成的采用膀胱内灌注化疗的前瞻性Ⅲ期随机临床试验结果进行了研究分析。总共收入 2 535 名原发或复发性 Ta/T_1 期膀胱移行细胞癌患者，TUR - BT 术后立即给予及不给予辅助性预防膀胱灌注治疗的无肿瘤间隔期、进展为肌层浸润性肿瘤的时间、出现远处转移的时间、生存期和无进展生存期的长短进行了比较。结果显示，随访的中位生存期为 7.8 年，采用辅助治疗与无辅助治疗患者中，无肿瘤间期具有统计学显著性差异（P < 0.01）。但在发展为浸润性肿瘤、出现远处转移的时间或生存期和无进展生存期的长短上，辅助性膀胱灌注治疗组未显示出明显优势。此研究认为尽管膀胱灌注化疗可以延长无复发的间期，但对于 Ta/T_1 期膀胱癌的进展并未显示出明显的优势。

3. 膀胱灌注化疗的药物　膀胱灌注化疗常用药物包括丝裂霉素、表柔比星、吡柔比星、多柔比星、羟喜树碱等。尿液的 pH 值、化疗药的浓度与膀胱灌注化疗效果有关，并且药物浓度比药量更重要。化疗药物应通过导尿管灌入膀胱，灌注前不要大量饮水，避免尿液将药物稀释。

（1）丝裂霉素：丝裂霉素为抗肿瘤化疗药物，化学结构具有苯醌、乙酰亚胺基及氨甲酰三个活性基团，作用与烷化剂相似，与 DNA 链形成交联，抑制 DNA 复制，对 RNA 也有抑制作用。属细胞周期非特异性药物，分子量 334.34。丝裂霉素用于膀胱灌注治疗时可用于 TUR - BT 术后预防肿瘤复发的即刻单剂灌注化疗与维持灌注治疗，使用剂量在 20 ~ 60mg，目前临床常用剂量为 40mg/次灌注。将药物溶解于 40 ~ 50ml 生理盐水中，经导尿管注入膀胱内，保留 1 ~ 2 小时后自行排出。有文献报道调整尿 pH 值，适当碱化尿液可能提高丝裂霉素的临床效果。有一项前瞻性随机平行多中心Ⅲ期临床研究，给予优化治疗组患者（n = 199）40mg 丝裂霉素，并通过降低尿液体积等药代动力学手段来增加药物浓度，碱化尿液以稳定药物，标准治疗组患者（n = 111）给予 20mg 剂量的丝裂霉素，无药代动力学处理或尿液碱化。每周 1 次灌注，持续 6 周。结果显示，与标准组相比，优化组患者到复发所需的时间更长（29.1 个月），5 年无复发生存率也更高（41.0%），而标准治疗组的中位复发时间与 5 年无复发率分别为 11.8 个月和 24.6%（P = 0.005）。本研究确认了增加药物浓度，碱化尿液等方法会显著提高膀胱内灌注丝裂霉素的疗效。此外，亦有在丝裂霉素灌注同时进行电刺激以促进膀胱黏膜吸收的研究，结果显示膀胱癌的复发率从 58% 下降至 31%，低于对照 BCG 的 64% 的复发率，且血清丝裂霉素的峰值也明显增高。丝裂霉素膀胱灌注的不良反应包括尿频、尿急、尿痛等膀胱刺激症状、化学性膀胱炎以及镜下或肉眼血尿等情况，当不良反应较严重时，应适当暂停和推迟灌注，并辅以对症处理，待症状改善后再继续灌注治疗。

（2）表柔比星：表柔比星为蒽环类化疗药物，为多柔比星的同分异构体，作用机制是直接嵌入 DNA 核碱对之间，干扰转录过程，阻止 mRNA 的形成，从而抑制 DNA 和 RNA 的合成。此外，表柔比星对拓扑异构酶Ⅱ也有抑制作用，为一细胞周期非特异性药物，分子量

579.99。与多柔比星相比，疗效相等或略高，但对心脏的毒性较小。表柔比星用于膀胱灌注治疗时可用于 TUR-BT 术后预防肿瘤复发的即刻单剂灌注化疗与维持灌注治疗，使用剂量在 50~80mg，目前临床常用剂量为 50mg/次灌注。将药物溶解于 40~50ml 生理盐水中，经导尿管注入膀胱内，保留 1 小时后自行排出。有研究比较了不同剂量的表柔比星（EPI）膀胱内灌注对治疗原发性非肌层浸润性膀胱癌（Ta/T_1，G_1，G_2）的预防疗效和安全性，剔除 Tis 或 G_3 肿瘤。治疗组分别为 A 组：表柔比星 20mg/40ml，连续 12 个月，总剂量 340mg；B 组：表柔比星 30mg/40ml，连续 7 个月；C 组：表柔比星 40mg/40ml，连续 4 个月，后两组总剂量均为 360mg，总共入组的 622 例患者。结果显示，当药物浓度增加时，无复发率显著升高（P=0.037 5）。同时，当表柔比星溶液浓度增加时，尿频和尿痛的药物不良反应频率亦显著升高。表柔比星灌注治疗的不良反应同样是化学性膀胱炎的局部症状，多在停止灌注和对症治疗后缓解。

（3）吡柔比星：亦称吡喃阿霉素，是半合成的蒽环类抗肿瘤药。通过进入细胞核内迅速嵌入 DNA 核酸碱基对之间，干扰转录过程，阻止 mRNA 合成，抑制 DNA 聚合酶及 DNA 拓扑异构酶Ⅱ（TopoisomeraseⅡ，TopoⅡ）活性，干扰 DMA 合成，达到抗肿瘤作用。分子量 664.10。吡柔比星用于 TUR-BT 术后预防肿瘤复发的灌注治疗的初期研究开始于日本，后在国内得到广泛应用。根据其临床研究结果，目前吡柔比星常用灌注剂量为 30mg/次，常规推荐的保留时间为 30 分钟。将药物溶解于 40~50ml 注射用水中，经导尿管注入膀胱内，保留后自行排出。有研究评价吡柔比星膀胱内灌注预防非肌层浸润性膀胱癌术后复发的有效性及安全性。符合入选标准的患者于手术后 2 周内开始行吡柔比星膀胱灌注，每次 30mg，每周 1 次共 8 次，以后每月 1 次共 1 年，定期膀胱镜检查进行随访。132 例浅表性膀胱移行细胞癌患者，术后随访时间（12.2±5.74）个月。肿瘤复发 22 例，总复发率 16.7%。其中复发性肿瘤的复发率明显高于初发肿瘤（P=0.003），而不同肿瘤分期、分级及单发与多发肿瘤患者间的复发率未见明显差异。吡柔比星灌注治疗常见的不良反应为尿路刺激症状、化学性膀胱炎、血尿等，多在停止灌注和对症治疗后缓解。

（4）多柔比星：或称阿霉素，亦为蒽环类化疗药物。通过直接嵌入 DNA 核碱对之间，干扰转录过程，阻止 mRNA 的形成起到抗肿瘤作用。它既抑制 DNA 的合成又抑制 RNA 的合成，所以对细胞周期各阶段均有作用，为一细胞周期非特异性药物。分子量 579.99，全身应用可引起心脏毒性。多柔比星在更早期用于膀胱灌注治疗，用于 TUR-BT 术后预防肿瘤复发。使用剂量在 30~50mg/次灌注，将药物溶解于 40~50ml 生理盐水中，经导尿管注入膀胱内，保留 1 小时后自行排出。表柔比星灌注治疗的不良反应与表柔比星相似。

（5）羟喜树碱：羟喜树碱（HCPT）为从植物中提取的生物碱喜树碱的羟基衍生物，通过对 DNA 拓扑异构酶Ⅰ的靶向选择性抑制作用抑制 DNA 的合成，抑制癌细胞的复制和转录。主要作用于 S 期，为细胞周期特异性药物。分子量 364.34。羟喜树碱用于膀胱灌注的研究始于国内，被认为对减少非肌层浸润性膀胱癌的术后复发有一定的作用，常用灌注剂量 10~20mg/次，保留 1~2 小时。常见不良反应亦为化学性膀胱炎。有研究将羟喜树碱丝裂霉素膀胱灌注化疗进行了比较研究，82 例非肌层浸润性膀胱癌病例随机分为羟喜树碱组 42 例和丝裂霉素组 40 例，在行 TUR-BT 或膀胱部分切除术后 1 周开始膀胱灌注，羟喜树碱剂量为 10mg/20ml，丝裂霉素剂量为 20mg/20ml，保留 2 小时以上。每周 1 次共 6 周，间隔 3 个月后再进行每周 1 次，共 3 次的治疗，以后每半年灌注 3 次，共持续 3 年。平均随访 27.3

个月，1年复发率羟喜树碱组为66.3%，丝裂霉素组为62.5%，两者比较无显著性差异（P=0.78）。不良反应观察，羟喜树碱组出现7例（17.5%）轻微恶心、头晕、头痛，8例（20.0%）不同程度的膀胱刺激征；丝裂霉素组出现17例（40.5%）轻度的化学性膀胱炎，1例（2.3%）接触性皮炎。

（6）其他膀胱灌注化疗药物：其他研究性的膀胱灌注药物还包括吉西他滨、戊柔比星、紫杉烷类等。有研究报道27名非肌层浸润性膀胱癌患者接受膀胱内灌注不同剂量和浓度的吉西他滨的治疗。手术时残留1~3个乳头状标记病灶不予切除。切除术后14天开始，隔周给予6次吉西他滨灌注。吉西他滨的用药剂量为500mg、1 000mg和2 000mg，用50ml生理盐水稀释后给药，每剂量组9名患者，药物在体内停留2小时。结果显示，1例失访，6例患者（23%）获得CR，其中500mg、1 000mg和2 000mg剂量组分别有1名（12.5%）、2名（22.2%）和3名（33.3%）。500mg和2 000mg剂量组各有2名其他患者（22%）获得了部分应答。获得完全应答的患者接受每月1次的维持治疗，持续1年，治疗后3个月和8个月，CR的2名患者被诊断为膀胱Tis。其余4名患者在22个月的随访期内，未发现肿瘤。有学者认为，膀胱内灌注吉西他滨有良好耐受性和潜在的有效性。戊柔比星多柔比星的半合成类似物，在一项90例的BCG耐药的原位癌的治疗研究中获得了21%（19/90）的完全缓解率，目前被美国FDA批准用于BCG耐药的原位癌的治疗。紫杉烷类的灌注治疗则还局限于临床前研究阶段。

4. 膀胱灌注化疗的并发症 膀胱灌注化疗的不良反应与药物剂量和灌注频率有关。膀胱灌注化疗的主要不良反应是化学性膀胱炎，程度与灌注剂量和频率相关，TUR-BT术后即刻膀胱灌注更应注意药物的不良反应。多数不良反应在停止灌注后可以自行改善。灌注期间出现严重的膀胱刺激症状时，应延迟或停止灌注治疗，以免继发膀胱挛缩。

（1）化学性膀胱炎：与膀胱灌注相关的化学性膀胱炎很常见，与化疗药物的膀胱黏膜刺激相关，主要表现为尿频、尿急、尿痛等膀胱刺激症状。文献报道，膀胱炎的发生率在丝裂霉素灌注者为3%~40%，表柔比星灌注者为10%~30%，多柔比星灌注者为20%~40%。对于化学性膀胱炎的治疗包括抗胆碱能药物、抗生素等。如果化学性膀胱炎持续超过48小时，需要延迟灌注、降低灌注剂量或应用喹诺酮类抗生素。

（2）血尿：膀胱灌注化疗的患者，约有40%出现血尿。常同时伴发膀胱炎，并与手术的切除范围相关。对于膀胱灌注后血尿的患者，要进行尿培养以除外细菌性膀胱炎。同时，应等到血尿好转后再继续进行膀胱灌注治疗。如果血尿持续，建议进行膀胱镜检以除外肿瘤残留。对于大量血尿的患者，可留置尿管并进行膀胱冲洗。

（3）膀胱挛缩：临床很少见，多与反复TUR-BT手术及多次膀胱维持灌注治疗有关。治疗方法包括停止膀胱灌注治疗、膀胱水扩张，必要时需行膀胱切除术。

（4）接触性皮炎：膀胱灌注丝裂霉素的患者，有19%会出现接触性皮炎。常表现为手掌、足底、会阴、胸部和面部的湿疹样脱皮。膀胱灌注丝裂霉素后排尿时要注意清洗手部、外阴及会阴部，以避免接触性皮炎的发生。治疗方法包括停止灌注、局部使用激素软膏缓解症状。

（5）骨髓抑制：很罕见，但偶有报道，主要由于膀胱创面大，加之灌注了过高剂量的化疗药所导致。处理方法包括停止膀胱灌注、检测白细胞数量及升白细胞等其他治疗。

（二）术后膀胱灌注免疫治疗

膀胱灌注免疫制剂会引起机体局部的免疫应答反应，表现为尿液中和膀胱壁内的细胞因子表达以及粒细胞和单核细胞的聚集，以此来达到预防膀胱肿瘤复发及治疗的目的。目前免疫治疗的确切作用机制尚在研究中，临床应用主要是卡介苗（BCG）的灌注治疗，其他还包括干扰素、钥孔虫戚血蓝蛋白（KLH）等其他免疫调节剂。

1. 卡介苗膀胱灌注治疗　如下所述。

（1）卡介苗（BCG）膀胱灌注指征与疗效：BCG 是通过免疫反应介导达到治疗效果，其确切作用机制尚不清楚。目前临床研究证实，BCG 适合于高危或中危非肌层浸润性膀胱癌 TUR – BT 术后复发的预防，并有可能预防肿瘤的进展。研究显示 T_1 期膀胱尿路上皮癌 TUR – BT 术后 BCG 灌注与单纯 TUR – BT 手术比较，复发率分别为 16% 和 40%，进展率分别为 4.4% 和 40%，BCG 膀胱灌注作为膀胱原位癌与高级别非肌层浸润膀胱癌的最佳治疗方法已被广泛接受。然而，对于其维持治疗的作用及其对于肿瘤复发与进展的长期效应，仍然存在争议。有一项针对原位癌或复发风险增加的膀胱尿路上皮癌患者的研究对 550 例患者随机进行 BCG 维持治疗或不进行 BCG 维持治疗。经过为期 6 周的诱导治疗，维持治疗从诱导治疗开始后的 3、6、12、18、24、30 与 36 个月，每周一次膀胱内与经皮 BCG 治疗，持续 3 周。结果显示，无维持治疗组患者中位无复发生存期为 35.7 个月，而维持治疗组患者的中位无复发生存期为 76.8 个月（P < 0.000 1）。5 年生存率无维持治疗组患者为 78%，维持治疗组患者为 83%。有学者认为，与标准诱导治疗相比，维持性 BCG 免疫疗法对于原位癌或选择的 Ta/T_1 期膀胱尿路上皮细胞癌患者的治疗效应更佳。

有研究对行经尿道 TUR – BT 术治疗并随机膀胱活组织检查的 1 529 例原发性非肌层浸润性膀胱移行细胞癌患者进行了分析，以评估原发性 Ta 与 T_1 期肿瘤患者影响复发、进展与疾病特异性死亡率的因素。平均随访期为 4.2 年。肿瘤多发、肿瘤大于 3cm 及原位癌的存在可增加复发风险，G_3 肿瘤、肿瘤多发、肿瘤大于 3cm 及原位癌的存在则可增加疾病进展风险，而膀胱内 BCG 灌注治疗既可降低复发风险，亦可降低疾病进展风险。另有对 24 个随机临床试验，4 863 例患者荟萃分析显示，经过中位 2.5 年，最长 15 年的随访期，接受 BCG 治疗的患者有 9.8%（260/2 658）出现肿瘤进展，而对照组的肿瘤进展率为 13.8%（304/2 205），与对照组相比，BCG 治疗组的进展率降低了 27%（OR = 0.61，P < 0.001）。提示 BCG 膀胱内灌注治疗可明显降低非肌层浸润性膀胱癌患者术后疾病进展的风险。

BCG 不能改变低危非肌层浸润性膀胱癌的病程，而且由于 BCG 灌注的不良反应发生率较高，对于低危非肌层浸润性膀胱尿路上皮癌不建议行 BCG 灌注治疗。对于中危非肌层浸润性膀胱尿路上皮癌而言，其术后 5 年肿瘤复发概率为 42% ~ 65%，而进展概率为 5% ~ 8%。因此，中危非肌层浸润膀胱尿路上皮癌膀胱灌注的主要目的是防止肿瘤复发，一般建议采用膀胱灌注化疗，也可以采用 BCG 灌注治疗。由于术后膀胱有创面，因此术后即刻灌注治疗应避免采用 BCG，以免引起严重的不良反应。

（2）BCG 膀胱灌注的剂量与疗程：最佳的 BCG 治疗疗程与剂量尚未被确定。大多数研究认为，BCG 治疗一般采用 6 周灌注诱导免疫应答，再加 3 周的灌注强化以维持良好的免疫反应。BCG 灌注用于治疗高危非肌层浸润膀胱尿路上皮癌时，一般采用标准剂量（81 ~ 150mg）。亦有研究发现采用 1/3 剂量 BCG 灌注治疗中危非肌层浸润性膀胱尿路上皮癌时，其疗效与全剂量疗效相同，不良反应却明显降低。此研究共包括 155 例平均年龄为 67 岁的非肌层浸润性膀胱癌患者，其中 90 例为 T_1G_3，23 例为原发性原位癌，42 例为伴发的原位癌，行经 TUR - BT 术后，随机接受 BCG 81mg 标准剂量或 27mg 低剂量的膀胱内灌注治疗。中位随访期为 61 个月。标准剂量 BCG 治疗组 39% 的患者出现肿瘤复发，低剂量 BCG 治疗组 45% 的患者复发（P = 0.405）。标准剂量 BCG 治疗组中 24.7% 的患者出现疾病进展，低剂量 BCG 治疗组 26% 的患者出现进展（P = 0.799 7）。两组间的疾病特异性致死率无明显差异。本研究结果提示，应用三分之一剂量的 BCG 膀胱内灌注作为高危肿瘤的治疗，在降低肿瘤复发与进展风险上与标准剂量的卡介苗效果相当，但毒性反应明显降低。

BCG 一般需维持灌注 1～3 年（至少维持灌注 1 年），因此建议在 3、6、12、18、24、36 个月时重复 BCG 灌注，以保持和强化疗效。美国西南肿瘤学组（SWOG）报道了这一维持治疗方案的效果，在持续灌注组，无复发中位生存时间为 76.8 个月，对照组为 35.7 个月（P = 0.001）。有研究对膀胱内灌注 BCG 与丝裂霉素（MMC）治疗浅表性膀胱癌的数据进行荟萃分析，其中 1 277 例患者接受 BCG 治疗，1 133 例患者接受 MMC 治疗。在总体中位随访 26 个月的随访期中，BCG 组 7.67% 的患者与 MMC 组 9.44% 的患者发生了肿瘤进展（P = 0.081）。而只有采用 BCG 维持治疗时，与 MMC 相比才具有统计学显著优势（P = 0.02）。

（3）BCG 膀胱灌注的并发症：BCG 膀胱灌注的主要不良反应为膀胱刺激症状和全身流感样症状，少见的不良反应包括结核败血症、前列腺炎、附睾炎、肝炎等。因此，TUR - BT 术后膀胱有开放创面或有肉眼血尿等情况下，不能进行 BCG 膀胱灌注。

1）膀胱刺激症状：与 BCG 膀胱灌注相关的膀胱刺激症状很常见，近 80% 的患者灌注 BCG 后会出现膀胱炎。膀胱炎的治疗包括抗胆碱能药物、局部解痉、镇痛、非甾体抗炎药、抗生素等。如果膀胱刺激症状持续超过 48 小时，需要延迟灌注、降低灌注剂量或应用喹诺酮类抗生素。

2）血尿：膀胱灌注 BCG 治疗的患者，约有 90% 出现血尿。常同时伴发膀胱炎，并与手术的切除范围相关。对于膀胱灌注后血尿的患者，要进行尿培养以除外细菌性膀胱炎。另外，要等到尿液清亮后再进行膀胱灌注治疗，以避免可能的全身反应。如果血尿持续，建议进行膀胱镜检以除外肿瘤残留。对于大量血尿的患者，要留置尿管并进行膀胱冲洗。

3）肉芽肿性前列腺炎：在采用 BCG 灌注的患者中较常见，但多数没有症状，只有 1%～3% 有局部或全身症状。直肠指诊时，前列腺可以触及结节，PSA 可能升高，超声检查会发现低回声区。肉芽肿多位于前列腺的移行带前部，表现为界限清楚的低回声区。约有 5% 的患者需要治疗，一般采用口服异烟肼、利福平 3 个月，加用大剂量氟喹诺酮类抗生素和皮质醇。

4）附睾睾丸炎：由 BCG 污染的尿液引发，发生率约 10%，也有报道发生率仅 0.2%。一般采用口服异烟肼、利福平治疗。也可采用大剂量氟喹诺酮类抗生素治疗。症状持续时采用激素治疗。

5）全身 BCG 反应：罕见，表现为高热，可以进展为多器官功能衰竭。临床表现为肝大，双下肺捻发音。血流动力学异常、血常规升高和肝功升高。TUR - BT 术后 2 周内及肉眼血尿时应避免 BCG 灌注以防止全身反应的出现，术后膀胱刺激症状或血尿严重、超过 48 小时时，应及时进行尿培养、胸片、肝功能等检查。治疗包括停止 BCG 灌注，口服异烟肼、利福平治疗和乙胺丁醇 6 个月治疗。症状持续时，早期采用大剂量氟喹诺酮类抗生素以及大剂量激素治疗。

6）过敏反应：很罕见，主要表现为皮疹和关节疼痛。治疗一般采用抗组胺药和抗炎药。严重、持续的全身反应需要停止 BCG 灌注，加用异烟肼、利福平和皮质醇。

2. 其他免疫调节剂的膀胱灌注治疗　其他一些免疫调节剂也可以有助于预防膀胱肿瘤的复发，包括干扰素、钥孔虫戚血蓝蛋白（KLH）等。

（1）干扰素：干扰素是由抗原刺激应答而产生的糖蛋白，具有多种抗肿瘤活性，其中干扰素的应用最为常见，一般认为膀胱灌注最少用量应该在一百万单位以上方可具有一定效果。但到目前为止，干扰素单独应用预防非肌层浸润性膀胱癌术后复发以及治疗原位癌的效果有限，明显低于 BCG 灌注。

目前研究更多关注与化疗药物或 BCG 联合应用以提高疗效，减少不良反应，尤其是用于补救治疗时。有研究表明干扰素 α 与表柔比星或丝裂霉素等化疗药物联合应用时疗效有相加作用，干扰素与 BCG 的联合治疗具有潜在优势并可减少 BCG 的用量而不影响疗效，从而减少了不良反应的发生。一项关于 BCG 加干扰素 α-2b 联合治疗初次使用 BCG 及 BCG 治疗失败的非肌层浸润性膀胱癌患者的一个大型多中心 II 期临床试验的研究结果显示，初次使用 BCG 组与 BCG 治疗失败组患者的肿瘤复发率分别为 40% 与 52%，24 个月无瘤率分别为 57% 与 42%，进展为肌层浸润的发生率分别为 5% 与 4.3%，而肿瘤转移发生率分别为 2.3% 与 2.6%。两组间与毒性反应相关的退出率、治疗延误和（或）进一步降低 BCG 剂量及需要对症治疗药物的比例相似，全身毒性反应罕有发生。这一多中心临床研究为联用 BCG 与干扰素 α-2b 作为浅表性膀胱癌治疗的起始或补救治疗的疗效和安全性提供了依据，但尚不能确定干扰素在提高治疗收益方面的价值。

（2）钥孔虫戚血蓝蛋白（KLH）：钥孔虫戚血蓝蛋白（KLH）是一种从钥孔虫血淋巴中提取的含铜的抗原蛋白。自 1974 年 Olsson 偶然观察到 5mg 钥孔虫戚血蓝蛋白（KLH）可使患者免疫并明显降低浅表性膀胱癌的复发以来，许多实验室与临床研究证实了 KLH 的免疫治疗效果。1981 年，有报道 KLH 免疫治疗可减少 MBT-2 小鼠膀胱移行细胞癌（TCC）模型的肿瘤生长并延长荷瘤小鼠的存活期。1988 年，Jurincic 等指出，在预防膀胱肿瘤复发上，KLH 的效果优于丝裂霉素化学治疗。为了评价 KLH 免疫疗法在人类患者中的疗效而开展了一个多中心临床试验显示，64 例原位癌或残留 Ta/T₁ 期移行细胞癌患者接受每周进行剂量递增，连续 6 周的 KLH 膀胱内灌注，原位癌患者完全应答率约 50%，残留 Ta/T₁ 期患者的完全应答率为 20%，同时患有 CIS 与残留 Ta/T₁ 期肿瘤患者的完全应答率为 33%，且 KLH 的毒性反应很小。该组结果提示，在治疗非肌层浸润性膀胱癌方面，KLH 似乎是一种安全有效的免疫疗法。

（三）复发肿瘤的灌注治疗

非肌层浸润性膀胱癌复发后，一般建议再次 TUR-BT 治疗，如术后病理证实依然为非肌层浸润性肿瘤，可依照 TUR-BT 术后分级及分期，重新确定方案进行膀胱灌注治疗。由于初次治疗后患者一般都接受过化疗药物或 BCG 的灌注治疗，复发后的再次治疗的选择就变得更加复杂，这些患者复发与进展的危险度也会大幅提高。若首次治疗为化疗，一般建议采用 BCG 灌注治疗，因为这种情况下 BCG 会有更好的疗效，而化疗的无病生存率只有大约 20%。对于首次 BCG 灌注治疗者，可以考虑仍给予第二次的 BCG 灌注治疗，因为仍可能有 30%～50% 的患者会有疗效，但如果患者不能耐受 BCG 灌注，亦可以采用补救性的化疗药物灌注治疗。如果复发次数超过 2 次，以后的治疗中再使用 BCG 或化疗药物灌注的失败率可高达80%，对于此类患者应考虑更积极地根治性治疗。

由于高级别膀胱癌BCG治疗后3～6个月间的应答率可由57%升高至80%，国外一般将BCG治疗后6个月复发或无效称为BCG治疗失败。BCG治疗失败又被分为了BCG难治（BCG治疗后病情无好转或恶化）、BCG抵抗（BCG初次治疗后复发但为低级别低分期肿瘤，再次BCG治疗可缓解）和BCG复发（初次BCG治愈后的复发）。研究显示，BCG难治的患者是非常高危的，如果患者年轻且一般状态好，应考虑立即行根治性膀胱切除术。

（四）膀胱原位癌的治疗

膀胱原位癌的治疗方案是行彻底的TUR-BT术，术后行BCG膀胱灌注治疗。BCG灌注每周1次，每6周为1个周期，1个周期后有70%完全缓解。休息6周后，进行膀胱镜检和尿脱落细胞学检查，结果阳性者应再进行1个周期，共6周的灌注治疗，可另有15%的病例获得缓解。休息6周后，重复膀胱镜检和尿脱落细胞学检查，若结果仍为阳性，建议行膀胱根治性切除术及尿道根治性切除术。对于缓解的病例，应在第3、6、12、18、24、30和36个月时进行1个周期的BCG灌注防止复发。BCG治疗缓解率在83%～93%，有11%～21%在5～7年内死于该病。无效及不完全反应肿瘤进展率33%～67%。若治疗9个月时未完全缓解或肿瘤复发，则建议行根治性膀胱切除术。一项对BCG治疗膀胱原位癌长期疗效的临床研究显示，103例患者接受连续6周的膀胱内灌注120mg BCG治疗，有77例（75%）完全缓解（CR）。在中位随访7.6年后，39例（50%）仍然存活并保留着膀胱，31例（40%）无肿瘤复发，16例患者（20%）死于膀胱癌。有10例患者由于毒性反应而终止了治疗。该结果提示，膀胱内滴注BCG可有效治疗膀胱原位癌，并可产生较高的完全应答率。但BCG作为膀胱原位癌的一种标准治疗方案，其长期疗效仍有争议。

在欧洲，泌尿外科医生对膀胱原位癌的治疗多倾向于使用化疗药物。但一般认为BCG的疗效优于化疗药物。一项研究比较了膀胱内BCG灌注与表柔比星灌注在原位癌（CIS）治疗中的疗效与不良反应，共有168例患者随机分组接受BCG（84例）或表柔比星（84例）治疗，大多数（52%）患者同时具有原发性CIS与继发性CIS，23%患有原发性CIS，24%患有继发性CIS。表柔比星组的总体CR率为56%，BCG组的总体CR率为65%（p＝0.21）。但与表柔比星组相比，BCG组患者在获得CR后，到膀胱肿瘤复发的时间延长（中位时间分别为5.1个月vs 1.4年），对表柔比星完全应答的患者原位癌复发的频率更高（分别为45% vs 16%）。两组间到疾病进展的时间或生存期未见明显差异。BCG组不良反应的发生率更高。另外一项超过600例患者的荟萃分析中，BCG的完全缓解率为68%，化疗药物仅为49%；在有效的患者中，BCG组68%的患者没有复发，而化疗组无复发患者为47%。中位随访3.75年，总体无复发率分别为51%和27%。

四、非肌层浸润性膀胱癌早期根治性膀胱切除术

尽管经过了局部治疗，很多高危的非肌层浸润性膀胱癌仍将进展为浸润性肿瘤。对于各种灌注治疗特别是BCG治疗早期失败的患者，约有82%会发生进展，而在3个月或更长时间治疗失败的患者的进展率只有25%。有研究报道，高危患者在得到膀胱内局部治疗后，只有27%疗效很好，在随访15年后，只有少数患者膀胱功能完好，而超过一半的患者疾病进展，其中三分之一的患者死于膀胱癌。而另一项研究则显示，早期行膀胱根治术病理诊断

为 T_1 期的患者 10 年无病生存率可达 92%，而临床诊断为 T_1 直至根治切除时肿瘤已经侵犯肌层的患者的 10 年无病生存率只有 64%。

在肿瘤尚未侵犯肌层时行膀胱根治术被认为是早期膀胱根治切除术。有报道对 10 年内接受了早期根治性膀胱切除术的 30 例临床分期为 T_1G_3 的膀胱尿路上皮癌患者进行了研究。其中 17 例未并发原位癌的单发性肿瘤患者接受了根治性膀胱切除术为 A 组。其他 13 例并存或未并存原位癌的多发肿瘤患者或并存原位癌的单发肿瘤患者为 B 组。结果显示，5 年肿瘤特异生存率 A 组为 92%，B 组为 82%。B 组术后病理有 55% 的患者已发生肌层浸润，而 A 组只有 6%。因此建议对多发性 T_1G_3 肿瘤患者，以及伴随原位癌的单发 T_1G_3 肿瘤患者应行早期根治性膀胱切除术。相反，对于未并发原位癌的单发 T_1G_3 肿瘤患者，保留膀胱、应用膀胱灌注 BCG 或化疗药治疗并密切监护是恰当的治疗方法。另有研究观察了 46 例 T_1G_3 膀胱尿路上皮癌患者行 TUR－BT 术后应用膀胱内 BCG 灌注治疗后的复发率与进展率，中位随访 61 个月，10 例行膀胱根治性切除术，无瘤生存率为 84.8%。有学者认为，对于 pT_1G_3 膀胱癌患者，TUR－BT 术后应用 BCG 进行辅助性膀胱灌注治疗是一种有效的治疗方案，而对于免疫治疗失败者应将早期根治性膀胱切除术作为一种治疗选择。

T_1G_3 膀胱移行细胞癌与膀胱原位癌是一种高度恶性肿瘤，可造成多种难以预测的后果。治疗方法的选择与治疗效果密切相关，根治性膀胱切除术可很好地预防复发与进展，提高生存率。治疗方法的选择需要与患者详细讨论，必须将肿瘤进展的危险与膀胱切除术的危险、并发症及其相关尿流改道对生活质量的影响相权衡。对于大多数患者而言，最初的治疗方案包括肿瘤完全切除术、详细的疾病分期、膀胱内 BCG 灌注治疗或膀胱灌注化疗。当病情持续进展时，医生与患者都应重新考虑治疗方案的选择。长期密切随访对于治疗这些疾病具有重要意义。对于具有不良预后因素的患者，应考虑直接采取膀胱根治性切除术。决定施行膀胱根治性切除术与手术的时机应根据疾病的进展，并以患者个体的意愿为基础不断重新考虑，合理的选择应该是对有危险的患者给予"及时的"膀胱根治切除术。这样做既能尽可能地保留膀胱，又尽可能减少发生肿瘤转移和死亡的机会。大多数文献认为，对于 2 周期 BCG 灌注治疗或 6 个月膀胱灌注化疗无效或复发的高危非肌层浸润性膀胱癌以及原位癌，建议行根治性膀胱切除术。

第五节　肌层浸润性膀胱癌的治疗

一、膀胱部分切除术

膀胱部分切除术作为治疗膀胱癌的手段已应用很长时间，也取得了一定的疗效，在一些患者甚至达到了与根治性全膀胱切除相当的效果。但是膀胱部分切除术的缺点是存在切口种植的风险，并且给以后可能需要的全膀胱切除带来极大困难。特别是高级别的浸润性膀胱癌，膀胱部分切除术后如后续辅助治疗措施（如化疗和放疗）跟不上，容易复发和转移。局部浸润性膀胱癌如果得不到有效控制而发展至全身性病变，到目前为止无论采取什么治疗，90% 的患者在 5 年内会因膀胱癌死亡，因此确实有效的局部治疗是提高局部浸润性膀胱癌患者远期生存率的关键。鉴于膀胱部分切除术的以上缺点，美国和欧洲的膀胱癌指南中已多年未将膀胱部分切除术列入治疗浸润性膀胱癌的推荐项目。但我国幅员辽阔，人口众多，医疗卫生发展地域差别很大，特别是一些基层医院，设备不足的情况依然存在，所以我国膀胱癌指南中仍然将膀胱部分切除术推荐为浸润性膀胱癌的治疗措施之一。但是从肿瘤控制和患者远期生存的角度来考虑，特别是对于术后又无法或无条件实施辅助治疗（放疗或化疗）的患者，不应提倡更不应鼓励将膀胱部分切除术作为浸润性膀胱癌的常规治疗手段来推荐。

（一）膀胱部分切除术的适应证和新观点

尽管膀胱部分切除术在多国膀胱癌临床指南中已经不再推荐为浸润性膀胱癌的常规治疗手段，但在临床实践中，对某些浸润性膀胱癌患者，全膀胱切除不一定是最优的选择，相反膀胱部分切除术可能更适合。例如发生在膀胱顶部或远离膀胱三角区的孤立肿瘤，或者虽然肿瘤距膀胱三角区较近，但仍然能保证足够切缘，且术后辅助治疗措施能够跟上，或患者全身情况不容许或拒绝接受全膀胱切除术，在这些情况下有指征做膀胱部分切除术。脐尿管癌主要累及膀胱顶部，膀胱部分切除术与全膀胱切除术疗效相当，选择膀胱部分切除术能较好保持患者的生存质量。

（二）膀胱部分切除术的方法

实施膀胱部分切除术前应充分阅读盆腔 CT 片并根据膀胱镜检查结果，确定膀胱肿瘤的具体位置、数量和大小、基底情况和可能的浸润状况，决定切除部位和范围，力争将已有的肿瘤切除干净并防止脱落的肿瘤细胞污染切口而引起种植转移。

术前应进行简单的肠道准备，排空消化道。采用腰麻或硬膜外连续麻醉，并留置麻醉管用于术后镇痛。在麻醉消毒铺巾之后插气囊导尿管，气囊充水 15～20ml。取脐下正中切口。膀胱外分离的范围应根据肿瘤的部位和大小而定，尽量避免过多的分离。对位于顶部和前壁的肿瘤，尽量少分离膀胱两侧壁；对位于后壁的肿瘤，可直接切开腹膜进入腹腔，将附于膀胱的腹膜与膀胱一起切除；对位于侧壁的肿瘤，尽量不要分离对侧壁，并做同侧盆腔淋巴结清扫。

打开膀胱之前将膀胱内尿液吸干净并灌入高浓度的化疗药物（如 50mg 丝裂霉素配成 20ml，50mg 表柔比星配成 20ml），保留 15～20 分钟，在预先选定好的部位用组织钳钳住膀胱壁，经导尿管吸尽膀胱内药液，电刀切开膀胱，组织钳提起膀胱切口边缘，辨明肿瘤的确切位置，在距离肿瘤基底边缘 2cm 处用电刀快速将肿瘤连同正常膀胱壁整块切除，注意不要让任何手术器械或敷料接触肿瘤。移除标本后，大量无菌水冲洗切口，2-0 可吸收线全层连续缝合关闭膀胱，耻骨后放置引流管一根。膀胱造瘘与否依术者经验而定。

（三）膀胱部分切除术后辅助治疗和随访

术后根据病理检查结果确定是否给予辅助治疗。如肿瘤浸润已超过肌层或有淋巴结转移，术后 2～4 周给予盆腔动脉化疗或盆腔放疗，或两者联合应用，以防肿瘤复发和转移。术后应按 TUR-BT 术后的要求进行膀胱内灌注化疗药物或免疫制剂预防膀胱内肿瘤复发，并定期进行膀胱镜检查。术后 3 个月复查作盆腔 CT 检查，以后每半年复查一次 CT，如无复发，2 年后每年复查一次 CT，以便能及时发现盆腔内膀胱外肿瘤复发而能采取挽救性全膀胱切除。

二、开放性根治性全膀胱切除手术

尽管近年来局部外照射放射治疗和全身化疗单独或联合应用治疗肌层浸润性膀胱癌取得了一定疗效，但全膀胱切除和尿流改道仍然是最有效的治疗手段，是唯一可以挽救肌层浸润性膀胱癌患者生命的治疗方法，也是高危非肌层浸润性膀胱癌患者经保留膀胱手术和膀胱内灌注治疗失败后的最终选择。

但是全膀胱切除和尿流改道是泌尿外科领域中最具挑战性的手术，手术步骤多、手术时间长、操作烦琐、出血多，手术涉及泌尿、生殖和消化系统，有一定的手术死亡率，术中术后将近一半数患者会出现一种或多种并发症。20 年前即使在非常有经验的大师级泌尿外科医生手中，全膀胱切除和尿流改道的平均手术时间为 9 小时，平均输血 2 500ml，死亡率 5% 左右。随着手术技术的进步、缝线和手术器械的改进，现在该手术的手术时间已经大大缩短，术中出血明显减少，并发症有所减少，安全性有所提高。尽管如此，即使对非常熟练的泌尿外科医生来说，全膀胱切除和尿流改道仍然是非常艰辛的手术，平均手术时间还需 4 ~ 5 小时，约 40% 患者需要输血，术后各类并发症高达 45%，死亡率 1% ~ 3%。

（一）全膀胱切除手术适应证

多发的浸润性膀胱尿路上皮癌、腺癌、鳞癌是全膀胱切除的绝对适应证。多发 T_1G_3 膀胱尿路上皮癌，或复发的 T_1G_3 膀胱尿路上皮癌，应及时接受全膀胱切除。膀胱肿瘤一旦浸润到膀胱外或有区域淋巴结转移，全膀胱切除后半数患者会出现复发或远处转移，成为全身性疾病，即使采用多药联合全身化疗，平均生存时间只有 11 个月左右，5 年生存率不到 10%。而局限于膀胱的肌层浸润性膀胱癌在全膀胱切除后，5 年无疾病生存率可达 80% 以上。膀胱部分切除术后肿瘤复发累及到膀胱外组织，全膀胱切除术无法达到控制肿瘤的目的，应用全身化疗或动脉化疗联合外照射放射治疗，可控制部分患者的病情。

（二）手术前准备

全膀胱切除是复杂的大手术，膀胱切除后又需要利用肠道作尿流改道，术后泌尿系统或消化系统的严重并发症都有可能发生，一旦发生将是灾难性的，因此充分的术前准备非常重要。

患者方面的准备包括三个方面：患者和家属对全膀胱切除和不同尿流改道手术方式的认识与理解，对术后定期终身随访复查的认识、依从性以及社会经济支撑能力。患者对手术耐受性方面的准备，包括对重要生命器官功能状态的评价和对其功能不足的纠正，配备足够的血液制品，与麻醉师就患者的麻醉方式、术中对内环境平衡的要求以及利尿方式进行沟通和协调。按结肠手术要求进行肠道准备。

术者要做好体力和技术方面的准备，如此类手术的经验不多，应查阅文献和参考手术学书籍，熟悉手术步骤和制定应对术中可能出现问题的措施。

（三）手术方法

1. 麻醉和体位　一般采用气管内全身麻醉。如果患者比较瘦，全切后采用回肠导管术做尿流改道，估计手术在 3 小时内完成。也可采用硬膜外麻醉或联合麻醉。一般采用仰卧位，头低足高（15 度左右），臀部用软垫垫高。如果需要切除尿道，则采用截石位，挂腿尽可能低，且尽可能保护好。消毒铺巾后，在手术台上插 18 号双腔气囊导尿管，用 15 ~ 20ml

盐水充盈气囊，用血管钳夹闭导尿管，小无菌巾覆盖，便于术中控制膀胱充盈程度。

2. 切口　下腹部正中切口，从耻骨联合上缘到脐或脐上 2cm。

3. 手术步骤和操作　切开皮肤、皮下组织后，沿腹白线切开。经导尿管将膀胱充盈至 150ml 左右以利于腹膜外分离。用方头腹壁拉钩将切口拉开，于腹膜外钝性分离膀胱至两侧盆底筋膜，分离应紧贴盆壁筋膜，小心轻柔，脂肪中细小血管可用电凝处理后切断。暴露髂外血管和闭孔神经，在内环口附近切断并结扎输精管及伴行血管。只有将输精管和其血管切断之后才能将该处腹膜推开。再往内及上方推开腹膜，即可见到输尿管、髂内动脉和脐尿管动脉，多数情况下膀胱上动脉紧邻脐尿管动脉从髂内动脉发出，切断并结扎脐尿管动脉和膀胱上动脉。用吸引器将耻骨后疏松脂肪组织吸净，切断并结扎阴茎背浅静脉，也可用双极电凝处理阴茎背浅静脉。清除盆底筋膜表面的脂肪组织，清楚显示盆底筋膜在肛提肌与前列腺之间的返折，紧贴肛提肌筋膜表面剪开盆底筋膜，并切断耻骨前列腺韧带，2 - 0 Dixon 双环缝扎阴茎背深静脉丛。

从正中切开腹膜进入腹腔，探查腹腔。用大盐水垫将小肠阻隔于中上腹，自动拉钩牵开腹腔。在输尿管跨过髂血管部位切开后腹膜，分离输尿管。如计划在全膀胱切除后做原位新膀胱，应尽量分离至近膀胱处才离断输尿管。如选用回肠（或结肠）导管术或其他可控膀胱尿流改道，可在输尿管越过髂血管下方 2～3cm 离断输尿管。应保持在鞘外分离输尿管，以保证输尿管的血运和蠕动功能。近端输尿管不结扎，也不放支架，根据尿液流入切口内的情况可以判断患者术中水化状态，随时与麻醉师沟通调整补液速度。

在双侧输尿管离断后，吸尽膀胱内尿液，将 50mg 丝裂霉素或 50mg 吡柔比星配成 30ml 溶液经导尿管灌入膀胱内保留。用电刀从膀胱顶部沿脐尿管切开腹膜，将两侧脐尿管之间的腹膜连同膀胱一起做整块切除。

在膀胱直肠凹腹膜返折处剪开腹膜，一般能见到精囊。沿狄氏筋膜（Denonvillier's fascia）间隙钝性分离，将直肠前壁与前列腺后面分开，直至前列腺尖部，然后沿精囊和前列腺两侧向前列腺尖方向分离，因从髂内血管分支供应膀胱和前列腺的血管经由两侧进入膀胱和前列腺，切断这些部位的组织时应予结扎。如果全膀胱切除后采用新膀胱术做尿流改道，保留神经血管束有助于保持控尿功能，则应紧贴精囊和前列腺分离。如果肿瘤分期较晚，则需要将神经血管束一起做广泛切除。

将膀胱内灌注的药物以及尿液经导尿管吸干净。在前列腺尖部用剪刀锐性离断尿道前半部分，牵出导尿管，近端夹闭、切断并牵引，这样膀胱内尿液便不会流出而污染手术切口，避免可能引起的切口种植。尿道断端用 2 - 0 可吸收缝线间断缝合 3 针，留作新膀胱尿道吻合时牵引用，离断尿道后半部，移除标本。

仔细止血，止血时仍应注意保护神经血管束，避免大块缝扎或反复电凝止血。冲洗盆腔后，如尿道断端出血，可从尿道插入 F18～20 号气囊导尿管，充盈气囊轻轻牵引压迫止血。

盆腔淋巴结清扫，应仔细清除髂外动、静脉周围的脂肪淋巴组织，闭孔神经周围、髂内血管和髂外血管周围以及骶骨前区的脂肪淋巴组织。

女性全膀胱切除基本步骤与男性全膀胱切除相同，但在腹膜外分离膀胱时需要切断和结扎子宫圆韧带。在子宫直肠凹切开腹膜返折，将部分阴道后壁与直肠前壁分开。在后穹隆切开阴道后壁，然后沿两侧向膀胱颈方向切断阴道后壁和前壁，向下分离尿道并切断尿道，将子宫和部分阴道与膀胱做整块切除。如采用原位新膀胱做尿流改道，则在膀胱颈与尿道交界处离断，否则应将2cm左右近端尿道与膀胱一起切除。阴道断端用1-0可吸收线连续交锁缝合。留做新膀胱吻合用的尿道断端如有渗血，可采用气囊导尿管压迫止血或用止血蛋白胶喷布暂时止血。对采用其他尿流改道方式者，可用2-0可吸收线缝合尿道断端止血。最后做盆腔淋巴结清扫。

（四）手术范围

经典或标准全膀胱切除术的手术范围在男性应包括膀胱、前列腺、精囊、部分输精管，以及这些结构周围的脂肪淋巴组织，两侧脐尿管以及它们之间的腹膜和腹膜外脂肪淋巴组织，也与膀胱前列腺一起做整块切除。在女性则包括膀胱、子宫、附件和部分阴道及其周围的脂肪淋巴组织。

但临床上根据膀胱癌分期和病变范围，以及患者的年龄、对生育功能和尿流改道的要求，在有选择的病例中全膀胱切除术中可保留一些器官或组织。例如在男性中保留前列腺包膜，或保留全部输精管、精囊和前列腺。在女性保留附件，或保留子宫和阴道。在女性如计划做原位新膀胱，则应保留全部尿道。

（五）淋巴结的处理

全膀胱切除手术应常规做盆腔淋巴结清扫。淋巴结清扫不仅有助于术后病理分期，也能改善淋巴结无转移和有转移患者的预后。根据淋巴清扫范围不同，分局限（limited）淋巴清扫和扩大（extended）淋巴清扫。前者的范围包括1、2、3、5、6组的淋巴结。扩大淋巴清扫还需要将髂总血管周围的淋巴脂肪组织一起清除。在有些大的医疗中心甚至将淋巴结清扫范围扩展到腹主动脉分叉以上、肠系膜动脉分支以下。

清除的淋巴结是整块送检还是分区标记送检对淋巴结检出的阳性率有影响，分区标记送检的阳性率较高，而前者容易漏诊，因此建议分区标记送检。有限淋巴清扫按10个区标记送检，扩大清扫按12个区标记送检。

（六）膀胱全切术后尿流改道

1. 全膀胱切除后尿流改道方法　全膀胱切除后尿流改道方法多种多样，各种术式及改良方法多达100余种，归纳起来可分为三大类：非可控性尿流改道、可控性尿流改道和原位新膀胱。非可控性尿流改道术一般来说手术比较简单、严重并发症相对较少、相对比较安全，但术后需要终身佩带集尿装置，对患者的外在形象、社交活动和生活质量影响比较大，此外需要定期更换集尿装置，需要一定费用。可控性尿流改道手术方式繁多，手术操作一般比较复杂、并发症比较多、术后虽无需带尿袋，对患者的自身形象维护较好，对社交和生活的影响比较小，但需要终身间歇性导尿，给生活带来诸多不便。原位新膀胱术后患者可以控尿和排尿，基本上能维持正常社交活动和生活质量，但手术操作复杂、并发症也比较多，而且有些并发症很难处理。

泌尿外科专家对全膀胱切除后尿流改道的方法进行不断的探索，从非可控性尿流改道到可控性尿流改道再到原位新膀胱，进行了不断改良与创新，也淘汰了许许多多的术式，在20世纪80—90年代曾经流行之极的经腹壁导尿可控膀胱现在已基本上退出历史舞台。例如Hautmann等人在2006年统计了国际上进行全膀胱切除尿流改道手术例数最多的8大医疗中心所作的7 129例尿流改道手术情况，发现原位新膀胱占46.9%，肠导管术为32.7%，经肛门可控尿流改道为10.6%，经腹壁导尿可控尿流改道为7.6%。而今原位新膀胱和回肠导管术是最主要的尿流改道的方式。因此下面主要介绍这两种改道方式。

（1）回肠导管术：回肠导管术最早由 Seiffert 提出，至今已超过一百年的历史，后经 Bricker 定型并推广，至今应用已经超过半个多世纪，由于手术相对简单安全，远期并发症较少，目前仍然是全膀胱切除后最常用的尿流改道方式之一。

1）经典的回肠导管术（Bricker）：全膀胱切除后仔细止血，将左侧输尿管经乙状结肠系膜下隧道穿过，到达乙状结肠右侧，注意不要扭曲。在距回盲瓣 10～15cm 处，于灯光下辨认出肠系膜血管及其分支走向，注意保留好回结肠血管，以免回肠末段和盲肠缺血坏死。分离出一段带系膜血管的回肠段，长约 15～20cm。用 1 号丝线间断内翻缝合将回肠做端端吻合，恢复肠道连续性，缝合关闭肠系膜裂孔以防止内疝。在右下腹壁预先标记的造口部位，用组织钳钳住皮肤并提起，用刀片切除约 2cm 直径的皮肤，清除皮下脂肪组织，十字切开腹直肌前鞘（造口经腹直肌）或腹外斜肌腱膜（造口经腹直肌外侧），钝性分开腹直肌或腹内斜肌，切开腹直肌后鞘或腹横斜肌腱膜，建成一个通道供回肠导管通过，大小以能容纳两个手指尖为度。将回肠段远端经此通道引出至右下腹壁，用 4 号丝线将回肠段与腹直肌前鞘或腹外斜肌腱膜间断缝合而与腹壁固定，外翻回肠末端，缝合成乳头，并与皮肤固定。

也有在右下腹皮肤做 Z 形切口，将 Z 形皮瓣整合到回肠末端的乳头中，这种方法的缺点是，在尿液的长期刺激下，皮瓣的慢性炎症反应会造成乳头狭窄。乳头形成后，再吻合输尿管。将右输尿管末端剪开约 0.5～1.0cm 扩大口径，在回肠段合适位置的对系膜缘用剪刀剪去一小块浆肌层和黏膜，将输尿管末端与肠段作端侧吻合，采用 4－0 可吸收缝线间断缝合（Cordonnier 法）。同样方法吻合左侧输尿管。输尿管吻合后将回肠段近端断端用 2－0 可吸收线缝合关闭，再用 1 号丝线间断浆肌层缝合加固。输尿管内放置支架管经腹壁造瘘口引出，术后 7～14 天拔除。输尿管吻合也可以采用另外两种方法：①将双侧输尿管末端剪开后，并排缝合成一个大口再与回肠断端做端端吻合，②将两个输尿管末端剪开后对缝，再与回肠末端做端侧吻合（Wallace）。

采用输尿管并发吻合时，一旦发生吻合口狭窄将会引起双侧上尿路梗阻，经再次开放手术用改良 Cordonnier 法重做输尿管吻合而治愈。手术结束时盆腔内放置引流管，缝合腹壁切口，腹壁造口接集尿袋。

2）改良回肠导管术：经典 Bricker 术并发症较多，特别是与造口有关的远期并发症如造口旁疝、造口回缩、造口狭窄或突出，处理非常困难。为减少或避免以上并发症，缩短手术时间，我们对 Bricker 术进行了多处改良。

改良之一：首先在体内制成半乳头。在截取回肠段后，先在其远侧端用 1 号丝线间断缝合 5 针，缝线要缝上回肠末端全层和距末端 1.5cm 处的浆肌层，打结后即翻转成乳头，肥胖患者肠系膜脂肪很厚的话，需要去掉一些肠系膜上的脂肪，回肠末端才能翻转成均匀的乳头，但要注意不能伤及系膜中的血管。

改良之二：将造口置于右侧下腹壁腹直肌外侧缘并与腹外斜肌腱膜和腹横肌腱膜缝合固定。将腹外斜肌腱膜和腹横肌腱膜十字切开后，将其边缘用 2 号丝线缝成一层，间断缝合 6～8 针，打结后留作固定回肠段用。

改良之三：回肠导管经腹膜外隧道引至右下腹壁，而不是直接穿过腹壁。于右输尿管外侧后腹膜切口边缘钝性分离腹膜，对准右下腹壁造口位置，制成腹膜外隧道，用弯卵圆钳将回肠导管经此隧道引出至右下腹壁，用缝合腹外斜肌腱膜和腹横肌腱膜的缝线缝上回肠段的浆肌层，打结将其固定于腹壁，再用 4－0 可吸收缝线将肠乳头与皮肤间断缝合固定，即形成所期望的乳头。

改良之四：输尿管与回肠导管用 4－0 可吸收线连续交锁缝合方法做端侧吻合（改良 Cordonnier 法）。在回肠导管引出到腹壁、缝合固定并做好乳头之后，再行输尿管吻合。从腹壁乳头向回肠段内插入 8 号（根据输尿管管径可选用 8、10 或 12 号）单腔导尿管，在回肠段适当位置的对系膜缘用剪刀剪去一卵圆形浆肌层，长约 1.0cm，宽约 0.5cm，以回肠段内导尿管为指引，用电刀切开此处肠黏膜，将导尿管引出，将输尿管末端剪开约 0.5cm，将导尿管插入输尿管作为临时支架，检查输尿管没有扭曲后，用 4－0 可吸收线从输尿管剪开的尖端开始，连续交锁缝合，每一针必须缝到输尿管全层和肠壁全层。先吻合右侧输尿管，再以同样方法吻合左侧输尿管。这样可以将输尿管吻合在适当的位置，不容易发生输尿管扭曲或位置不当等情况。

改良之五：输尿管内不放置支架，但回肠导管内放置支架。输尿管吻合完毕后，将导尿管退回到回肠段内并从其近端引出，将一根 24 号多孔胶管缝于导尿管末端，将此管牵引至回肠导管内作为支架，末端缝于乳头上固定，术后 2 周左右拔除。

改良之六：最后才关闭肠系膜裂孔。将肠系膜裂孔用 1 号丝线间断缝合关闭，以防止内疝。

改良之七：回肠导管完全置于腹膜外。用 1 号丝线将右侧后腹膜间断缝合，将输尿管吻合口和整个回肠段全部置于腹膜外。盆腔内留置一根 20 号胶管作为引流，缝合关闭腹壁切口，结束手术，立即在乳头接集尿袋。

（2）原位新膀胱术：原位新膀胱术是在全膀胱切除后，利用消化道的某一部分，制成储尿囊，与尿道吻合，期望重建下尿路功能。原位新膀胱术于 1888 年由 Tizzoni 和 Fogg 提出并在雌性狗身上实施了该手术。1951 年 Couvelaire 重拾该理念。1988 年 Hautmann 的临床研究报道将该术式真正推向了临床实际应用。20 余年来该手术逐渐成为一些大医疗中心最常用的尿流改道方式之一。原位新膀胱手术最大的优点在于患者术后能够自己控尿和排尿，不需要带尿袋或自行导尿，能较好保持自身形象，基本上能维持正常生活和工作，因此很受患者欢迎。但是在手术不成功或有严重并发症的情况下，如尿瘘或完全不能控尿，则处理非常难。而且手术步骤复杂、操作烦琐、手术时间长、术中出血多，对手术医生来说是极大的挑战；术后并发症多，有些并发症的处理困难，影响了临床效果，再加上对下尿路排尿和控尿生理功能认识上的一些错误，影响了原位新膀胱术在临床上广泛应用。

原位新膀胱根据利用消化道部位的不同可分为胃新膀胱、回肠新膀胱、结肠新膀胱和回结肠新膀胱，几乎所有术式中新膀胱都是截孔与尿道吻合，输尿管留置支架管 10～14 天。目前应用最为广泛的是回肠新膀胱。而回肠新膀胱又有许多术式或改良方法，其中最经典的是 Hautmann 新膀胱。有学者从 2000 年开展回肠原位新膀胱手术，至今已经积累了 400 多例经验。在 10 年实践过程中针对该手术的并发症和不足之处进行了多次多处改良，祈望将手术流程优化、操作简化，缩短手术时间，提高手术安全性，减少并发症，提高术后控尿效果，且不影响术后远期肿瘤控制效果，让术者感受手术乐趣，让患者感觉到手术的安全和效果。

1）经典 Hautmann 新膀胱手术（即 w 形回肠新膀胱术）：在全膀胱切除并仔细止血后，将左输尿管经乙状结肠系膜下隧道转移到乙状结肠右侧，在距回盲瓣 10～15cm 处截取一段

60~80cm 长带系膜血管蒂回肠段，在恢复肠道连续性和关闭肠系膜裂孔后，在对系膜缘用电刀切开将分离的回肠段去管道化，然后排列成 w 形，用 2-0 可吸收线缝合成片。在肠片最低位置戳一个约 1cm 大小的孔，将此孔与尿道断端用 2-0 可吸收线间断缝合 4~6 针，打结于膀胱内。然后将输尿管分别吻合于 "w" 的两个内侧臂上，采用 Le Duc 方法，吻合后输尿管内留置的支架管经腹壁引至体外，术后 2~3 周拔除。经尿道留置气囊导尿管，再将肠片缝合成新膀胱，并用 24~26 号菌形管做新膀胱造瘘，盆腔和腹腔各放一根引流管，缝合关闭切口。

2) 改良 Hautmann 手术：针对经典 Hautmann 手术存在的问题，我们对其进行了六点改良。

a. 减短做新膀胱所用肠段的长度，由 60~80cm 减少到 40~45cm，这样所形成的新膀胱在初期可能容量较小，但新膀胱成熟后容量并不受影响。

b. 不戳孔，将肠片最低处边缘直接与尿道连续缝合吻合。用 2 根 2-0 可吸收缝线，第一根线从尿道断端 6 点开始，顺时针方向连续缝合直到 12 点，另一根缝线也从 6 点开始，反时针方向连续缝合，在 12 点两根线汇合并打结，剪断一根，另一根留做缝合新膀胱前壁用。用一把特制的持针器对尿道吻合帮助很大。

如此改良之后，新膀胱与尿道吻合不需要截孔，并采用连续缝合，既减少了操作，又能保留吻合口血运，可预防吻合口漏和狭窄。

c. 采用改良黏膜沟法和半乳头直接种植法做输尿管吻合。尿道吻合后才进行输尿管吻合。改良黏膜沟输尿管吻合法：在 w 的两个内侧臂上截孔将输尿管引入到新膀胱内，用 5% 葡萄糖注射液注入截孔下方的肠黏膜下，使肠黏膜与黏膜下层分离，剪除一块 1.5~2.0cm 长 0.5cm 宽的黏膜条，在肠壁形成一条黏膜沟，将输尿管末端劈开约 0.5cm。根据输尿管内径的大小插入 8~12 号单腔导尿管做为临时支架，将输尿管末端置于黏膜沟内，用 4-0 可吸收缝线将黏膜沟远端肠壁黏膜和肌层与输尿管末端全层间断缝合三针，以牢固固定输尿管。其余部分只将黏膜沟边缘的肠黏膜与输尿管鞘缝合。

吻合完毕后拔除临时支架管，观察尿液从吻合口喷出情况。半乳头直接种植法：将输尿管引入膀胱内，输尿管内插入作 8~12 号导尿管作为临时支架，用 4-0 可吸收缝线将肠壁全层与输尿管鞘间断缝合 4~6 针固定，将输尿管末端剪开 0.5cm，外翻缝合成半乳头后，拔除临时支架管后应观察到尿液从新吻合的输尿管口喷涌而出；如未能观察到尿液喷出，可静脉注射 10~20mg 呋塞米利尿，如果仍然无尿，则应检查患者水化状态，膀胱外输尿管是否充盈和其行程有无扭转。

为使手术顺利进行，输尿管吻合前应嘱咐麻醉师给患者适当补液，让患者充分水化，以便在吻合完毕拔除临时支架管后，能及时观察新吻合的输尿管口情况。在新膀胱与尿道吻合之后做输尿管吻合可保证将输尿管吻合在新膀胱的合适位置。如果先吻合输尿管的话，在将肠片牵入盆腔与尿道吻合时，可能会出现输尿管张力，或发现输尿管吻合口位置不当，或输尿管扭曲，反复检查甚至返工，浪费时间。

d. 输尿管吻合后不留置支架管。这样可减少术后护理工作量和拔管操作，有利于患者早期下床活动。

e. 待输尿管吻合完毕，24 号菌形管新膀胱造瘘，新膀胱成形完成后才缝合（1 号丝线）关闭回肠系膜裂孔，这样可以减轻先关闭肠系膜裂孔对将新膀胱牵入盆腔与尿道吻合的影响。

f. 术后只安放一根盆腔引流管。将盆腔引流管和膀胱造瘘管经腹壁另截孔引出，缝合关闭切口，结束手术。

2. 选择不同尿流改道方法的原则、适应证和经验　如下所述。

（1）选择尿流改道方法的原则：全膀胱切除后如何选择尿流改道的方式，一直是泌尿外科医生和全膀胱切除患者十分关心的问题，尽管一个多世纪以来临床医学专家和泌尿外科医师们不断探索和改进，创造了许许多多的尿流改道方法和改进术式，从非可控性尿流改道到可控性尿流改道，利用组织工程进行膀胱替代或再生，利用肠道或胃替代膀胱重建下尿路功能（原位新膀胱），术后患者的生活质量有了很大改善，但都无法达到原有膀胱的功能状态，还存在诸多的并发症和问题，有些并发症处理非常困难而且严重影响患者的生活质量甚至威胁患者生命安全，到目前为止没有一种十分理想的尿流改道方式。因此，在选择尿流改道方式时要非常慎重。医师在选择尿流改道方式前，不仅要考虑到疾病本身，如肿瘤的临床分期、是否侵犯后尿道或前列腺、精囊或神经血管束是否受侵犯，在女性患者肿瘤是否侵犯膀胱颈等。更要考虑到患者的年龄、对生活质量的要求。术前一定要向患者和家属详细说明各种尿流改道方法和方式的大致做法、手术效果、早期和远期并发症以及针对并发症的措施、不同尿流改道方式对生活和工作的影响程度、它们的优缺点，特别要强调尿流改道手术后终身定期随访的必要性，一定要弄清楚患者和家属对终身随访的依从性和坚持终身定期随访的能力。如果术者对尿流改道手术没有多少经验，手术前一定要仔细阅读有关文献和手术学书籍，熟悉手术操作的每一个步骤和细节，对可能导致严重并发症的关键步骤如肠吻合、新膀胱缝合、尿道吻合、输尿管吻合等操作一定要心中有数。

总的来说，选择尿流改道方式的原则是，应根据疾病本身的病变程度，患者和家属对尿流改道的认识、要求和对随访的依从性，以及医生的技术和经验，医生与患者和家属仔细商讨后，慎重选择。不顾实际情况，或不切实际的选择，可能对患者造成灾难性的后果。

（2）尿流改道方法的适应证

1）回肠导管术：回肠导管术（Bricker）手术相对简单、手术时间短，早期和远期严重并发症相对较少，术后随访要求不高，是目前最简单和最安全的尿流改道方法之一，凡是不适合或不愿意接受原位新膀胱术或可控尿流改道的患者都适合做回肠导管术（Bricker）。

如尿道有肿瘤或肿瘤侵犯尿道，需要做全尿道切除者；有尿道狭窄、排尿困难者；有尿道功能障碍、尿失禁者；肾功能障碍或肾功能不全；局部晚期肿瘤、需要广泛切除包括双侧神经血管束（男性），肿瘤侵犯膀胱颈或阴道（女性）需要切除部分尿道或大部分阴道；有重要器官功能障碍不能耐受长时间手术者；远离医院居住而无法坚持定期随访复查，或没有能力或不愿坚持随访复查者，都有指征接受回肠导管术。

2）回肠原位新膀胱术：术后绝大部分患者能够控尿和排尿，能较好保持自身形象和生活质量，比较而言是目前较为理想的尿流改道方式，尽管 Hautmann 认为几乎 90% 的全膀胱切除患者适合做原位新膀胱，但我们认为原位新膀胱手术复杂、操作步骤多而繁琐、手术时间长、早期和远期并发症都比较多，术后需要终身监测尿道复发、膀胱容量和残余尿量以及肾功能情况。我国幅员辽阔，经济发展不平衡，医疗卫生条件不同地区差别较大，选择新膀胱手术应当考虑以下因素：①医生的技术水平和经验；②医院的配套设施情况；③膀胱肿瘤的临床分期；④患者的社会经济状况、对尿流改道的期望和对随访的依从性。

如果患者尿道功能正常，尿道没有肿瘤或未受肿瘤侵犯，前列腺没有肿瘤或没有肿瘤侵犯，肿瘤比较局限、全膀胱切除时至少能保留一侧神经血管束，肾功能正常、没有慢性代谢障碍性疾病，对终身定期随访复查有良好的依从性和能力，均可以考虑做原位新膀胱术，否则应选用回肠导管术或其他尿流改道方式。

3）可控性尿流改道：尽管现在很少应用，但在不适合做原位新膀胱的情况下，患者又不愿接受非可控性尿流改道，则有指征做可控性尿流改道。

（3）选择尿流改道的经验：浸润膀胱癌需要全膀胱切除和尿流改道的患者大多为老年人，并发有其他器官系统疾病的情况很常见，如高血压、冠心病、慢性肺部疾病（如通气功能障碍）、高血脂和糖尿病。这些患者在全膀胱切除和尿流改道手术后容易出现并发症，死亡率高。简化手术操作、减少出血和缩短手术时间和避免并发症，是提高手术安全性的关键所在。对年资较低的泌尿外科医生来说，这类手术的机会和经验一般不会太多，选择尿流改道方式非常重要，因术后并发症主要与尿流改道有关，也是造成死亡的主要原因。有学者400多例全膀胱切除尿流改道手术中有3例患者在围手术期死亡，其中2例死于尿流改道并发症，1例死于术后辅助全身化疗并发症。死于尿流改道并发症的2例患者均与尿流改道方式选择不恰当有关，2例患者高龄、肥胖和身体状况差，术后死于吻合口漏并发感染。事后总结经验认为，对这2个患者从一开始就应选择回肠导管术，结肠的血供较回肠差，容易发生吻合口漏。

因此在选择尿流改道方法时一定要慎重考虑患者的实际情况和术者的经验包括发现和处理并发症的能力，尽量选择简单安全的改道方式，在技术成熟情况下再根据患者的具体情况选择兼顾患者生活质量的尿流改道方式。

3. 尿流改道术后处理和注意事项 尿流改道手术方式繁多，无论哪种术式，术后都可能出现并发症，而且并发症的发生率还很高，几乎半数患者会出现并发症，因此除了术中积极预防以外，术后严密观察，早发现和早处理非常重要，可能避免并发症带来的严重后果。

（1）回肠导管术后要注意盆腔引流管引流液的颜色和量，并保持引流通畅。一般术后第1天引流量较多，与术中冲洗盆腔和腹腔后残留的冲洗液有关，第2~3天引流量应明显减少。盆腔引流管一般在患者进食并排便后，检查血象正常，确认没有肠漏和漏尿后才拔除。回肠导管一般会有肠黏液随尿液流出，特别是肠蠕动作用，在适度尿量情况下，回肠导管不会因黏液阻塞，不需要冲洗等特别处理。但有些患者肠黏液特别多而稠，在尿量不足或选用的支架管较细时，受黏液块堵塞可引起回肠导管内压过高，导致肠输尿管吻合口漏或回肠导管近端缝合处漏尿。对这种患者要定时清洗回肠导管内黏液和支架管内黏液，保持通畅。可用8号导尿管经回肠导管用生理盐水反复冲洗。此外要保持胃管引流通畅，保证良好的胃肠减压，督促患者尽量早期下床活动，并利用中医针灸和穴位刺激的方法促进肠蠕动功能的早期恢复，以预防肠麻痹、肠胀气和肠粘连。早期肠粘连肠梗阻导致肠内压高，影响肠道血运和吻合口愈合，容易发生肠吻合口漏。一般在出院时拔除回肠导管内支架管，拔管后要仔细观察回肠导管尿液流出情况，如果尿液流出量明显减少，要检查是否存在回肠导管梗阻，个别情况下术中回肠导管方向放置反了，肠蠕动与尿流逆向，需要再手术纠正。一定要请造口护理师教会患者和家属如何更换集尿袋和护理腹壁造口，以避免造口周围皮肤尿源性皮炎。出院时需要作腹部和盆腔B超检查，了解上尿路是否扩张，盆腔或腹腔有无积液。嘱咐患者出院后2~4周返院作第一次复查，以后3~6个月复查一次，需终身定期复查。

(2) 回肠新膀胱术因吻合口多，发生并发症的机会增加，术后应特别注意预防，并加强观察，以便早发现和早处理。由于新膀胱手术时间比较长，术后当天应特别注意观察生命体征，如血压、脉搏、尿量、血红蛋白浓度、血氧饱和度和体温，判断血容量是否足够，是否有严重贫血，补液量是否足够或过剩等。如出现不能解释的脉搏增快（＞100次/分），即使其他生命体征都正常也要引起足够的注意，这可能是休克或心力衰竭早期的唯一表现，如未能早期发现和处理，可能酿成严重后果。

每天用生理盐水经导尿管冲洗新膀胱，将新膀胱内黏液和渗血冲洗干净，防止结成块堵塞导尿管或膀胱造瘘管，避免新膀胱内高压，预防新膀胱漏、输尿管膀胱吻合口漏和新膀胱尿道吻合口漏。一般每天冲洗1次即可，如黏液或渗血较多，应每天冲洗2～3次。

术后2～3周行新膀胱造影，无造影剂外漏即可拔除膀胱造瘘管，待瘘孔完全长好后拔除导尿管排尿。拔导尿管后短期内可能有尿失禁、尿频和排尿不出的情况。尿频和尿失禁随新膀胱容量扩大后会自然消失。在排除机械性梗阻后，仍然排尿不出主要与患者在排尿时不会用腹压和松弛尿道有关。回肠新膀胱在排尿时无收缩，排尿靠腹压，但排尿时无论腹压多高，只要尿道不松弛，就无法排出尿来。应用科普语言向患者讲解排尿生理，使其掌握正确使用腹压和松弛尿道的方法，一般可解决问题。有些患者立位排尿较好，有些患者需要坐位排尿。

出院时应对患者和家属进行并发症和随访复查的宣教，让他们明白术后终身定期随访的重要性和含义。随访的主要内容应包括膀胱容量和残余尿量、上尿路和肾功能情况、血电解质和酸碱代谢情况和尿道肿瘤复发的问题。

（七）手术并发症及处理

1. 全膀胱切除术并发症的预防和处理　血管损伤大出血和直肠损伤是全膀胱切除术的主要并发症。即使没有大血管损伤，由于手术时间长，或解剖层次不清楚，术中失血超过1 000～2 000ml的情况并非少见，如果麻醉师未能很好配合，未能及时补充损失的体液和血液成分，可致循环障碍和内环境失衡，严重时可发生休克和急性肾功能衰竭，患者死亡。

（1）大出血的预防和处理：全膀胱切除过程中容易发生大出血的情况主要见于阴茎背静脉丛处理不当、处理膀胱和前列腺两侧时误入其外侧的静脉丛和在淋巴清扫时损伤髂内静脉及其分支，而损伤髂总和髂外血管的情况很少见。预防的关键在于术中暴露良好和解剖层次清楚。就处理阴茎背静脉而言，可参照Walsh解剖性耻骨后前列腺根治性切除术中描写的方法，在切开两侧盆底筋膜及耻骨前列腺韧带后，用2-0带针可吸收缝线双环缝扎阴茎背静脉丛。切开盆底筋膜时一定要在该筋膜返折的最底处或贴近肛提肌表面切开，可避免进入前列腺外侧的静脉丛而引起很麻烦的出血。

术中一旦发生血管损伤大出血，应保持冷静和头脑清醒，可用干纱布或棉垫先压迫暂时止血，一边通报麻醉师加快补液和准备血液制剂，一边迅速判断损伤血管类型和重要性，静脉出血如涌泉、颜色较暗，动脉出血压力高、喷涌而出、颜色鲜红。髂外或髂总血管损伤必须进行修复，否则会影响患肢功能。在压迫止血情况下，弄清出血的部位，用沙氏钳阻断损伤血管的近端和远端，用3-0或4-0血管线缝合修复即可。如术者自己没有修复血管的能力或经验，在压迫止血的同时应尽快请血管外科专科医师或有血管修复经验的外科医师协助，切忌用普通止血钳盲目钳夹，以免加重损伤给修复带来困难。髂内静脉或髂内动脉损伤可缝扎止血，不会影响功能。

（2）直肠损伤的预防和处理：全膀胱切除术中损伤直肠情况较少见，主要见于在切开膀胱直肠凹腹膜返折时选择的位置不当，以至于没能正确进入狄氏（Denonvillier）间隙，再加上分离动作用力不当，造成直肠前壁撕裂损伤。此外在最后处理前列腺两侧时，由于过度向前向上牵拉膀胱和前列腺，钳夹和切断前列腺两侧蒂时容易损伤直肠前壁。因此在移除膀胱前列腺标本后应常规仔细检查直肠前壁有无损伤，如有损伤，给予横行间断缝合，术后盆腔置引流和禁食，并严密观察，一般可愈合。如无修复经验，最好请普外或胃肠外科医师协助处理。一般不必结肠造口。直肠损伤遗漏可酿成严重后果。

2. 尿流改道手术并发症预防和处理　如下所述。

（1）回肠导管术：分早期并发症和远期并发症。早期并发症一般是指发生于手术后 3 个月以内的并发症。早期并发症主要有尿漏、肠漏和感染。远期并发症主要与造口和输尿管吻合有关，如小肠吻合口漏、输尿管吻合口漏、回肠导管漏、造口旁疝、造口回缩或狭窄、造口脱垂、输尿管吻合口狭窄、上尿路扩张积水、尿路感染、肾功能损害等。

1）小肠吻合口漏：主要与吻合口血运、吻合技术和术后早期肠梗阻肠胀气有关，因此保证吻合口血运、采用正确的吻合方法和术后胃肠减压以及促进肠蠕动功能早期恢复，是预防小肠漏的有效措施。一旦发生小肠漏应紧急手术，做吻合口切除再端端吻合。就小肠吻合口漏而言，处理上的任何延误只能增加患者的死亡风险。

2）输尿管吻合口漏：与输尿管末端血运受损、缝线质量差以及缝合技术不良有关。输尿管吻合方法有 Cordonnier 和 Wallace。吻合时输尿管内一定要放置临时支架管，缝合时要将输尿管全层与回肠壁全层缝上，做连续交锁缝合，可以防止漏尿。如发现漏尿，患者无发热、血常规正常，且伤口引流管通畅，可以观察保守，大部分可愈合，但要跟踪随访，观察有无输尿管吻合口狭窄和上尿路积水发生。如果伤口引流管已经拔除，漏尿积聚可形成假性尿囊肿，患者有发热和血常规异常，应尽早手术引流。

3）回肠导管漏：与回肠近端关闭的缝合技术不良或缝线质量有关。肠段血运不良、回肠导管内压力过高也是诱发因素。一旦确立诊断，应急诊手术探查和引流，如局部情况好，可对回肠近端再缝合。在女性出现回肠导管阴道瘘，引流通畅、无发热、血常规正常，可以观察保守处理，如不愈合可后期修补。

4）造口旁疝：是回肠导管术后远期较多见的并发症之一。发生原因不大清楚，有文献报道经腹直肌造口较经腹直肌外侧造口发生切口旁疝的机会少，但其他文献没能重复出相同结果。我们将回肠导管完全置于腹膜外，且将其确实固定于腹外斜肌和腹横肌腱膜上，可避免造口旁疝的发生。轻度的造口旁疝没有什么影响，不需要处理。严重者可影响接集尿袋。造口旁疝修复很困难，无论是开放手术还是腹腔镜下手术修补，失败率高达 50%，还有很多的并发症，因此预防非常关键。

5）造口回缩：也是回肠导管术后常见并发症之一。造口回缩与回肠导管固定方法不当有关，利用 4 号丝线间断缝合 6~8 针固定于腹直肌鞘（经腹直肌造口）或腹外斜肌与腹横肌肉腱膜（经腹直肌外造口）可以防止造口回缩的发生。造口回缩常伴有狭窄，既影响接集尿袋，也影响回肠导管尿液引流，这种情况下需要再手术重塑造口。

6）造口狭窄：造口回缩常伴有狭窄。造口时如将 Z 形皮瓣嵌入到乳头中，长期的尿液刺激和炎症反应可致造口狭窄形成。回肠导管与腹壁腱膜的良好固定可预防造口的回缩，也可预防造口狭窄。利用肠外翻形成完整乳头可预防造口狭窄。造口狭窄如影响到回肠导管的引流，则要再手术纠正。

7）输尿管吻合口狭窄：也是回肠导管术后远期常见并发症之一。可致同侧上尿路扩张积水和感染，影响肾功能。采用 Wallace 方法输尿管吻合，一旦发生吻合口狭窄可致双侧上尿路扩张积水。输尿管吻合口狭窄原因并不很清楚，可能与吻合口局部血运不良、漏尿等有关。由于发生率低，对不同吻合方法优缺的评价困难，也没有确实的预防方法。输尿管血运是从肾脏平面沿输尿管一直下行、行走于输尿管鞘内分布于其表面，因此分离时应在鞘外进行，才能保护好输尿管血运及其蠕动功能；吻合前一定要将输尿管末端剪开以便扩大吻合口，吻合时一定要放置管径合适的支架管，采用连续交锁缝合可以防止漏尿，（从目前文献来看，连续交锁缝合较间断缝合好），吻合后拔除支架管并利尿，检查有无吻合口漏；回肠导管内放置支架管并保持引流通畅。我们采取以上预防措施，施行 50 多例回肠导管手术，100 多例输尿管吻合无一发生吻合口狭窄。输尿管吻合口狭窄引起上尿路扩张，应争取早期手术纠正，以保护肾功能。

（2）回肠原位新膀胱术并发症的预防和处理：回肠原位新膀胱术后并发症比较多，早期主要并发症有：无尿或尿少，漏尿（输尿管新膀胱吻合口漏、新膀胱尿道吻合口漏和新膀胱漏）、肠漏（小肠吻合口漏）、感染、凝血功能异常、肺栓塞等。远期主要并发症有：输尿管吻合口狭窄、输尿管口粘连、尿道吻合口狭窄、排尿困难、尿失禁、反复尿路感染、代谢异常等。

1）尿少或无尿的预防：术后出现少尿或无尿可能与术中出血过多、血容量补充不足有关，如长时间容量不足或休克时间过长可能会发生急性肾功能衰竭。预防的关键在于术中麻醉管理和患者内环境的调整，这需要手术医生与麻醉师术前术中及时沟通与紧密合作。及时补充血容量可以预防急性肾功能衰竭发生，也可很快妥善处理因容量不足引起的无尿或少尿。如已发生急性肾功能不全，则应严格控制液体量，否则容易引起肺水肿。如果术中内环境维持很好，容量足够，术后发生无尿，要考虑输尿管吻合口梗阻的问题，应严密观察，保守 24～48 小时无好转，在排除急性肾功能不全的情况下，行经皮肾穿刺造瘘引流或手术探查。

2）漏尿的预防和处理：漏尿主要与手术技术有关，预防的关键在于掌握好输尿管以及尿道吻合技术，选用材质优良和管径合适的支架管，术后保持引流通畅。一旦发现漏尿，首先应弄清楚是输尿管吻合口漏还是尿道吻合口漏，或新膀胱缝合处漏。如果留有支架管、盆腔引流管通畅、血象正常和患者无发热，保持支架管和新膀胱造瘘管通畅，输尿管吻合口漏或尿道吻合口漏均可保守治疗，一般可愈合，但少数可能会继发吻合口狭窄，需要长期随访观察。否则可能需要再手术干预。

3）肠漏的预防与处理：预防的关键在于术中注意保持吻合口血运和吻合技术，术后预防肠梗阻和胀气。一旦发生小肠漏应急诊手术，作吻合口切除再吻合。

4）感染的预防与处理：漏尿并引流不畅，或尿路梗阻通常是感染的诱发或促成因素，由未能及时发现的漏尿或肠漏引起的感染和随后发生的多器官功能不全是全膀胱切除和尿流改道手术围手术期患者死亡的主要原因。早期发现、及时去除诱因或手术干预、抗感染和支持治疗，可避免患者死亡的严重后果。

5）凝血功能异常、血栓形成和肺栓塞的预防与处理：在并发有高血脂、糖尿病和高凝状态的患者，手术应激或并发感染，术后容易出现凝血功能异常、血栓形成和肺栓塞。术中术后合理水化以及应用低分子肝素可预防血栓形成和肺栓塞。一旦出现血栓形成或肺栓塞，应及时请血液科和呼吸科有关专家协助处理。

6）输尿管吻合口狭窄的预防和处理：在输尿管鞘外分离、保持输尿管的血运和蠕动功能，输尿管末端剪开形成大口，以及吻合时放置支架管和无漏尿缝合是预防输尿管吻合口狭窄的主要措施。术后留置输尿管支架管并不能预防吻合口狭窄。内镜下扩张或狭窄切开并留置支架管，可使部分输尿管吻合口狭窄患者免于再次开放手术之苦。但开放手术输尿管再吻合是处理吻合口狭窄远期效果最好的方法。

7）输尿管口粘连的预防和处理：在采用半乳头直接种植法输尿管吻合的患者，输尿管口可以相互粘连或与新膀胱壁缝线处粘连，干扰输尿管末端蠕动而发生上尿路积水，目前没有确实有效的预防方法。经尿道膀胱镜检查可确定诊断并做粘连切断而治愈。

8）尿道吻合口狭窄的预防和处理：尿道新膀胱吻合口狭窄的原因并不清楚，可能与吻合口血运不良、吻合口漏尿有关。采用不截孔而直接连续缝合的吻合方法可预防吻合口漏尿和减少尿道吻合口狭窄。经尿道狭窄内切开和定期尿道扩张，一般可纠正。

9）排尿困难的预防和处理：尿道或吻合口狭窄可引起排尿困难，但新膀胱术后排尿困难更多见的是功能性的。原位新膀胱术后早期常有排尿困难和膀胱内较多残余尿，与排尿反射和应用腹压排尿没有很好协调有关，一般经过排尿训练可以康复。如残余尿量超过100ml应给予间歇性导尿处理。一般半年左右能建立正常的排尿反射和正常排尿，但有些患者可能需要2年时间。

10）尿失禁的预防和处理：原位新膀胱术后短期内因新膀胱没有成熟、容量较小，可有尿频和尿失禁，一般3~6个月后能够恢复。永久性尿失禁与尿道括约肌功能不全有关，预防的关键在于全膀胱切除术中保留足够的后尿道与其周围的尿道横纹括约肌以及支配这些肌肉的神经血管束。尽管提肛训练有助于控尿功能的恢复，但原位新膀胱术后永久性尿失禁没有很好的治疗方法，佩带尿片可能是唯一可行的选择。

11）代谢障碍的预防和处理：肠道固有的吸收和分泌功能是肠道原位新膀胱术后代谢障碍发生的原因，尽量缩短用于制作新膀胱的肠段长度和避免过多残余尿可减少和减轻术后代谢障碍。将用于制作新膀胱的回肠长度缩短到35~40cm，术后很少出现代谢障碍的情况。如出现低血钾、慢性酸中毒等代谢变化，应口服补钾和碱性药物纠正。

12）尿路感染的预防和处理：新膀胱内不能保持无菌、尿路梗阻和尿液反流以及机体抵抗力降低是导致尿路感染的因素。结肠黏膜内寄生大肠杆菌的特性与回肠内基本上没有细菌的情况形成鲜明对比，因此尽量避免用结肠来做原位膀胱、输尿管与新膀胱抗反流吻合和处理尿路梗阻是预防尿路感染的主要措施。在发生尿路感染的患者，寻找以上因素并予以纠正、保持新膀胱内无菌状态，避免尿路感染反复发作，才能保护肾功能。

三、腹腔镜根治性全膀胱切除手术

腹腔镜根治性膀胱切除术主要适于肌层浸润性膀胱癌，与开放性手术适应证相似。因该术式涉及尿流改道，其难度较腹腔镜前列腺切除更大，在各类泌尿外科腹腔镜手术中技术要求最高。2001年由Turk等首次报道了5例腹腔镜根治性膀胱切除并可控性尿流改道术，平均手术时间7.4小时，平均失血量245ml，无一例输血，术中术后均未出现并发症，住院天数均为10天。2002年Turk等又报道了11例，平均手术时间6.7小时。Carvalhal等报道了

11 例，平均手术时间 7.3 小时。

在腹腔镜根治性膀胱切除 Brick 术之后，又有了腹腔镜根治性膀胱切除并原位新膀胱手术的报道。Gill 等报道了 2 例腹腔镜根治性膀胱切除并原位新膀胱手术病例，手术时间分别为 8.5 小时和 10.5 小时，一例于术后 5 个月死于肿瘤转移，另一例随访 19 个月，无局部肿瘤复发和远处转移。Abdel－Hakim 等报道了腹腔镜根治性膀胱切除并原位新膀胱手术病例（即改良 Camey II 式）共 9 例，其中 8 例为移行细胞癌，1 例为鳞状细胞癌，平均手术时间 8.3 小时，失血量从 150ml 至 500ml，认为该术式可以取代开放手术。

腹腔镜下膀胱全切－原位新膀胱术是较为理想的膀胱代替术式，患者术后生活质量高，易被患者接受；不过该术式操作复杂、手术难度高。但是，随着腹腔镜技术的进一步娴熟，器械的不断改进，腹腔镜膀胱全切还是逐渐体现出它的优势。腹腔镜下切除膀胱前列腺，有助于细致、精确地处理盆底深部由髂内动脉静脉的属支，保留神经血管束，精细分离精囊和狄氏筋膜（Denonvillier's fascia），减少术中出血；尿道括约肌损伤概率较小，也有助于保留神经血管束。手术创伤小，术后恢复较快。避免肠管长时间暴露，有利于术后肠道功能恢复，减少术后肠粘连。随着腹腔镜技术的不断提高，该手术正在逐渐被越来越多的泌尿外科医生所接受。

（一）膀胱的解剖

1. 膀胱的形态和位置　膀胱在空虚的时候呈三棱锥形，膀胱尖部朝向腹侧，与脐正中韧带相连至脐部，脐正中韧带贴附于腹前壁下部内面正中线，被腹膜覆盖形成脐中襞。膀胱底朝向背侧，膀胱的尖与底之间为膀胱体部。膀胱颈为膀胱的最下方，与尿道相接。膀胱位于盆腔的前部，耻骨联合的后方。男性腹部前壁的腹膜向下至小骨盆腔，覆盖于空虚膀胱的上面和后面，腹膜自膀胱后壁返折至直肠，被覆直肠中 1/3 的前面及上 1/3 的前面和两侧。继续向上延伸为腹后壁的腹膜，在膀胱与直肠之间形成直肠膀胱陷凹，是腹膜腔的最低部位。女性该处腹膜覆盖膀胱上面和后面的一部分，向后覆盖子宫大部分、卵巢、输卵管以及阴道的最上部，然后返折至直肠，向上与腹后壁腹膜延续，其间形成膀胱子宫陷凹和直肠子宫陷凹。膀胱空虚时，其尖不超过耻骨联合的上缘，充盈时，膀胱尖上升到耻骨联合以上，腹膜返折也随之上移。

2. 膀胱的毗邻　膀胱的前下壁位于耻骨联合的后面，二者之间称膀胱前间隙，在男性，此间隙内有耻骨膀胱韧带、耻骨前列腺韧带、结缔组织和静脉丛；在女性，耻骨膀胱韧带则连至膀胱或尿道前面。耻骨膀胱韧带和耻骨前列腺韧带呈对称分布，中间有阴茎或阴蒂背深静脉通过。在膀胱外侧的腹膜下的结缔组织中，走行有至膀胱的血管和神经，以及部分输尿管、输精管，这些血管、神经和组织组成膀胱外侧韧带。该韧带起于膀胱与前列腺外侧，向外上方连至肛提肌表面的筋膜。在膀胱两侧，由前向后的膀胱静脉丛及其汇成的膀胱静脉、膀胱下动脉、膀胱神经丛等被其周围的结缔组织包绕，形成膀胱后韧带。这些韧带在维持膀胱、前列腺、尿道的位置中起重要作用。膀胱的后下壁，即膀胱底，在男性与精囊腺、输精管壶腹接触，两侧输精管壶腹间区称输精管壶腹三角，借结缔组织连接直肠壶腹，称直肠膀胱筋膜。膀胱颈在男性邻接前列腺。膀胱上方借腹膜与小肠相隔。女性膀胱的后壁与子宫、阴道贴近。膀胱的下方女性与尿生殖膈毗邻。

3. 膀胱的血管、淋巴回流和神经　如下所述。

（1）膀胱的动脉：主要来自髂内动脉。膀胱上动脉分布至膀胱尖和体的大部分；膀胱下动脉分布至膀胱底和输尿管下段。在男性膀胱下动脉发出输精管动脉至输精管、精囊腺、前列腺、阴茎海绵体及尿道；在女性发出小支至阴道壁。

（2）膀胱的静脉：形成膀胱静脉丛，主要位于膀胱底，围绕精囊腺、输精管、输尿管的末端。此静脉丛汇成膀胱静脉，最后注入髂内静脉。

（3）膀胱的淋巴回流：膀胱的淋巴管主要汇入髂内、髂外淋巴结。

（4）膀胱的神经：交感神经来自下腹下丛，抑制膀胱逼尿肌，使膀胱松弛，兴奋膀胱括约肌，使膀胱颈收缩、储尿；副交感神经来自盆内脏神经，可以兴奋膀胱逼尿肌，抑制膀胱括约肌，使膀胱颈松弛，膀胱排空。

（二）手术适应证

传统开放手术根治性膀胱全切术的手术适应证：浸润性膀胱癌（$T_2 \sim T_{4a}$）期；膀胱灌注化疗后反复复发的非肌层浸润性膀胱癌；卡介苗治疗无效的原位癌；保守治疗无效的广泛乳头状病变；非尿路上皮癌。

腹腔镜下膀胱全切除手术的适应证和开放性手术基本相同，参考国内、外研究，我们认为在目前经验相对较少的情况下手术适应证应该严格一些为宜。建议还应符合以下主要条件：患者全身情况相对较好，能够耐受手术，尤其是心、肺功能较好。尿道无肿瘤，肿瘤边界最好未到膀胱颈，术中冷冻切片证实断端无残留，可以考虑做原位膀胱术，否则应做尿道切除术。如果肿瘤侵及前列腺部尿道，则禁忌行原位膀胱术。没有伴随因腹压增加而加重的其他疾病，如疝、食管裂孔疝等。尿道正常，没有尿道狭窄。由于手术较大，手术时间较长，以及术中二氧化碳气腹对患者的影响，高龄患者手术应慎重。

（三）手术禁忌证

（1）肿瘤侵犯盆壁或腹壁

（2）尽管在某些情况下可以行姑息膀胱全切术，比如顽固的血尿患者。但一般不应选择根治性切除。

（3）身体状况无法耐受腹腔镜手术者，尤其是呼吸、循环系统严重疾患的患者。

有过腹腔手术病史，可能造成腹腔脏器粘连，为相对禁忌证。应根据既往手术的情况具体分析。

（四）术前准备

（1）术前对患者的心、肺、肝、肾功能进行评估。对年纪较大的患者，最好术前常规做超声心动图检查，肺功能检查，动脉血气检查以了解呼吸、循环系统功能。

（2）术前做肠道准备，术前3日开始规律口服克拉霉素250mg，每日3次；甲硝唑200mg，每日3次；庆大霉素8万单位每日3次。术前第3日进半流食；术前第2日进流食；术前1日禁食。术前第2日酌情补液；术前1日全量补液3 000ml，包括15%氯化钾3g，维生素C 2g。术前1日口服复方聚乙二醇电解质（PEG – ELS）洗肠液3 000ml；术前当晚清洁灌肠1次。

（五）手术器械

腹腔镜的器械包括：12mm穿刺器1个，10mm穿刺器1个，5mm穿刺器3个，超声刀1套，电钩1个，双极电凝刀1套，连发钛夹钳1把，弯钳2把，无创抓钳2把，输尿管抓钳

1 把，冲洗吸引器 1 个，剪刀 1 把。开放手术器械：肠钳 4 把，蚊式钳 6 个，针持 2 个，剪刀 2 把，甲状腺拉钩 2 个，冲洗器 1 套。

（六）麻醉选择与手术体位

麻醉：气管内插管全身麻醉。术中麻醉师应注意检测动脉血气，避免二氧化碳蓄积，二氧化碳分压超过 60mmHg，气腹压回复至 0，手术暂停 5～10 分钟。

体位：患者仰卧位，臀部垫高 10～15cm，头部降低 15°～30°，使患者呈头低而下腹部略高位的稍反弓状。

（七）腹腔镜下膀胱全切 - 原位新膀胱术手术步骤

1. 消毒和留置尿管　0.5% 碘附消毒。消毒后置入 F18 号左右 Foley 氏尿管。

2. 穿刺器放置及气腹建立　一般穿刺 5 点，第一点为脐下缘，先于脐下缘第一点处做一个 2cm 的弧形切口，将气腹针穿入腹腔，建立人工气腹，腹压维持在 12～15mmHg。注入气体使腹腔有一定的压力后，置入直径 10mm 的穿刺器，放入腹腔镜，直视下于右侧腹直肌旁脐下 3cm 插入 12mm 穿刺器，左侧腹直肌旁脐下 3cm 及髂前上棘内侧 3cm 分别放入 3 个 5mm 穿刺器，固定穿刺器在合适位置。

如果患者曾经有过腹腔手术病史，如阑尾切除术病史，为防止由于粘连在穿刺时引起意外损伤，建议在脐上或脐下直视下切开 2cm 并逐层切开进入腹腔，再放入穿刺器，连接气腹。

3. 游离输尿管　进入腹腔后，腹腔镜下观察腹腔，检查肠道有无损伤，有无腹腔内肿瘤转移。之后将肠管牵向头侧，充分暴露盆腔空间。在髂外动脉前电钩切开腹膜，上下延伸，在髂血管分叉处找到跨过血管的输尿管，通常透过半透明的腹膜可以看到输尿管，用输尿管抓钳提起，向上游离至髂总动脉上方 3cm 左右，向下游离至膀胱，暂不切断。近端游离到接近腹主动脉分叉处。随后进行同侧淋巴结清扫。同法处理对侧。

游离输尿管时注意适当保留些脂肪，注意保护输尿管血运，不要过度剥离，防止术后输尿管缺血坏死，最好用输尿管抓钳提起输尿管，而不要用普通弯钳。

4. 双侧盆腔淋巴结清扫　淋巴结清扫范围起自腹主动脉分叉直至股管开口，包括髂总、髂外动脉、髂内动脉、闭孔淋巴结，必要时清除骶前淋巴结及肠系膜下动脉以下腹主动脉周围淋巴结。

沿右侧髂总动脉表面电钩切开腹膜及髂血管鞘，远端至股管开口，上端至髂总动脉，在髂外动脉下端外侧切除髂外淋巴结；沿髂外动脉和静脉表面向内侧游离，髂外静脉下方为闭孔肌，髂外静脉内侧和闭孔肌前方和闭孔神经周围的组织即为闭孔淋巴结，沿闭孔肌表面向内侧分离显露闭孔神经，沿闭孔神经向下分离至入闭孔肌处，向上分离至髂外静脉下方；沿髂内动脉起始处向下游离，内侧游离至膀胱外，将闭孔和髂内淋巴结一起切除。髂总动脉外侧组织为髂总淋巴结，在髂总动脉外侧紧贴动脉游离，向深部游离至腰大肌，向上至髂总动脉分叉位置，将此淋巴结切除。游离过程中注意避免损伤闭孔神经。同法行左侧盆腔淋巴清扫。

淋巴结清扫时注意用超声刀处理，预防出现淋巴瘘。在髂外动脉表面打开腹膜及髂血管鞘时用电钩切开，效率较高，但应用电钩将腹膜和血管鞘挑起后再电凝，防止损伤下面的髂血管。在清除时不必刻意的寻找淋巴结，充分游离血管是至关重要的。操作过程中不断观察血管和闭孔神经的位置，按层次进行。淋巴结清扫可能会花费一定的时间，但是彻底的淋巴清扫可以明显延长患者的生存时间。

5. 游离输精管和精囊　先游离膀胱底部，再游离腹侧，可避免膀胱下垂影响视野。将直肠向头侧腹侧适当牵拉，游离暴露膀胱直肠陷凹，用电钩切开膀胱后壁腹膜，从右至左。用超声刀于膀胱直肠陷凹紧贴膀胱前列腺分离，即可看到精囊，外上方即输精管，用超声刀分离双侧输精管并切断输精管，提起精囊向下、外下方游离至狄氏筋膜（Denonvillier's fascia），提起双侧精囊，剪开狄氏筋膜，可见疏松或脂肪组织，下方为直肠，上方为前列腺尖。

6. 游离膀胱前间隙　将腹腔镜视野移至前腹壁，可以看到脐正中襞（内为脐正中韧带）及其两侧的脐外侧襞（内为脐外侧韧带）。膀胱内注入100ml生理盐水，使之适度充盈，可帮助显示膀胱轮廓及其前方的腹膜返折。电钩紧贴腹直肌切开膜膜，切断脐正中韧带、脐外侧韧带及腹膜返折，与两侧已切开的腹膜会合。向远端分离膀胱前间隙，显露耻骨前列腺悬韧带并剪断。如果患者间隙脂肪组织较多，可以切除过多的脂肪组织，有利于视野的清晰和层次的判断。这部分操作区域组织较疏松，层次感较好，可以用电钩代替超声刀操作，提高分离的效率。向前列腺两侧游离即可显示盆筋膜和肛提肌筋膜。

7. 切开盆筋膜　于前列腺左侧离前列腺2~3mm处剪开盆筋膜（若紧贴前列腺易造成其表面血管破裂），钝性推开肛提肌至前列腺尖，遇到小血管用超声刀切断，在前列腺尖侧面剪开盆筋膜，向下分离即可推开神经血管束。

8. 处理阴茎背静脉复合体　钝性分离右侧前列腺与肛提肌，分离出前列腺尖部的间隙，显露前列腺前侧面及尿道的侧面；同样的方法分离对侧。

缝合阴茎背深静脉复合体：选用3/8弧2-0薇乔线，左手持弯钳从左腹直肌旁穿刺器进入，右手持针持从右腹直肌旁穿刺器进入，这样的双手入路便于完成缝合。针持夹针的方法：针持上锁，自尿道与复合体之间右侧入针，弯钳顶住阴茎背深静脉复合体左侧，即可看到针尖，第一个结打三重外科结（缝线在持针器上绕3圈）结扎该静脉，该结不易松脱，可直接打第二结；如果第一个结为普通结，需要助手用弯钳夹住该结后再打第二个结以防止第一个结松脱。在缝扎时注意持针器夹针的角度，使持针器与针成30°角，这样更容易在腹腔镜下操作。而持针器垂直夹针缝合复合体时往往比较困难。

9. 游离膀胱侧韧带和前列腺侧韧带　提起输尿管，在欲切断处远、近端分别Hem-o-Lok，再用剪刀切断。提起精囊，用Hem-o-Lok逐束夹闭膀胱侧后韧带，剪刀剪断；前列腺侧后韧带同法处理。该方法能较好保留性神经。

注意：在膀胱侧韧带和前列腺侧韧带内有丰富的膀胱前列腺静脉丛，向后与直肠静脉丛相通，向前与阴部静脉和背静脉复合体相通，损伤会引起大出血，因此分离时要小心进行。也可以用Ligasure或超声刀分束切断。

10. 切断尿道、切除前列腺和膀胱　紧贴前列腺尖部向近端游离尿道0.5~1.0cm，然后紧贴前列腺剪开尿道前壁，将导尿管提起，紧贴前列腺尖部用Hem-o-Lok夹闭导尿管（膀胱内气囊紧贴膀胱颈，可预防膀胱内液体流出，避免种植性转移），离尖部以远5cm左右剪断导尿管剪断尿道后壁，将前列腺尖部翻起，膀胱前列腺即完全游离。

11. 取出标本　根据尿液输出道不同，可取不同的切口。

取出标本前从右髂前上棘内侧的穿刺器插入弯钳，夹住右侧输尿管末端，勿松，待取出标本后，弯钳将输尿管末端送至切口牵出；从左髂前上棘内侧的穿刺器插入弯钳，同法处理左侧输尿管。若做原位膀胱或 Bricker 膀胱，从右侧腹直肌旁的穿刺器插入弯钳，在离回结肠交界约 20cm 处夹住回肠，待取出标本后，弯钳将回肠送至切口牵出。从左侧腹直肌旁的穿刺器插入弯钳夹住标本。

12. Studer 贮尿囊　将回肠牵出，距回盲部 20cm 处以近截取 50cm 回肠拟做贮尿囊。在准备切除的肠段两端分别用长的 Kocher 钳与肠管成 45° 夹住肠管，以保证恢复肠道连续性的肠管端有足够的血液供给，然后将钳夹所保留肠管的内容物用手轻轻挤开，再用两个套橡皮管的肠钳分别在保留肠管的两端距上述 Kocher 钳 3cm 处夹住肠管，防止切断肠管后内容物流出，污染腹腔。回肠断端做端端吻合恢复肠道的连续性，第一层 3－0 可吸收线连续全层缝合，第二层用 1－0 丝线间断缝合浆肌层，吻合口要能通过示指尖。用 1－0 丝线间断缝合肠系膜，还纳回肠于腹腔。用 0.02% 碘伏冲洗拟做贮尿囊的回肠至无肠内容物，然后用 200ml 生理盐水冲洗。拟做贮尿囊的 50cm 回肠选取远端 45cm 回肠对折，对折处缝合一针固定线做标记，肠管内插入一直径约 1cm 的塑料管作为支撑，用电刀纵行切开对系膜缘肠壁，相邻的一侧 U 形对折缘纵行（与肠管轴线平行）用可吸收线连续缝合，另一侧缘横行（与肠管轴线垂直）连续缝合，近尿道端留 1.5cm 作为新膀胱颈口，制成新膀胱。然后将双侧输尿管吻合于新膀胱近心端未剖开的 5cm 肠管上。2 个单猪尾巴管从尿道插入，进入盆腔后，牵出腹壁外，经新膀胱颈口插入，经新膀胱至近心端未剖开的 5cm 肠管，在该肠管上拟做输尿管吻合处用电刀切开肠壁，分别牵出 2 根单猪尾管，将其插入输尿管末端至肾盂，将输尿管末端剖开约 0.8cm，用 5－0 可吸收线与肠壁间断缝合 6～8 针，关闭肠管末端。将新膀胱放入腹腔。

13. M 形贮尿囊重建　将双侧输尿管及回肠牵出切口外，处理方法同 Studer 贮尿囊。按传统开放手术方式完成阑尾切除。距回盲瓣 20cm，取近端约 50cm 回肠，恢复肠管的连续性方法同上，向所取肠管内插入一直径约 1cm 的塑料管，用电刀纵行切开肠系膜对侧肠壁，M 形折叠后，用 3－0 可吸收线连续内翻全层缝合，形成贮尿囊（新膀胱）。双侧输尿管末端分别做乳头（将输尿管末端剖开约 0.8cm，外翻，用 5－0 可吸收线与输尿管壁浆肌层间断缝合 3～4 针），左右输尿管支架管标记后由尿道插入盆腔，由腹部正中切口引出体外，经再造膀胱颈口插入新膀胱，由新膀胱后底部戳口引出，两戳口相距约 4cm，将输尿管支架管插入输尿管，用 5－0 可吸收线将支架管固定于输尿管壁上，将左右输尿管分别套入新膀胱后底部戳口处，用 5－0 可吸收线在新膀胱外间断缝合输尿管与新膀胱壁 4～6 针。

双侧输尿管支架管也可不从尿道引出体外，可从新膀胱前壁戳口直接引出腹壁外。

14. 贮尿囊（新膀胱）与尿道吻合　从尿道插入 22 号 Foley 氏三腔尿管，进入盆腔后由切口牵出体外，离气囊端约 8cm 处用 3－0 可吸收线固定一针，经新膀胱颈口插入膀胱内，用导尿管上的线在颈口 6 点全层固定一针，牵拉 Foley 氏尿管将新膀胱送回盆腔。缝合腹部切口，重新建立气腹，用 3－0 可吸收线将新膀胱的膀胱颈与保留的尿道断端间断或连续缝合（吻合方法同前列腺癌根治术），将尿道内引出的双侧输尿管支架管与尿管一起固定在龟头上。向新膀胱内注水，检查无渗漏后，留置盆腔引流。

（八）腹腔镜下膀胱全切－回肠膀胱术（Bricker 手术）手术步骤

膀胱全切的方法同腹腔镜下膀胱全切－原位新膀胱术，步骤 1～10 相同操作。

1. 切取回肠段　夹住右侧输尿管的弯钳送至右下腹切口外，同样将左侧输尿管牵至切口外；将回肠牵出，距回盲部 20cm 处以近截取 15～20cm 回肠拟做贮尿囊。在准备切除的肠段两端分别用长的 Kocher 钳与肠管成 45°夹住肠管，以保证恢复肠道连续性的肠管端有足够的血液供给，然后将钳夹所保留肠管的内容物用手轻轻挤开，再用两个套橡皮管的肠钳分别在保留肠管的两端距上述 Kocher 钳 3cm 处夹住肠管，防止切断肠管后内容物流出，污染腹腔。回肠断端做端端吻合恢复肠道的连续性，第一层 3-0 可吸收线连续全层缝合，第二层用 1-0 丝线间断缝合浆肌层，吻合口要能通过示指尖。用 1-0 丝线间断缝合肠系膜，还纳回肠于腹腔。用 0.02%碘伏冲洗拟做贮尿囊的回肠至无肠内容物，然后用 200ml 生理盐水冲洗。拟做 Bricker 膀胱的 20cm 回肠，回肠末端关闭，离末端 2~3cm 处切口肠管 1cm，经 Bricker 膀胱外口插入输尿管支架管，从切开肠管处出来插入右侧输尿管内，用 5-0 可吸收线间断缝合输尿管与肠壁 6~8 针；同法处理左侧。缝合肠管与腹外斜肌筋膜 4~6 针，间断缝合腹壁各层，外翻缝合回肠末端与皮肤。

2. 输尿管回肠吻合　用手指于骶岬前方、乙状结肠系膜后方做钝性分离，形成一通道，将左侧输尿管穿过骶骨前与腹膜后之间的间隙牵到右侧腹腔，输尿管末端做乳头（将输尿管末端剖开约 0.8cm，外翻，用 5-0 可吸收线与输尿管壁浆肌层间断缝合 3~4 针），将输尿管支架管插入输尿管，用 5-0 可吸收线将支架管固定于输尿管壁上，在回肠近心端左侧戳一孔，在支架管引导下将输尿管从此戳口引入回肠，支架管从肠管另一端引出，在肠管外间断缝合输尿管与肠壁浆肌层 4~6 针。在回肠近心端右侧戳另一孔，做右侧输尿管回肠吻合，方法同左侧。

3. 腹壁造口　将肠管拖出切口 3~5cm，肠管壁与腹外斜肌腱膜间断缝合 4~6 针，间断缝合各层肌肉及皮肤，肠管做外翻缝合形成人工乳头，肠管壁与皮肤缝合 6~8 针。可经尿道放置盆腔引流管，关闭穿刺器切口。

（九）输尿管皮肤造口术

将光镜从右侧腹直肌旁穿刺器插入，用弯钳从脐部穿刺器提出膀胱上导尿管残端，扩大脐部切口取出标本。左右两侧输尿管从右侧腹直肌旁穿刺器牵出，提出右侧输尿管，插入单猪尾管，并用 3-0 可吸收肠线固定，末端接尿袋引流尿液；同法处理左侧输尿管。做输尿管外翻皮肤造瘘。

（十）术后处理

（1）禁食，胃肠减压，静脉营养支持治疗。

（2）术后应用抗生素预防感染。

（3）术后 2~3 天胃肠蠕动逐渐恢复。有肛门排气后可逐渐恢复饮食，由流食开始逐渐改为普食。

（4）术后 2~4 周左右可先后拔除输尿管支架和回肠膀胱引流管。

（十一）手术常见并发症及其预防处理

1. 出血　膀胱全切出血主要发生在阴茎背静脉丛和膀胱前列腺侧后韧带。有学者体会预防背静脉出血关键是要游离看清两侧盆筋膜，清除耻骨前列腺悬韧带表面脂肪，切开盆筋膜时距前列腺 2~3mm，避免损伤前列腺表面的静脉，万一损伤，双极电凝止血效果较佳，切开盆筋膜至悬韧带即可，切开悬韧带常常造成背静脉分支出血，避免其出血的方法是远离前列腺。缝合背静脉时针的角度与方向最重要，直视下打紧结。膀胱前列腺侧后韧带可用 Hem-o-Lok 夹闭，可明显减少出血。

2. 新膀胱尿道吻合口漏尿与狭窄　预防新膀胱尿道吻合口漏尿和狭窄的方法：尿道残端距外括约肌 1cm 左右切断，这样便于吻合；吻合时要看到肠黏膜与尿道黏膜；打结要直视下打紧，结打不紧易造成漏尿，一半以上不紧有可能造成狭窄。

3. 输尿管与新膀胱吻合口漏与狭窄　最好用输尿管抓钳提起，牵拉适度，游离输尿管时勿损伤其表面的血管，保障输尿管血运是预防输尿管与新膀胱吻合口漏与狭窄的主要步骤之一；输尿管的长度最好至膀胱壁再切断，避免输尿管张力；有学者体会输尿管与新膀胱黏膜对黏膜间断缝合 6~8 针，吻合口漏与狭窄发生率最低。

4. 尿失禁　膀胱全切术后早期，都有不同程度尿失禁，进行功能锻炼，可逐渐好转；严重尿失禁为外括约肌损伤，局部按解剖层次手术、避免背静脉和前列腺尖部大出血可预防严重尿失禁。

5. 直肠损伤　游离前列腺尖部后方时容易损伤直肠，尽量紧贴前列腺分开直肠与前列腺之间的狄氏间隙（Denonvillier's fascia），最好用剪刀剪开狄氏筋膜，避免使用超声刀或者双极电凝在直肠前壁止血。在前列腺尖部离断尿道时，先剪开尿道前壁和两侧壁，然后剪断尿道后壁。创面小的渗血不影响膀胱颈与尿道的吻合，如果直肠表面有明显出血，可用纱布压迫止血或缝扎。

（十二）注意事项

（1）尿管堵塞，多为肠黏液或血块引起，用注射器或冲洗器每 6 小时冲洗 1 次，堵塞时及时冲洗。

（2）膀胱癌侵犯尿道的比例和术后尿道复发的比例报道不一，大约 10%。如果肿瘤侵犯膀胱颈，即使术中尿道断端切片阴性，也不建议原位新膀胱术，而应行尿道全长切除和回肠膀胱术。如果肿瘤侵犯三角区，未侵及膀胱颈，可以在术中尿道断端阴性的前提下行原位新膀胱术。

（3）如果患者肿瘤的侵犯如上所述未侵及膀胱颈，尽量选择原位新膀胱术而不选择回肠代膀胱术。术后的生活质量有明显差别。

（4）如果患者曾经有过腹腔手术病史，如阑尾切除术病史，为防止由于粘连在穿刺时引起意外损伤，建议在脐切口直视下切开 2cm 并逐层切开进入腹腔，再放入穿刺器，连接气腹。

（5）术中游离输尿管时注意适当保留些脂肪，保护输尿管血运，不要过度剥离，防止术后输尿管缺血坏死。

（6）在髂外动脉表面打开腹膜及髂血管鞘时电钩切开效率高，但应用电钩将腹膜和血管鞘跳起后再电凝，防止损伤下面的髂血管。在淋巴结清扫时注意用超声刀处理，预防出现淋巴瘘。操作过程中不断观察血管和闭孔神经的位置，按层次进行。淋巴结清扫可能会花费相当的时间，要细致耐心，这一步完成后对切除膀胱时操作的安全和顺利进行大有益处；可提高患者 10 年存活率 30%。

（7）在膀胱侧韧带和前列腺侧韧带内有丰富的膀胱前列腺静脉丛，向后与直肠静脉丛相通，向前与阴部静脉相通，损伤会引起大出血，因此分离时要小心进行。

四、膀胱癌手术后随访

(一)保留膀胱手术后随访

保留膀胱手术患者的随访中，膀胱镜检查仍然是目前最重要的复查手段。进行膀胱镜检查时一旦发现异常则应该行病理活检。尿脱落细胞学及 IVP 和超声等检查虽然在随访中亦有一定价值，但可不作为常规复查项目。目前公认的所有经历保留膀胱手术的患者都必须在术后 3 个月接受第一次膀胱镜检查，但是如果患者有高危因素或者肿瘤发展迅速则需要适当提前。以后的随访应根据肿瘤的复发与进展的危险程度决定。一旦患者出现复发，则治疗后的随访方案须重新开始。

我国膀胱癌诊断治疗指南推荐的意见为：所有患者应以膀胱镜为主要随访手段，在术后 3 个月接受第一次复查。低危肿瘤患者如果第一次膀胱镜检阴性，则 9 个月后进行第二次随访，此后改为每年一次直至 5 年。高危肿瘤患者前 2 年中每 3 个月随访一次，第三年开始每 6 个月随访一次，第 5 年开始每年随访一次直至终身。中危肿瘤患者的随访方案介于两者之间，由个体的预后因素决定。

(二)根治性膀胱手术后随访

接受根治性膀胱切除术的癌患者术后必须进行长期随访，随访重点包括肿瘤复发和与尿流改道相关的并发症。

根治性膀胱切除术后肿瘤复发和进展的危险主要与组织病理学分期相关，局部复发和进展以及远处转移在手术后的前 24 个月内最高，24~36 个月时逐渐降低，36 个月后则相对较低。肿瘤复发通过定期的影像学检查很容易发现，但是间隔多长时间进行检查仍然存在着争论。有学者推荐 pT_1 期肿瘤患者术后每年进行一次体格检查、血液生化检查、胸部 X 线片检查和 B 超检查（包括肝、肾、腹膜后等）；pT_2 期肿瘤患者术后每 6 个月进行一次上述检查而 pT_3 期肿瘤患者每 3 个月进行一次。此外，对于 pT_3 期肿瘤患者术后应该每半年进行一次盆腔 CT 检查。需要特别指出的是，上尿路影像学检查对于排除输尿管狭窄和上尿路肿瘤的存在是有价值的。

根治性膀胱切除术后尿流改道患者的随访主要涉及手术相关并发症（如反流和狭窄）、替代物相关代谢问题（如维生素 B_{12} 缺乏所致贫血和外周神经病变）、尿液贮存相关代谢问题（水电解质紊乱）、泌尿道感染以及继发性肿瘤问题（如上尿路和肠道）等方面。

我国膀胱癌诊断治疗指南推荐意见为：①根治性膀胱切除术后患者应该进行终生随访；②随访间隔：pT_1 期每年一次，pT_2 期每 6 个月一次，pT_3 期每 3 个月一次；③随访内容应包括体格检查、血液生化检查、胸部 X 线片检查和 B 超检查（包括肝、肾、腹膜后等）。对于 pT_3 期肿瘤患者可选择每半年进行一次盆腔 CT 检查。可选择上尿路影像学检查以排除输尿管狭窄和上尿路肿瘤的存在；④尿流改道术后患者的随访主要围绕手术相关并发症、代谢并发症、泌尿道感染以及继发性肿瘤等几方面进行。

第七章　尿路上皮性肿瘤

第一节　肾盂上皮肿瘤

肾盂上皮肿瘤是指由肾盂或肾盏黏膜发展而来，主要为尿路上皮癌，鳞状上皮癌及腺癌少见。

一、诊断标准

1. 临床表现　如下所述。

（1）无痛性全程肉眼血尿的发生率可达80%～90%，少数为镜下血尿，有时出现索条状铸型血块或细小碎血块。

（2）偶有腰部钝痛，当血块通过输尿管时可引起肾绞痛。其他症状如腰部肿块、膀胱刺激症状等临床上比较少见。

2. 实验室检查　如下所述。

（1）血常规：血尿严重者，可造成贫血，血常规可表现为小细胞低色素性贫血；血尿不严重者，血常规可无明显异常。

（2）尿常规：可显示尿中红细胞数增加，部分并发有白细胞增高。

（3）尿沉渣镜检：可显示尿中红细胞数增高，且以正常形态红细胞为主，提示为外科性血尿。

（4）尿细胞学检查：常规行连续3天共3次尿找瘤细胞，若在尿中能找到脱落的肿瘤细胞，则提示存在尿路肿瘤的可能性大。但此项检查敏感性低，假阴性的发生率高，因此可通过逆行性输尿管插管收集尿液或盐水冲洗后取样作细胞学检查，可增加准确性。

3. 影像学检查　如下所述。

（1）超声检查：可表现为肾盂或肾盏积水，肾盂或肾盏内出现实性不规则回声，回声内部及周围有血流信号。

（2）静脉肾盂输尿管造影（IVP）：是上尿路上皮性肿瘤最重要的检查方法，典型表现为肾盂充盈缺损及扩张积水，充盈缺损外形毛糙、不规则。

（3）肾盂输尿管逆行性造影：当静脉尿路造影患侧肾、输尿管未显影或显影效果不佳时，可选用逆行性造影，逆行性造影前可留取肾盂尿作细胞学检查，其敏感性和特异性均优于普通尿细胞学检查。

（4）CT及CTU检查：肾盂癌在CT上的表现包括：①肾盂或肾盏内实性肿块，有或无肾盏呈囊状扩张，肾窦脂肪移位和受压；②增强CT显示肿物轻度强化，比肾实质强化弱；③肿瘤旁造影剂充盈曲线；④肾盂内肿瘤大时，可使肾实质增强延缓；⑤肾外形多保持不变；⑥晚期可发现周围器官浸润和淋巴结转移。CTU 在尿路上皮性肿瘤诊断中的优势越来越受到重视，除了能和 IVP 一样可以了解尿路管腔内的病变以外，还可以了解管壁及管壁外的病变情况，有助于更加明确肿瘤的来源、性质及分期，这是 IVP 所不能比拟的，同时，CT 可以鉴别结石引起的上尿路梗阻。

（5）MRI 及 MRU：适用于对碘造影剂过敏的上尿路肿瘤患者，在肾盂、输尿管出现梗阻积水时，MRU 可显示梗阻的部位及性质。

（6）肾血流图：了解健侧及患侧肾功能，为进一步治疗决策提供依据。

（7）血管造影：当肾盂肿瘤与肾实质肿瘤在 CT 等影像学上无法区分时，血管造影也是一种可供选择的鉴别方法。

4. 实验室检查肿瘤标记物　常用的为核基质蛋白 - 22（NMP22），与尿细胞学检查相比具有较高的敏感性。

5. 内腔镜检查　如下所述。

（1）膀胱镜检查：可见患侧输尿管口喷血，以帮助确定病变部位，并了解是否伴发膀胱肿瘤。

（2）输尿管镜检查：当尿脱落细胞学检查阳性、造影检查阴性、膀胱内未见肿瘤时，应行输尿管镜检查；或输尿管病变性质通过以上检查无法明确时，可行输尿管镜检查。

二、病理

1. 组织病理学分级　分为低级别和高级别两种。

2. 组织病理学分型　如下所述。

（1）尿路上皮癌

1）原位癌。

2）乳头状瘤。

3）扁平瘤。

4）鳞状细胞分化。

5）颗粒细胞样分化。

6）同时具有鳞状细胞分化和颗粒细胞样分化。

（2）鳞状细胞癌。

（3）腺癌。

（4）未分化癌。

3. 分期　如下所述。

AJCC 的 TNM 分期

原发肿瘤（T）

Tx　原发肿瘤无法评估

T$_0$　无原发肿瘤证据

Ta　乳头状非浸润性癌

Tis　原位癌

T$_1$　肿瘤侵及上皮下结缔组织

T$_2$　肿瘤侵及肌层

T_3　肿瘤侵出肌层达肾盂旁脂肪组织或肾实质

T_4　肿瘤侵及邻近器官，或经肾实质达肾周脂肪

区域淋巴结（N）

Nx　区域淋巴结无法评估

N_0　无区域淋巴结转移

N_1　单个区域淋巴结转移，最大直径≤2cm

N_2　单个区域淋巴结转移，2cm＜最大直径≤5cm；或多个淋巴结转移，最大直径≤5cm

N_3　淋巴结转移，最大直径＞5cm

远处转移（M）

M_0　无远处转移

M_1　有远处转移

三、鉴别诊断

需要与之鉴别的情况包括肾实质肿瘤；引起上尿路梗阻的其他病变，如肾盂输尿管结石、炎症、息肉、外压性病变等；造影显示非肿瘤引起的充盈缺损也需鉴别，如上尿路内的凝血块、息肉等。

1. 肾细胞癌　发生率较肾盂肿瘤高，血尿程度和频度较轻、出现时间晚。泌尿系统造影显示肾盂肾盏受压、移位、变形。B超、CT、MRI显示肿瘤局限在肾实质内或整个肾脏外形发生改变。肾动脉造影显示肿瘤血管较丰富。

2. 肾盂旁囊肿　可有腰部不适、血尿及高血压等，CT也显示为肾盂旁占位，需与肾盂肿瘤鉴别，但表现为边界清晰、均匀的圆形肿块，CT值多为0～17Hu，增强后无强化。B超显示肾门处液性暗区。肾盂造影显示肾盂肾盏受压迫呈弧形改变。

3. 肾盂血块　泌尿系统造影表现为肾盂内充盈缺损，与肾盂肿瘤类似，但肾盂血块特点是形态不稳定，短时间内复查显示血块变形、缩小或消失，B超显示血块内无血流信号，增强CT提示血块无强化。反复查找尿瘤细胞均为阴性。

4. 肾盂阴性结石　X线平片结石不显影，泌尿系统造影也显示肾盂内充盈缺损，需与肾盂肿瘤鉴别，结石可出现腰痛、镜下血尿，肉眼血尿不多见，超声检查呈强回声，其后伴声影，平扫CT显示为高密度的结石影。

5. 肾海绵状血管瘤　破裂时可出现严重出血，尿路造影可显示充盈缺损，需要鉴别。海绵状血管瘤多发生于40岁以前，可并发有皮肤黏膜血管瘤，CT显示血管瘤密度较低，选择性动脉造影可予以鉴别。

6. 原发性肾紫癜　表现为严重血尿，尿路造影时肾常不显影。血尿常为突发性，来势凶猛，一般止血措施难以奏效，影像学检查难以发现明确的占位病变。

7. 肾乳头肥大　肾乳头肥大向肾盂内突出，肾盂造影CT检查可见肾盂充盈缺损，应与肾盂肿瘤鉴别。肾乳头肥大为变异性改变，一般无肉眼血尿，病史较长，症状少。B超、CT显示肾盂充盈缺损与肾实质相连，体积多较小，表面光滑，动态观察形态及大小长时间无改变，增强CT显示突出的肾乳头与肾实质同步强化。

四、治疗

1. 肾输尿管全长切除＋膀胱袖状切除　大多数肾盂输尿管上皮肿瘤应行肾输尿管全切

及膀胱袖状切除术，以减少输尿管残端或同侧输尿管口周围术后肿瘤复发。

2. 保守性切除 对于低分级、低分期肿瘤的肾盂肿瘤，可行肾盂部分切除或局部肿瘤切除；肾盂肿瘤很难采用保守性切除将肿瘤完全切干净，只有在孤立肾、健侧肾功能不全或其他迫不得已情况下，才考虑适用保守性手术。

3. 内镜治疗 由于上尿路管壁薄，管径细，内镜治疗容易造成穿孔、肿瘤残留、肿瘤细胞扩散等，术后纤维化及瘢痕挛缩可造成上尿路梗阻。因此，应用受到限制。

（1）输尿管镜治疗：采用输尿管镜行上尿路肿瘤电切或激光切除，治疗所用的输尿管镜以软镜为好，可观察整个肾盂及部分肾盏，且损伤输尿管及肾盂的发生率低，而输尿管硬镜在操作中发生并发症的概率明显高于输尿管软镜，且对肾盂、肾盏的观察范围受限，可能会造成漏诊。输尿管镜治疗中的主要并发症为输尿管肾盂穿孔、肿瘤种植、输尿管狭窄等。对这类治疗的远期疗效及并发症的观察尚需时日。

（2）经皮肾镜治疗：开展较少，主要问题是此种治疗可能造成肿瘤沿肾造瘘通道发生种植转移。一般认为此种治疗只适用于小的、单发的肿瘤，且不愿意开放手术者。

4. 放射治疗 用于预防术后局部复发或怀疑局部有复发的上尿路肿瘤，也可用于不能切除的上尿路肿瘤，放疗可缓解骨转移发生的骨痛症状。

5. 灌注疗法 BCG、表柔比星、吡柔比星、丝裂霉素、羟喜树碱等可通过肾盂造瘘、输尿管逆行性插管途径进行灌注治疗，这些方法目前仅作为辅助或姑息治疗。但可通过上述药物的膀胱灌注治疗作为肾盂癌根治术后预防膀胱内种植转移或复发已被较多临床医师所采纳。

6. 化学治疗及放射治疗 局部晚期的肾盂肿瘤、手术后切缘阳性、术后病理≥T_3者，可采取化学治疗或放射治疗，效果欠满意。肾盂癌伴有远处转移的患者，需要行化学治疗，具体见膀胱上皮性肿瘤章节。

7. 介入治疗 仅用于局部肿瘤无法切除和（或）发生远处转移并且有明显血尿症状的肾盂肿瘤，可缓解血尿的程度。

第二节 输尿管上皮性肿瘤

输尿管上皮性肿瘤包括上皮性乳头状瘤、尿路上皮癌、乳头状癌、浸润性癌、鳞状上皮癌、腺癌及未分化癌等。其中尿路上皮癌最多见，占输尿管肿瘤的75%～90%。

一、诊断标准

1. 临床表现 如下所述。

（1）血尿：为无痛性全程肉眼血尿，最常见，发生率达80%～90%，少数为镜下血尿，有时出现条状铸型血块或细小碎血块。血尿常呈间歇性反复出现，出血可连续几天，出血停止后，尿液重新变得清亮。

（2）疼痛：偶有腰部钝痛，当血块通过输尿管造成梗阻时可引起肾绞痛。

2. 影像学检查 如下所述。

（1）超声检查：可表现为肾盂及输尿管扩张积水，输尿管内出现实性不规则回声，回声内部及周围有血流信号；但由于肠道内气体的干扰，超声检查对中下段输尿管的肿瘤检查显示欠佳。

（2）静脉肾盂输尿管造影（IVP）：是上尿路上皮性肿瘤最重要的检查方法，典型表现为肾盂扩张积水，病变以上输尿管扩张积水，病变以下输尿管无扩张，病变部位充盈缺损，充盈缺损外形毛糙、不规则。部分患者肿瘤造成梗阻后影响肾功能，IVP 可不显影或显影不佳。

（3）逆行性肾盂输尿管造影：IVP 患侧肾、输尿管未显影或显影质量不佳时，可选用逆行性造影，当出现充盈缺损远端继发扩张时（Bergman 征），对诊断有意义，而结石等良性梗阻的远端输尿管不扩张。逆行性造影前可留取患侧肾盂尿作细胞学检查。

（4）CT 及 CTU 检查：输尿管癌在 CT 上的表现包括：①输尿管内实性肿块，有或无病变以上输尿管及肾盂、肾盏扩张；②增强 CT 显示肿物轻度强化；③肿瘤旁造影剂充盈曲线；④肾实质增强延缓；⑤晚期可发现周围器官浸润和淋巴结转移。CTU 在尿路上皮性肿瘤诊断中的优势越来越受到重视，除了能和 IVP 一样可以了解尿路管腔内的病变以外，还可以了解管壁及管壁外的病变情况，有助于更加明确肿瘤的来源、性质及分期，这是 IVP 所不能比拟的，同时，CT 可以鉴别结石引起的上尿路梗阻。

（5）MRI 及 MRU：适用于对碘造影剂过敏的上尿路肿瘤患者，在肾盂输尿管出现梗阻积水时，MRU 可显示输尿管梗阻的部位及性质。

（6）肾血流图：了解健侧及患侧肾功能，为进一步治疗决策提供依据。

3. 内腔镜检查　如下所述。

（1）膀胱镜检查：可发现患侧输尿管口向外喷血，并可观察到下段输尿管肿瘤向膀胱内突出及伴发的膀胱肿瘤等。

（2）输尿管镜检：可直接观察到肿瘤的形态、位置及大小，并可取活组织检查。

4. 肿瘤标记物　采用核基质蛋白 - 22（NMP22），与尿细胞学检查相比具有较高的敏感性。

5. 病理学检查　尿脱落细胞学检查的敏感性低于通过逆行性输尿管插管收集尿液或盐水冲洗后取样作细胞学检查，可增加准确性。

二、病理

1. 组织病理学分级　分为低级别和高级别两种。

2. 组织病理学分型　如下所述。

（1）尿路上皮癌

1）原位癌。

2）乳头状瘤。

3）扁平瘤。

4）鳞状细胞分化。

5）颗粒细胞样分化。

6）同时具有鳞状细胞分化和颗粒细胞样分化。

（2）鳞状细胞癌。

（3）腺癌。

（4）未分化癌。

3. 分期　如下所述。

AJCC 的 TNM 分期（2010 年第 7 版）

原发肿瘤（T）

Tx　原发肿瘤无法评估

T$_0$　无原发肿瘤证据

Ta　乳头状非浸润性癌

Tis　原位癌

T$_1$　肿瘤侵及上皮下结缔组织

T$_2$　肿瘤侵及肌层

T$_3$　肿瘤侵出肌层达输尿管旁脂肪组织

T$_4$　肿瘤侵及邻近器官

区域淋巴结（N）

Nx　区域淋巴结无法评估

N$_0$　无区域淋巴结转移

N$_1$　单个区域淋巴结转移，最大直径≤2cm

N$_2$　单个区域淋巴结转移，2cm＜最大直径≤5cm；或多个淋巴结转移，最大直径≤5cm

N$_3$　淋巴结转移，最大直径＞5cm

远处转移（M）

M$_0$　无远处转移

M$_1$　有远处转移

三、鉴别诊断

1. 输尿管结石　输尿管结石可引起上尿路梗阻，当为阴性结石时，尿路造影可发现输尿管内有充盈缺损，需要与输尿管肿瘤鉴别。输尿管结石多见于 40 岁以下的青壮年，特点为肾绞痛，肉眼血尿少见，多为间歇性镜下血尿，常与肾绞痛并存。逆行性造影输尿管肿瘤局部扩张，呈杯口样改变，而结石无此变化。CT 平扫结石呈高密度影，肿瘤呈软组织影。MRI 显示结石为无信号，而输尿管肿瘤呈软组织信号。

2. 输尿管息肉　多见于 40 岁以下的青壮年，病史长，血尿不明显，输尿管造影见充盈缺损，但表面光滑，呈长条形，范围较输尿管肿瘤大，多在 2cm 以上。部位多在近肾盂输尿管交界及输尿管膀胱交界处，反复从尿中找瘤细胞皆为阴性。

3. 输尿管狭窄　表现为腰部胀痛及肾积水，应与输尿管癌鉴别。输尿管狭窄的原因多种多样，非肿瘤引起的输尿管狭窄无血尿史，尿路造影表现为单纯狭窄，而无充盈缺损。反复尿找瘤细胞均为阴性。

4. 输尿管内血块　血尿、输尿管内充盈缺损与输尿管肿瘤类似，但输尿管血块具有易变性，不同时间的两次造影检查，可发现其位置、大小及形态发生改变。增强 CT 或 MRI 检查可予以鉴别，输尿管肿瘤因其肿瘤内有血管，因此增强扫描后可见病变部位有强化；而血块则无明显强化。

5. 膀胱癌　位于输尿管口周围的膀胱癌，将输尿管口遮盖，需与下段输尿管癌突入膀胱鉴别。输尿管癌突入膀胱有两种情况：一是肿瘤有蒂，蒂在输尿管；二是肿瘤没有蒂，肿瘤从输尿管内向膀胱浸润，造成肿瘤在输尿管和膀胱各一部分。鉴别主要靠膀胱镜检查及尿路造影。

四、治疗

（1）绝大多数输尿管上皮性肿瘤为恶性，即使良性的乳头状瘤，也有较多恶变的机会，所以对于对侧肾功能良好的病例，一般都主张根治性手术切除，切除范围包括该侧肾、全长输尿管及输尿管开口周围的一小部分膀胱壁，尤其强调输尿管开口部位膀胱壁的切除。

（2）保守性手术治疗

1）保守性手术的绝对指征：①伴有肾功能衰竭；②解剖学上的孤立肾和功能上的孤立肾；③对侧肾功能不全；④双侧输尿管肿瘤。

2）保守性手术的相对指征：①肿瘤很小，无周围浸润；②肿瘤有狭小的蒂或基底很小；③年龄较大的患者；④确定为良性输尿管肿瘤的患者。

（3）双侧输尿管肿瘤的处理

1）如果是双侧下段输尿管肿瘤，可采取一次性手术方法，切除双侧病变，分别行输尿管膀胱再植术。

2）双侧中上段输尿管肿瘤，采取的方法有：①双侧输尿管部分切除或双侧输尿管镜下输尿管肿瘤切除术；②单侧输尿管部分切除＋对侧输尿管癌根治术；③单侧输尿管镜下肿瘤切除或灼除＋对侧输尿管部分切除或根治术；④全尿路切除术＋术后透析治疗；⑤其他方法：视情况而定。

3）一侧上段输尿管肿瘤，另一侧为下段输尿管肿瘤，视病变情况，根治病情严重的一侧，对侧行保守治疗；或作上段一侧的输尿管癌根治手术，另一侧作输尿管部分切除；或作双侧输尿管部分切除术；或作双侧输尿管镜下肿瘤切除或灼除术。

（4）输尿管部分切除术后恢复尿路连续性的处理：①输尿管端端吻合术；②输尿管膀胱再植术；③输尿管膀胱瓣成形术；④肠代输尿管膀胱再植术；⑤自体肾移植术。

（5）激光治疗：在输尿管镜下对肿瘤进行激光治疗，可灼除或切除输尿管肿瘤，术后不易造成输尿管的瘢痕狭窄，因此有其特殊的应用价值，但这项技术要求高，且有不易彻底切除肿瘤的可能，因此需要技术熟练的医师来进行操作。

（6）化学治疗及放射治疗：局部晚期的输尿管肿瘤、手术后切缘阳性、术后病理$\geq T_3$者，须采取化学治疗或放射治疗。

第三节　尿道肿瘤

原发性尿道肿瘤临床上较少见，恶性肿瘤包括鳞状上皮癌、尿路上皮癌、腺癌、未分化癌、肉瘤、黑色素瘤等，良性肿瘤包括乳头状瘤、内翻性乳头状瘤、腺瘤、纤维瘤、平滑肌瘤、血管平滑肌瘤、血管瘤及神经纤维瘤等。尿道肿瘤可分为尿道上皮性肿瘤和非上皮性肿瘤。尿道上皮性肿瘤约有半数继发于膀胱、输尿管、肾盂尿路上皮癌。发病年龄与其他尿路上皮癌相似（平均 60～70 岁）。女性尿道癌发生率是男性的 4～5 倍。早期即可有尿道流血、尿频、尿急、尿痛等症状。肿瘤增大，也会引起排尿困难。治疗困难，预后较差。

一、男性尿道癌

（一）病因

病因不明。可能与反复尿道炎、尿道扩张等对尿道刺激有关。

（二）病理

原发性男性尿道癌很少见，可发生于尿道的任何部位，50%~70%发生于球部尿道或球膜部尿道。最常见的组织类型为鳞状细胞癌，约占80%，多位于尿道海绵体部、球部及膜部；其次为尿路上皮癌，约占15%，多位于前列腺部；腺癌占4%左右，可发生于尿道的任何部位，最常与憩室、前列腺癌伴发。

（三）诊断标准

1. 临床表现　①前尿道癌常见症状为排尿困难、尿线细及尿痛；②常有尿道感染、憩室、瘘管或狭窄的既往史；③可有血性尿道分泌物或合并初始血尿；④晚期可有食欲缺乏、贫血及体重下降等症状，严重时出现尿毒症；⑤查体可发现尿道结节或肿块，大的球膜部尿道癌会阴部可触及肿块，伴发尿道周围脓肿时可出现尿道瘘，晚期腹股沟可触及肿大的淋巴结。

2. 膀胱尿道镜检查　可观察肿瘤的大小、范围，并取活检，病理检查是确诊的主要依据。

3. 影像学检查　如下所述。

（1）尿道造影：尿道癌表现为尿道不规则狭窄，与正常尿道分界清楚。尿道亦可呈不规则充盈缺损。少数表现为边缘光滑的局限性狭窄，狭窄以上尿道不同程度扩张。尿道造影有助于确定肿瘤的大小、位置，但不能据此估计肿瘤的浸润范围。

（2）超声检查：肿瘤内回声强弱不等，鳞癌呈强弱混合回声，尿路上皮癌和腺癌多呈低回声。邻近尿道壁可见实性结节或局部增厚，近端尿道常扩张。可清晰肿瘤的大小、部位及来源，有助于评价肿瘤的分期。

（3）CT和MRI：可发现盆腔和腹膜后肿大的淋巴结，有助于肿瘤的分期。尿道肿瘤的典型MRI是T_1、T_2加权像显示出与正常人体组织强信号相比的低回声块影。MRI可显示肿瘤侵及阴茎海绵体，并有助于肿瘤的定位。

4. 病理学检查　尿道分泌物细胞学检查可发现癌细胞。

（四）分期

0期　原位癌病变局限黏膜

A期　病变局限于黏膜下层

B期　病变侵入尿道海绵体或前列腺

C期　病变侵入海绵体外组织或超出前列腺包膜

D期　转移

D_1期　腹股沟淋巴结或盆腔淋巴结转移

D_2期　远处转移

（五）鉴别诊断

需要鉴别的疾病主要为良性尿道狭窄，通过病史、尿道造影、膀胱镜检查多可明确诊断。

1. **尿道狭窄**　主要表现为尿线细、尿流无力、排尿困难，甚至发生尿潴留。尿道癌可因出现排尿困难而误诊为尿道狭窄，长期作尿道扩张。但尿道狭窄常有外伤、腔内器械检查、尿道炎等病史。不伴尿道血性分泌物，无尿道肿物。尿道造影显示为管腔狭窄而非充盈缺损。

2. **前列腺增生**　多见于老年男性，以进行性排尿困难为主要表现。直肠指诊可发现增大的前列腺，中央沟消失，不能触及尿道肿块。尿道膀胱造影显示耻骨联合上方有增大的前列腺充盈缺损，而尿道内无充盈缺损，尿道镜检查可见后尿道拉长，前列腺侧叶或中叶增生。

3. **尿道乳头状瘤**　为尿道良性肿瘤，常见于青壮年。多位于前列腺尿道部，与膀胱乳头状瘤常伴发，膀胱镜检可见后尿道、精阜处有带蒂的乳头状瘤，呈绒毛状，可飘动。

4. **尿道尖锐湿疣**　由性接触传播的一种病毒性疾病，可有尿道刺激症状与血尿，常并发其他部位湿疣，如阴茎头冠状沟、包皮、阴囊及肛门等处。尿道尖锐湿疣多发生于距尿道外口 3cm 以内的尿道黏膜，有排尿时灼痛及尿道分泌物。尿道镜检查呈乳头状、淡红色、质软。可取组织活检以资鉴别。

（六）治疗

男性尿道癌的主要扩散途径是局部浸润和淋巴转移。阴茎部、球部尿道癌首先向尿道周围的尿道海绵体浸润，并向肿瘤附近的尿道蔓延。球膜部尿道癌常扩散到会阴部软组织，甚至穿破尿道，形成尿瘘。前列腺尿道癌则向前列腺腺体及膀胱扩散。前尿道癌的淋巴转移先到腹股沟淋巴结，后尿道癌可转移到髂外、髂内淋巴结。男性尿道癌以手术治疗为主，尿道癌的部位不同、病变程度不同，其手术方式亦不同。

1. **手术治疗**　如下所述。

（1）肿瘤局部切除术：适用于全尿道单发、浅表、高分化、低分期的肿瘤；转移性尿道癌的姑息治疗。包括经尿道肿瘤电切或电灼术，尿道外口肿瘤可行局部切除。主要并发症为尿道狭窄，可行尿道扩张或切开。应警惕术后尿道狭窄可能为肿瘤复发。

（2）尿道部分切除术：适用于低分期前尿道癌，尿道切缘距肿瘤 2cm 以上，保留近端尿道长度至少 2cm，以保持站立姿势排尿。并发症少，局部复发多归咎于术前分期不准确，适应证掌握不严。

（3）根治性尿道切除术：适用于 0、A、B 期尿道癌，且肿瘤近端不超过球部中线者；前尿道癌尿道部分切除术后，阴茎长度不能保持站立排尿者。主要并发症为肿瘤局部复发、重建尿道外口狭窄等。

（4）根治性广泛脏器切除术：适用于 C 期以上的近段尿道癌，且能耐受手术者。切除范围包括阴茎、膀胱、尿道、前列腺及精囊，并行尿流改道。如腹股沟淋巴结活检阳性，应行腹股沟及盆腔淋巴结清除术。如直肠壁受累，可行盆腔脏器切除或姑息治疗。球膜部尿道癌在确诊时多已广泛蔓延，不适于手术治疗，如行根治术，术后复发率高且并发症多。

2. **放射治疗**　男性尿道癌以手术治疗为主，原发尿道癌放疗的主要目的在于保存器官的完整，并发症多，效果不肯定。一般仅作为晚期尿道癌的姑息治疗。

3. 化学治疗　疗效不肯定，一般仅作为姑息治疗之用。

（七）预后

男性尿道癌的预后与原发肿瘤的解剖部位及病理性分期有关，而与分级及组织学亚型无关。发生于远端尿道（球部及悬垂部）的癌比发生于尿道膜部及前列腺部者预后好，前者的 5 年生存率约为 67%，后者约为 21%。发生于远端尿道的肿瘤，多为分化好的鳞癌和疣状癌，诊断时常处于早期，而发生于近端尿道的肿瘤，多为级别高的尿路上皮癌或非角化型鳞癌，发现时常为晚期。

二、女性尿道癌

（一）病因

病因不明。可能与性交、妊娠及反复尿路感染对尿道刺激有关。

（二）病理

女性尿道癌中约 75% 为角化型或非角化型鳞癌，其余的 25%～30% 分别为尿路上皮癌及腺癌。约半数尿道癌起源于尿道远段三分之一，常为低分级的鳞癌或疣状癌，其余半数为全尿道癌。转移途径包括淋巴转移、血行播散和局部浸润，以淋巴转移及局部浸润为主。远段尿道癌可转移至腹股沟浅、深淋巴结，近段尿道癌可转移至髂内、髂外及闭孔淋巴结。

（三）诊断标准

1. 临床表现　如下所述。

（1）常见症状：尿道流血、尿频、尿痛，前尿道癌有时尿道口可见类似肉阜脱出，肿瘤增大后可在尿道局部触及肿块，并可形成溃疡，部分有阴道分泌物增多，尿失禁及性交疼痛。晚期可蔓延至会阴皮肤或外阴，并可出现尿道阴道瘘或膀胱阴道瘘、消瘦、贫血等症状。

（2）阴道检查：阴道前壁可触及肿块，尿道增粗、变硬，有时能触及腹股沟肿大的淋巴结。

2. 影像学检查　如下所述。

（1）X 线检查近段尿道癌可直接侵犯耻骨，造成骨质破坏。

（2）CT 和 MRI 检查有助于检查盆腔淋巴结，判断分期。

（3）淋巴管造影对诊断盆腔淋巴结转移有帮助。

3. 内腔镜检查　尿道膀胱镜检查可观察病灶并取活检。

4. 病理学检查　如下所述。

（1）任何尿道口赘生物可疑尿道癌时，应直接行活检。

（2）尿道拭子深入尿道擦拭后行脱落细胞学检查。

（四）分期

0 期　原位癌局限于黏膜层

A 期　病变局限于黏膜下层

B 期　病变浸润尿道肌层

C 期　病变浸润尿道周围脏器

C_1 期　浸润阴道壁肌层

C_2 期　浸润阴道壁肌层及黏膜

C_3 期　浸润邻近脏器如膀胱、阴唇及阴蒂

D 期　出现远处转移

D_1 期　腹股沟淋巴结转移

D_2 期　盆腔淋巴结转移

D_3 期　主动脉分叉以上有淋巴结转移

D_4 期　远处脏器转移

（五）鉴别诊断

1. 尿道肉阜　为发生于女性尿道口部位的良性息肉样组织。有时可与突出至尿道外口的尿道癌混淆。尿道肉阜以绝经后女性多见，伴烧灼感，呈鲜红色、质软、易出血的息肉样肿块，基底广，血管丰富，表面无溃疡与分泌物，有明显触痛，不向外浸润。

2. 尿道尖锐湿疣　为性传播疾病，除了发生在尿道外口外，多同时出现在外阴、阴道、肛门周围等，有排尿灼痛及尿道分泌物。鉴别困难时，取活组织检查。

（六）治疗

女性尿道癌的治疗，主要依据其部位和分期。治疗方法包括经尿道切除术、肿瘤切除术、部分或全尿道切除术、放疗、单纯膀胱尿道切除术及外阴切除术，并视情况做淋巴结清扫术。

1. 手术治疗　如下所述。

（1）肿瘤局部切除术：适用于低分期、浅表、孤立的小肿瘤，可采用经尿道电切或激光切除，注意避免烧灼过深形成尿道狭窄。

（2）尿道部分切除术：适用于 0、A、B 期前尿道癌。

（3）根治性切除术：近段尿道癌和（或）全尿道癌发现常较晚，需行根治性切除，切除尿道、膀胱、阴道前壁、子宫和卵巢，同时行盆腔淋巴结清除和尿流改道。

2. 放射治疗　有外照射和组织内照射，低分期小肿瘤放疗满意，较大的、高分期的后尿道癌放疗效果不佳，常见并发症有尿道狭窄、局部坏死、外阴脓肿、放射性盆腔炎等。

3. 化学治疗　多用于辅助手术及放疗，效果不肯定。

（七）预后

远段尿道癌多为鳞癌，发现早，多向腹股沟淋巴结转移，预后好；近段尿道癌多为尿路上皮癌，发现晚，多向盆腔转移，预后差；腺癌的预后亦较差。

发生于尿道的其他上皮性肿瘤包括腺鳞癌、腺样囊性癌及类癌等，病例很少，且随访有限。

第四节　非尿路上皮性肿瘤

一、肾盂、输尿管非尿路上皮性肿瘤

（一）恶性肾盂、输尿管非尿路上皮性肿瘤

1. 鳞癌　约占肾盂肿瘤的10%，在输尿管所占比例更小，常伴有结石和慢性炎症。其组织来源仍是尿路上皮，因受长期慢性炎症刺激发生鳞状化生。发现时多为中晚期，常见肿瘤在肾实质内广泛浸润，恶性程度高，组织分化差，5年生存率很低。结石患者或结石去除后仍有经常严重的血尿，应警惕本病的存在。

2. 腺癌　非常少见，文献上仅有个别病例报道。其发生可能与结石及慢性炎症有关。发现时多为中晚期，预后差。腺性化生或肠型腺上皮化生可能是本病的癌前病变。

3. 平滑肌肉瘤　很少见，表现为血尿、疼痛及局部肿块，与尿路上皮性肿瘤的表现相似。

4. 其他　骨肉瘤和恶性神经鞘瘤极少见。恶性黑色素瘤可发生于肾盂黏膜。癌肉瘤极罕见。

（二）良性肾盂、输尿管非尿路上皮性肿瘤

1. 纤维上皮性息肉　是肾盂、输尿管良性肿瘤中最常见的一种类型。其好发于上段输尿管，可单发或多发，多为男性。常见的症状为肋腹部绞痛及血尿。肿瘤局部切除预后良好。

2. 平滑肌瘤　少见。与尿路上皮性肿瘤的表现相似，可局部切除，预后良好。

3. 纤维瘤　输尿管纤维瘤可在管壁内呈内生性生长，或呈息肉状附于管壁。肾盂纤维瘤极少，仅有个案报道。

4. 血管瘤　不常见，儿童及成人均可发生。肿瘤可为多发性，常引起尿路梗阻。病变呈息肉状，被覆正常尿路上皮细胞，中心为富含血管的纤维基质。

二、尿道非上皮性肿瘤

（一）恶性尿道非上皮性肿瘤

1. 尿道肉瘤　包括尿道平滑肌肉瘤、纤维肉瘤及横纹肌肉瘤等，均少见，临床表现为尿道口肿块、排尿困难、尿潴留及血尿，治疗以根治性切除为主，辅以放疗及化疗，预后不良。

2. 尿道黑色素瘤　多发生于50岁以上，临床表现为尿道口肿块及尿道出血。查体时可见黑褐色肿物，表面常有坏死、糜烂。易误诊为尿道肉阜并发感染，可疑时应行组织活检。治疗以根治性切除为主，辅以放疗、化疗及免疫治疗，预后极差。

（二）良性尿道非上皮性肿瘤

1. 尿道平滑肌瘤　女性多见，临床表现为外阴部肿块、尿道出血、疼痛、排尿困难及尿失禁，肿瘤表面光滑，质地硬，组织活检可和尿道癌及尿道肉阜鉴别，肿瘤局部切除后预后良好。

2. 尿道纤维瘤　女性多见，肿瘤质地硬，肿瘤局部切除，预后良好。

3. 尿道血管瘤　男性多见，症状以血尿为主，肿块较大时可出现排尿困难。肿瘤呈深红色，质软。治疗宜手术切除。

第八章　前列腺疾病

第一节　良性前列腺增生症

良性前列腺增生（BPH）是引起中老年男性排尿障碍原因中最为常见的一种良性疾病。主要表现为组织学上的前列腺间质和腺体成分的增生、解剖学上的前列腺增大（BPH）、下尿路症状（LUTS）为主的临床症状以及尿动力学上的膀胱出口梗阻（BOO）。组织学上BPH的发病率随年龄的增长而增加，最初通常发生在40岁以后，到60岁时大于50%，80岁时高达83%。与组织学表现相类似，随着年龄的增长，排尿困难等症状也随之增加。大约有50%组织学诊断BPH的男性有中度到重度下尿路症状。

一、诊断标准

1. 临床表现

（1）尿频：常常是前列腺增生患者最初出现的症状。尤其夜间排尿次数增多较明显，随着病情的进展，可伴尿急，甚至出现急迫性尿失禁。

（2）排尿困难：排尿踌躇，尿线细而无力，排尿中断，排尿时间延长，终末滴沥，排尿不尽感等，都是膀胱出口梗阻形成排尿困难的表现。

（3）尿潴留：梗阻加重达一定程度，排尿不尽，出现膀胱残余尿，过多的残余尿滞留膀胱可致膀胱逼尿肌收缩力减低甚至丧失，发生尿潴留及充溢性尿失禁。

（4）并发感染时，出现尿频、尿急、尿痛等膀胱刺激症状，亦可能发生无痛性肉眼血尿或镜下血尿。

（5）并发有结石时症状更加明显，可出现排尿困难加重、排尿中断现象，也可能伴发无痛性肉眼血尿或镜下血尿。

（6）随着病情的发展和排尿困难程度的加重，可造成输尿管尿液反流，晚期可出现肾积水和慢性肾功能不全症状。

（7）部分患者长期增加腹压排尿，有可能并发腹股沟疝、脱肛、痔等。

2. 辅助检查

（1）直肠指诊：下尿路症状患者行直肠指诊非常重要，需在膀胱排空后进行。直肠指诊可以了解是否存在前列腺癌：国外学者临床研究证实，直肠指诊怀疑有异常的患者最后确诊为前列腺癌的有26%~34%，而且其阳性率随着年龄的增加呈上升趋势。

直肠指诊可以了解前列腺的大小、形态、质地、有无结节及压痛、中央沟是否变浅或消失，以及肛门括约肌张力情况。直肠指诊对前列腺体积的判断不够精确，目前经腹超声或经直肠超声检查可以更精确描述前列腺的形态和体积。

（2）尿流率：尿流率有两项主要指标（参数）：最大尿流率（Q_{max}）和平均尿流率（Q_{ave}），其中最大尿流率更为重要。但是，最大尿流率减低不能区分梗阻和逼尿肌收缩力减低，必要时行尿动力学等检查。最大尿流率存在个体差异和容量依赖性，因此尿量在150～200ml时进行检查较为准确，必要时可重复检查。最大尿流率（Q_{max}）<10ml/s，提示有膀胱出口梗阻。

（3）前列腺特异性抗原（PSA）测定：前列腺癌、BPH、前列腺炎都可能使血清PSA升高。因此，血清PSA不是前列腺癌特有的。另外，泌尿系感染、前列腺穿刺、急性尿潴留、留置导尿、直肠指诊及前列腺按摩也可以影响血清PSA值。

血清PSA与年龄和种族有密切关系。一般40岁以后血清PSA会升高，不同种族的人群PSA水平也不相同。血清PSA值和前列腺体积相关，但血清PSA与BPH的相关性为0.30ng/ml，与前列腺癌为3.5ng/ml。血清PSA升高可以作为前列腺癌穿刺活检的指征。一般临床将PSA≥4ng/ml作为分界点。血清PSA作为一项危险因素可以预测BPH的临床进展，从而指导治疗方法的选择。

（4）超声检查：B超可观察前列腺形态、结构、大小、有无异常回声、突入膀胱的程度，以及残余尿量。同时可了解双肾有无积水。最常用的是经腹壁途径，但经直肠超声更加准确，并可对疑有前列腺癌的组织进行超声定位穿刺活检。经直肠超声（TRUS）还可以精确测定前列腺体积（计算公式为0.52×前后径×左右径×上下径）。此外，超声还可显示膀胱内是否伴发结石。

（5）膀胱残余尿的测定：排尿后导尿测定残余尿较为准确，但有引起尿路感染之虑。目前采用经腹超声测，方法简便，患者无痛苦，且可反复进行。

（6）尿流动力学检查：包括尿流率的测定，膀胱和尿道功能测定等。对引起膀胱出口梗阻的原因有疑问或需要对膀胱功能进行评估时，建议行此项检查。对除外神经源性膀胱功能障碍，不稳定膀胱、逼尿肌括约肌功能失调等引起的排尿障碍尤为重要。

（7）放射性核素肾图检查：可了解双肾功能，并可了解尿路有无梗阻存在。

（8）静脉尿路造影：若患者有血尿，可了解双肾输尿管情况，以了解引起血尿的潜在病因。

（9）膀胱镜尿道镜检查：可了解尿道、前列腺、膀胱颈与膀胱内的情况，对下尿路梗阻症状明显，但直肠指诊前列腺无明显增大或有血尿的患者尤为重要。

（10）国际前列腺症状评分（IPSS）和生活质量评分（QOL）：IPSS评分标准是目前国际公认的判断BPH患者症状严重程度的最佳手段。IPSS评分是BPH患者下尿路症状严重程度的主观反映，它与最大尿流率、残余尿量以及前列腺体积无明显相关性。

IPSS评分患者分类如下：（总分0～35分）

轻度症状　0～7分

中度症状　8～19分

重度症状　20～35分

QOL评分（0～6分）是了解患者对其目前下尿路症状水平伴随其一生的主观感受，其主要关心的是BPH患者受下尿路症状困扰的程度及是否能够忍受，因此又称困扰评分。

以上两种评分尽管不能完全概括下尿路症状对BPH患者生活质量的影响，但是它们提供了医师与患者之间交流的平台，能够使医师很好地了解患者的疾病状态。

BPH 需要与膀胱颈挛缩、神经源性膀胱、异位前列腺以及苗勒管囊肿等疾病进行鉴别。

二、治疗

1. 观察等待　观察等待是一种非药物、非手术的治疗措施，包括患者教育、生活方式指导、随访等。BPH 是前列腺组织学一种进行性的良性增生过程，其发展过程较难预测，经过长时间的随访，BPH 患者中只有少数可能出现尿潴留、肾功能不全、膀胱结石等并发症。因此，对于大多数 BPH 患者来说，观察等待可以是一种合适的处理方式，特别是患者生活质量尚未受到下尿路症状明显影响的时候。

轻度下尿路症状（IPSS 评分≤7）的患者，以及中度以上症状（IPSS 评分≥8）同时生活质量尚未受到明显影响的患者，可以采用观察等待。接受观察等待之前，患者应进行全面检查以除外各种 BPH 相关并发症。接受观察等待的患者在随访至 1 年时 85% 保持病情稳定，5 年时 65% 无临床进展。

应该向接受观察等待的患者提供 BPH 疾病相关知识，包括下尿路症状和 BPH 的临床进展，特别应该让患者了解观察等待的效果和预后。同时还应该提供前列腺癌的相关知识。BPH 患者通常更关注前列腺癌发生的危险。包括以下两方面的指导：

（1）生活方式的指导：适当限制饮水可以缓解尿频症状，例如夜间和出席公共社交场合时限水。但每日水的摄入不应少于 1 500ml。酒精和咖啡具有利尿和刺激作用，可以引起尿量增多、尿频、尿急等症状，因此应适当限制酒精类和含咖啡因类饮料的摄入。指导排空膀胱的技巧，如重复排尿等。精神放松训练，把注意力从排尿的欲望中转移开。膀胱训练，鼓励患者适当憋尿，以增加膀胱容量和延长排尿间歇时间。

（2）合并用药的指导：BPH 患者常因为合并其他全身性疾病同时使用多种药物，应了解和评价患者这些合并用药的情况，必要时在其他专科医师的指导下进行调整以减少合并用药对泌尿系统的影响。治疗同时存在的便秘。随访是接受观察等待 BPH 患者的重要临床过程。观察等待开始后第 6 个月进行第 1 次随访，以后每年进行 1 次随访。随访的目的主要是了解患者的病情发展状况，是否出现临床进展以及 BPH 相关并发症和（或）绝对手术指征，并根据患者的愿望转为药物治疗或外科治疗。

2. 药物治疗　BPH 患者药物治疗的短期目标是缓解患者的下尿路症状，长期目标是延缓疾病的临床进展，预防并发症的发生。在减少药物治疗不良反应的同时保持患者较高的生活质量是 BPH 药物治疗的总体目标。

（1）α-受体阻滞剂：α-受体阻滞剂是通过阻滞分布在前列腺和膀胱颈部平滑肌表面的肾上腺素能受体，松弛平滑肌，达到缓解膀胱出口动力性梗阻的作用。根据尿路选择性可将 α-受体阻滞剂分为非选择性 α-受体阻滞剂（酚苄明）、选择性 α_1 受体阻滞剂（多沙唑嗪、阿夫唑嗪、特拉唑嗪）和高选择性 α_1 受体阻滞剂（坦索罗辛 $\alpha_{1A} > \alpha_{1D}$，萘哌地尔 $\alpha_{1D} > \alpha_{1A}$ 等）。

α-受体阻滞剂临床用于治疗 BPH 引起的下尿路症状始于 20 世纪 70 年代。α-受体阻滞剂治疗后 48 小时即可出现症状改善，但采用 IPSS 评估症状改善应在用药 4~6 周后进行。连续使用 α-受体阻滞剂 1 个月无明显症状改善，则不应继续使用。BPH 患者的基线前列腺体积和血清 PSA 水平不影响 α-受体阻滞剂的疗效，同时 α-受体阻滞剂也不影响前列腺体积和血清 PSA 水平。

α-受体阻滞剂不良反应：常见不良反应包括头晕、头痛、无力、困倦、逆行射精等，直立性低血压更容易发生在老年及高血压患者中。

（2）5α-还原酶抑制剂：5α-还原酶抑制剂通过抑制体内睾酮向双氢睾酮的转变，进而降低前列腺内双氢睾酮的含量，达到缩小前列腺体积、改善排尿困难的治疗目的。目前在我国国内应用的5α-还原酶抑制剂包括非那雄胺（finasteride）和依立雄胺（epristeride）等。

非那雄胺适用于治疗有前列腺体积增大伴下尿路症状的BPH患者。对于具有BPH临床进展高危性的患者，非那雄胺可用于防止BPH的临床进展，如发生尿潴留或接受手术治疗。应该告知患者如果不接受治疗可能出现BPH临床进展的危险，同时也应充分考虑非那雄胺治疗带来的不良反应和较长的疗程。非那雄胺的长期疗效已得到证实，缩小前列腺体积达20%~30%，改善患者的症状评分约15%，提高尿流率1.3~1.6ml/s，并能将BPH患者发生急性尿潴留和手术干预需要的风险降低50%左右，可以同时降低BPH患者血尿的发生率。

非那雄胺不良反应：非那雄胺最常见的不良反应包括勃起功能障碍、射精异常、性欲低下和其他，如男性乳房女性化、乳腺痛等。非那雄胺影响血清PSA水平：非那雄胺能降低血清PSA的水平，服用非那雄胺每天5mg持续1年可使PSA水平减低50%。对于应用非那雄胺的患者，将其血清PSA水平加倍后，不影响其对前列腺癌的检测效能。

依立雄胺是一种非竞争性5α-还原酶抑制剂，依立雄胺能降低IPSS评分、增加尿流率、缩小前列腺体积和减少残余尿量。

（3）联合治疗：联合治疗是指联合应用α-受体阻滞剂和5α-还原酶抑制剂治疗BPH。联合治疗适用于前列腺体积增大、有下尿路症状的BPH患者。BPH临床进展危险较大的患者更适合联合治疗。采用联合治疗前应充分考虑具体患者BPH临床进展的危险性、患者的意愿、经济状况、联合治疗带来的费用增长等。目前的研究结果证实了联合治疗的长期临床疗效。MTOPS的研究结果显示与安慰剂相比，多沙唑嗪、非那雄胺均显著降低BPH临床进展的危险；而多沙唑嗪和非那雄胺的联合治疗进一步降低了BPH临床进展的危险。

（4）中药和植物制剂：中医药对我国医药卫生事业的发展以及中华民族的健康具有不可磨灭的贡献。目前应用于BPH临床治疗的中药种类很多，请参照中医或中西医结合学会的推荐意见开展治疗。

植物制剂，如普适泰（舍尼通）等在缓解BPH相关下尿路症状方面获得了一定的临床疗效，在国内外取得了较广泛的临床应用。

由于中药和植物制剂的成分复杂、具体生物学作用机制尚未阐明，积极开展对包括中药在内各种药物的基础研究有利于进一步巩固中药与植物制剂的国际地位。同时，以循证医学原理为基础的大规模随机对照的临床研究对进一步推动中药和植物制剂在BPH治疗中的临床应用有着积极的意义。

（5）对症治疗：如尿频、尿急等膀胱刺激症状较明显的患者，可选用黄酮哌酯类药物加以控制。

3. 手术治疗　手术仍为前列腺增生症的重要治疗方法。

（1）手术适应证：①反复尿潴留（至少在一次拔管后不能排尿或两次尿潴留）；②反复血尿，5α-还原酶抑制剂治疗无效；③反复泌尿系感染；④膀胱结石；⑤继发性上尿路积水（伴或不伴肾功能损害）。

BPH 患者并发膀胱大憩室、腹股沟疝、严重的痔疮或脱肛，临床判断不解除下尿路梗阻难以达到治疗效果者，应当考虑手术治疗。

（2）手术方法：BPH 的手术治疗包括一般手术治疗、激光治疗以及其他治疗方式。BPH 治疗效果主要反映在患者主观症状（如 IPSS 评分）和客观指标（如最大尿流率）的改变。治疗方法的评价则应考虑治疗效果、并发症以及社会经济条件等综合因素。

1）一般手术：经典的外科手术方法有经尿道前列腺电切术（TURP）、经尿道前列腺切开术（TUIP）以及开放性前列腺摘除术。目前 TURP 仍是 BPH 治疗的"金标准"。各种外科手术方法的治疗效果与 TURP 接近或相似，但适用范围和并发症有所差别。作为 TURP 或 TUIP 的替代治疗手段，经尿道前列腺电汽化术（TUVP）和经尿道前列腺等离子双极电切术（TUPKP）目前也应用于外科治疗。所有上述各种治疗手段均能够改善 BPH 患者 70% 以上的下尿路症状。

TURP：主要适用于治疗前列腺体积在 80ml 以下的 BPH 患者，技术熟练的术者可适当放宽对前列腺体积的限制。因冲洗液吸收过多导致的血容量扩张及稀释性低钠血症（经尿道电切综合征，TURS）发生率约 2%，危险因素有术中出血多、手术时间长和前列腺体积大等。TURP 手术时间延长，经尿道电切综合征的发生风险明显增加，如尿失禁、逆行射精、膀胱颈挛缩、尿道狭窄等。

TUIP：适用于前列腺体积小于 30ml，且无中叶增生的患者。TUIP 治疗后患者下尿路症状的改善程度与 TURP 相似。与 TURP 相比，并发症更少，出血及需要输血危险性降低，逆行射精发生率低、手术时间及住院时间缩短。但远期复发率较 TURP 高。

开放前列腺摘除术：主要适用于前列腺体积大于 80ml 的患者，特别是并发膀胱结石或并发膀胱憩室需一并手术。常用术式有耻骨上前列腺摘除术和耻骨后前列腺摘除术。需要输血的概率高于 TURP。术后各种并发症的发生率亦增高。

TUVP：适用于凝血功能较差和前列腺体积较小的 BPH 患者，是 TUIP 或 TURP 的另外一种选择，与 TURP 比较止血效果更好。远期并发症与 TURP 相似。

TUPKP：是使用等离子双极电切系统，并以与单极 TURP 相似的方式进行经尿道前列腺切除手术。采用生理盐水为术中冲洗液。术中出血及经尿道电切综合征发生减少。

2）激光治疗：前列腺激光治疗是通过组织汽化或组织凝固性坏死后的迟发性组织脱落达到解除梗阻的目的。疗效肯定的方式有经尿道钬激光前列腺剜除术、经尿道前列腺激光汽化术、经尿道前列腺激光凝固术等。

经尿道钬激光前列腺剜除术（HoLRP）：Ho：YAG 激光所产生的峰值能量可导致组织的汽化和前列腺组织精确和有效的切除。HoLRP 术后留置导尿时间短。术后排尿困难是最常见的并发症，发生率约为 10%。75% ~ 80% 的患者出现逆行射精，没有术后勃起功能障碍的报道。

经尿道激光汽化术：与前列腺电汽化术相似，用激光能量汽化前列腺组织，以达到外科治疗的目的。短期 IPSS 评分、尿流率、QOL 指数的改善与 TURP 相当。术后尿潴留而需要导尿的发生率高于 TURP。术后无病理组织。长期疗效尚待进一步研究。

经尿道激光凝固术：是治疗 BPH 的有效手术方法。光纤尖端与前列腺组织之间保持约 2mm 的距离，能量密度足够凝固组织，但不会汽化组织。被凝固的组织最终会坏死脱落，从而减轻梗阻。优点在于其操作简单，出血风险以及水吸收率低。

3）其他治疗：①经尿道微波热疗（TUMT）：可部分缓解 BPH 患者的尿流率和 LUTS 症状。适用于药物治疗无效（或不愿意长期服药）而又不愿意接受手术的患者，以及伴反复尿潴留而又不能接受外科手术的高危患者。各种微波治疗仪的原理相似。超过 45℃ 为高温疗法。低温治疗效果差，不推荐使用。其 5 年的再治疗率高达 84.4%；其中药物再治疗率达 46.7%，手术再治疗率为 37.7%。②经尿道针刺消融术：是一种简单安全的治疗方法。适用于不能接受外科手术的高危患者，对一般患者不推荐作为一线治疗方法。术后下尿路症状改善 50%~60%，最大尿流率平均增加 40%~70%，3 年需要接受 TURP 约 20%。远期疗效有待进一步观察。③前列腺支架：是通过内镜放置在前列腺部尿道的金属（或聚亚氨脂）装置，可以缓解 BPH 所致下尿路症状。仅适用于伴反复尿潴留又不能接受外科手术的高危患者，作为导尿的一种替代治疗方法。常见并发症有支架移位、钙化、支架闭塞、感染、慢性疼痛等。

经尿道前列腺气囊扩张尚有一定的应用范围。目前尚无明确证据支持高能聚焦超声、前列腺酒精注射的化学消融治疗作为 BPH 治疗的有效选择。

第二节　前列腺炎

一、概述

（一）流行病学

前列腺炎是泌尿外科门诊常见与多发疾病，病情反复且治疗效果不尽如人意，有的医生戏称此疾病为："不是癌症的癌症疾病"。部分前列腺炎可以严重地影响患者的生活质量与心身健康。由于对前列腺炎的发病机制，病理生理到目前为止仍没有研究得十分清楚和前列腺炎患者临床表现的多样性，复杂性，使得前列腺炎的流行病学研究增加很多困难，而研究的结果受地域、饮食习惯、文化背景、季节、医生惯性思维以及研究设计方案、年龄群组选择、诊断标准的差异而影响结论的一致性。因此各国家均缺乏系统而详细的流行病学资料调查与研究，难以制订前列腺炎治疗与预防的相关医疗计划，从而对公共健康卫生事业造成巨大的经济负担。

（二）发病率

应用不同的流行病学调查方法和选择不同的人群结构以及地域的不同造成在文献报道中前列腺炎患病率有较大的差异，国际健康中心的健康统计表明，35%~50% 的成年男性在一生的某个阶段会受到前列腺炎困扰，1977—1978 年前列腺炎发病率约为 25%。在美国前列腺炎与前列腺癌和良性前列腺增生症的发病率和就诊率接近，据 1990 年统计每年有 200 万前列腺炎患者，估计发病率为 5%~8%。Pavone 等报道意大利泌尿科门诊有近 18.9% 的患者因反复出现前列腺炎临床症状而就诊。在我国，前列腺炎约占泌尿男科门诊患者总数的1/3。根据尸检报告，国外前列腺炎发生率为 6.3%~73.0%。Schatteman 等研究一组 238 例 PSA 增高或直肠指诊异常患者，前列腺均存有不同程度的炎症。夏同礼等研究 447 例急性猝死成人尸检前列腺标本，诊断前列腺炎 116 例，占 24.3%。Robertson 等对美国明尼苏达州的 Olmsted 社区前列腺炎发病情况调查，显示 40~79 岁的中老年男性前列腺炎发病率 9%。Collins 等对 31 681 例成年男性自我报告病史的调查结果显示前列腺炎发生率为 16%。Nickel 等应用美国国立卫生研究院前列腺炎症状评分 NIH-CPSI 对加拿大渥太华地区调查发现 2 987 名社区成年男性居民中回访率 29%，具有前列腺炎样症状 9.7%，其中 50 岁以下前列腺发病率在 11.5%，50 岁以上男性前列腺发病率为 8.5%。Mehik 等在芬兰对 2 500 例 20~59 岁男性的随机问卷研究表明前列腺炎发病率 14.2%。Ku 等对韩国 Choongchung Suth 省社区以及 Taejeon 省参军体检的 29 017 例如年轻人的 6 940 份随机问卷调查结果表明，6% 出现过耻区及会阴部疼痛不适，5.0%~10.5% 出现过排尿异常，并对生活质量产生一定影响。值得注意的是，并不是所有前列腺炎样症状者都发展成或可以诊断为前列腺炎，前列腺炎的症状严重程度差异亦较大。Mettik 等对 261 例前列腺炎患者调查显示，只有 27% 的患者每年出现 1 次以上的症状，16% 持续出现症状。Turner 等对 357 例诊断为前列腺炎患者中的 304 例进行调查，结果只有 14.2% 的患者就诊于泌尿科，0.6% 的患者就诊于急诊，这些患者与就诊于基层综合门诊者相比，临床症状较多、较重，持续时间较长，NIH-CPSI 评分也较高，尤其是疼痛不适症状更明显。尽管前列腺炎的发病率很高，也是临床上诊断最多的疾病之一，但报道的发病率往往低于实际情况，原因可能包括：①该病不威胁生命，大部分慢性前列腺炎患者对自身的疾病情况不清楚，也不一定寻求医疗帮助。②前列腺炎患者的症状不典型且多样化造成误诊。③对该病的分类和诊断缺乏统一的标准。④存在无症状的前列腺炎患者。⑤医生的素质和对前列腺疾病认识的差异也可影响对前列腺炎的准确诊断。⑥有些文献资料也不十分可靠。目前国内尚缺乏这样大样本的调查研究。

（三）各种类型前列腺炎的发生情况

根据 1995 年 NIH 标准，前列腺炎分为急性细菌性前列腺炎（Ⅰ型）、慢性细菌性前列腺炎（Ⅱ型）、炎症性慢性骨盆疼痛综合征（ⅢA 型）、非炎症性慢性骨盆疼痛综合征（ⅢB 型）和无症状的炎性前列腺炎（Ⅳ型）。Ⅰ型前列腺炎比较少见，前列腺炎的 3 个主要类型为Ⅱ型、ⅢA 型和ⅢB 型。德国学者 Brunner 1983 年统计 600 例因前列腺炎就诊的患者，发现其中 5% 为细菌性前列腺炎、64% 为非细菌性前列腺炎、31% 为前列腺痛。Ⅳ型前列腺炎由于缺乏明显的症状而不为临床重视，只有因前列腺指诊异常和（或）PSA 增高而怀疑前列腺增生和前列腺癌进行前列腺活检时或因男性不育症进行精液分析时才偶然发现和诊断。Nickel 等对 80 例无症状的 BPH 患者进行组织活检，均存在组织学的炎症反应证据。Potts 等研究 122 例无症状的血清 PSA 增高男性，41.8% 存在前列腺炎。Carver 等在 227 例前列腺癌普查检出Ⅳ型前列腺炎 73 例，占 32.2%，并且血清的 PSA 明显高于无炎症的被普查者。国内李宏军调查 534 例患者，其中诊断前列腺炎 209 例，占 39.1%，Ⅳ型前列腺炎 135 例，占 25.3%。研究表明，Ⅳ型前列腺炎在老年男性和男性不育症中发病率较高，占不育男性中前列腺炎的半数以上。

（四）前列腺炎的年龄分布

前列腺感染可以发生在各个年龄段，以成年男性最多，是 50 岁以下男性就诊于泌尿外科最常见者。以前认为前列腺炎多发于有性活动的青壮年人，高发年龄 25~35 岁，但流行病学调查显示 36~65 岁者发病率高于 18~35 岁，并与老年前列腺增生症患者具有很大的重叠性。夏同礼等进行尸检发现 50~59 岁前列腺炎发病率 25.4%，60~69 岁有一个发病高峰，达 36.4%，70 岁以上者为 13.8%。芬兰男性 40～49 岁组前列腺炎发病率最高，分别是 20～39 岁与 50～59 岁组的发病率的 1.7 倍和 3.1 倍，而且退休人员的发生率高达 35.6%。Collins 等估计美国每年 200 万前列腺炎患者发生于 18～50 岁占 50%，发生于 50 岁以上者占 50%。美国明尼苏达州一个社区调查显示，既往诊断为前列腺炎的患者，在随后进行的统一检查中诊断为前列腺炎的概率随着年龄的增加而明显增高，40、60 和 80 岁组患者分别为 20%、38% 和 50%。这些研究均提示，中老年男性前列腺炎的发病率也可以很高。

（五）发病的季节性

慢性前列腺炎的发病明显存在季节性。芬兰的调查显示，63% 的前列腺炎患者冬季症状明显加重。国内也有这种情况。而 Cllins 调查美国南部居民比北部居民的慢性前列腺炎发生率高 1.7 倍，说明过冷过热是慢性前列腺炎发病的诱因。

（六）与其他疾病的相关性

目前无明显证据表明前列腺炎与前列腺癌有关，但有部分症状重叠，由于慢性前列腺炎的难治性，部分患者可能会得抑郁症。Mehik 等调查显示，17% 的前列腺炎患者担心前列腺癌的发生明显高于健康男性。一项回顾性分析显示前列腺炎病史与前列腺癌的发生有一定相关性，但这个资料分析的数据还不完善。老年良性前列腺增生者易患尿路感染并感染前列腺，可能与前列腺炎的发生有一定关系。有报道 BPH 患者手术后的组织学检查，前列腺发现炎症者高达 84%～98%，BPH 患者既往诊断为前列腺炎比率更高；而无症状的 BPH 患者中，前列腺炎症组织学证据也十分常见。泌尿生殖道的炎症性疾病与前列腺炎发病也有十分重要的相关性。资料显示，性传播疾病与前列腺炎的发生具有高度相关性。慢性前列腺炎患者并发精索静脉曲张的机会往往较高，有报道达 50% 左右。Pavone 等发现精索静脉曲张在慢性前列腺炎患者中的发生率高达 14.69%，明显高于对照组的 5.02%；因精索静脉曲张、痔、前列腺静脉丛扩张具有解剖学上的相关性。输精管结扎术与前列腺炎的发生无相关性。Rizzo 等发现，慢性前列腺炎最常见的并发疾病是糖尿病（7.2%）、抑郁症（6.8%）。前列腺炎患者自我感觉过敏性疾病也明显高与一般人群，这也说明了感染或其他索引起了慢性前列腺炎患者的自身免疫性介导的炎症性反应。

（七）生活习惯和职业的影响

性生活不节制者，手淫过频及酗酒者前列腺炎的发病率较高。而规律的性生活对前列腺功能正常发挥具有重要的作用。芬兰的调查结果显示，离婚或独身的男性前列腺炎发病率明显低于已婚男性，可能与其性刺激及感染机会较少有关。Berger 等研究发现过度的性生活并不会引起前列腺炎，可能与研究对象病史、年龄构成不同有关。Mehik 等调查显示，43% 的前列腺炎患者有勃起功能障碍，24% 有性欲降低。来自性伴的精神心理压力也与前列腺炎的发生有相关性。生活质量问卷显示，多数前列腺炎患者的精神和体能受到明显影响。Ku 等发现部分前列腺炎患者有精神心理问题，尤其是患者抑郁和感觉体能虚弱，且常在前列腺炎样症状出现的早期阶段。某些特殊职业与前列腺炎的发生有明显相关性。赵广明等统计 318 例慢性前列腺炎患者，汽车司机占 28.9%，占工人的 46.9%。病因可能是久坐，冷热刺激，会阴部长期在湿热的条件下容易使前列腺的充血加重，经常在外留宿，增加了酗酒、嫖宿的机会，而性病后前列腺炎的发病率明显增高。

二、NIH 分类

1995 年，美国国立卫生研究院（National Institutes of Health，NIH）在过去综合分类的基础上对前列腺炎进行了重新分类，并在流行病学、病原学、病理发生学和治疗方法上都有了重大的突破，重新燃起了人们对该病的极大热情。1998 年"国际前列腺炎合作网络（IPCN）"调查并确定了这个分类方法在 3 年临床和研究应用中的作用，并建议推广使用。新的分类（NIH 分类）法及其基本特点如下：

（1）Ⅰ型（category Ⅰ）急性细菌性前列腺炎：急性细菌性前列腺炎是一种急性尿路感染。细菌存在于中段尿液，与引起尿路感染（urinary tract infections，UTIs）的微生物相同，主要为革兰阴性细菌。患者可表现为突发的发热性疾病，并伴有持续和明显的尿路感染症状。

（2）Ⅱ型（category Ⅱ）慢性细菌性前列腺炎：近几十年来，对于Ⅱ型前列腺炎的定义经历许多改变，主要是由于单纯根据临床定义而缺乏客观的循证医学证据及诊断方法的混乱。早在 20 世纪，人们就认为慢性前列腺炎是继发于细菌感染，尤其是革兰阳性菌；随着资料和经验的积累，一些学者对普遍存在的"慢性细菌性前列腺炎"提出质疑，认为只有在定位的前列腺内发现病原菌（主要是革兰阴性菌）才能诊断，并设计实验来区分尿道和前列腺的病原菌；1978 年以后认为，慢性细菌性前列腺炎是指在前列腺液内存在相当大数量的病原菌，同时没有尿道感染或没有类似急性前列腺炎那样的全身症状。目前认为，Ⅱ型前列腺炎患者的前列腺存在反复复发性的感染特征，具有前列腺炎样症状，前列腺内定位分析存在病原菌。多数研究者坚持认为这一类型的前列腺炎是由已经确立的泌尿系统病原微生物引起的前列腺炎症，并伴有反复发作的下尿路感染，具有复发性 UTIs 的特征，但这一限定只适合约 5% 的慢性前列腺炎患者。在诊断Ⅱ型前列腺炎时还存在许多疑问，例如现代诊断技术在区别细菌性和非细菌性前列腺炎的能力有限；使用敏感特异的诊断技术培养所谓的特殊泌尿道病原体结果与Ⅱ型前列腺炎的相关性难以确定；前列腺内定位分析的病原体与 UTIs 的关系不清；许多慢性前列腺炎患者前列腺液培养可以发现革兰阳性细菌，但却不一定是存在于前列腺内的，对其致病性也存在广泛的争议；彻底消除细菌与临床症状的改善情况之间缺乏相关性。目前，对于下列前列腺炎患者的分类和治疗情况还难以有一致性意见：①没有反复发作的 UTIs 病史，但是在前列腺内有定位病原菌存在的证据。②有反复发作的 UTIs 病史，但是病原菌却不定位于前列腺内。③定位分析前列腺内具有在其他情况下的非致病性的病原菌。因此需要加强相关研究，尤其是对那些还没有接受过抗生素治疗的初诊患者前列腺内定位病原菌的诊断和分析。

（3）Ⅲ型（category Ⅲ）慢性非细菌性前列腺炎/慢性骨盆疼痛综合征：Ⅲ型前列腺炎，慢性非细菌性前列腺炎/慢性骨盆疼痛综合征（chronic pelvic pain syndromes，CPPS），是前列腺炎中最常见的类型，也就是过去分类的慢性细菌性前列腺炎和前列腺痛，又可进一步分为ⅢA 型（category ⅢA）和（category ⅢB）。患者的主要临床表现为盆腔区域的疼痛或不适至少持续 3 个月以上，可伴随各种排尿和性生活方面症状，但无 UTIs 病史，实验室检查不能证实感染的存在。其中ⅢA 型为炎症性骨盆疼痛综合征，也称无菌性前列腺炎，在患者的精液、前列腺按摩液（expressed prostatic secretions，EPS）或前列腺按摩后尿液标本中存在有诊断意义的白细胞，是前列腺炎各种类型中最多见的一种。ⅢB 型为非炎症性慢性骨盆疼痛综合征，在患者的精液、前列腺液或前列腺按摩后尿液中不存在有诊断意义的白细胞。患者的主要临床表现为盆腔区域的疼痛或不适至少持续 3 个月以上，可伴随各种排尿和性生活方面症状，但无 UTIs 病史，实验室检查不能证实感染的存在。对于如何命名Ⅲ型前列腺炎一直存在争议，目前认为非细菌性前列腺炎和前列腺痛的诊断给医师和研究者都带来了很大的困惑，给患者的情绪造成了很大的负担，因此建议不再采用。而统一使用 CPPS 的诊断，这样就拓宽了该病的范围，囊括了泌尿生殖系和肛周疼痛为主诉的非前列腺因素造成的疾病，因为学者们普遍认为慢性骨盆疼痛是这一类型前列腺炎患者中确定不变的因素。国外有些学者认为没有必要把Ⅲ A 和Ⅲ B 型前列腺炎区分开来，这是因为Ⅲ B 型前列腺炎患者的前列腺液中有时也可含有过多的白细胞，而且这两种状态的治疗原则基本相同。

（4）Ⅳ型（categoryⅣ）无症状的炎症性前列腺炎（asymptomatic inflammatory prostatitis, AIP）：患者没有主观症状，因在其前列腺的活检组织、精液、前列腺液或前列腺按摩后尿液标本中偶然发现存在炎症反应的证据才得以诊断，患者前列腺液中前列腺特异性抗原（prostate specific antigen，PSA）水平也可增高。多数患者是因为血清 PSA 水平升高，在进行前列腺组织的活检时没有发现癌变，却偶然发现了炎症的存在；有一些男性不育症患者在进行不育原因检查时发现精液内存在大量炎症细胞，并因此发现了前列腺内也存在炎症反应。

临床上Ⅰ、Ⅱ型前列腺炎占 5% ~ 10%，Ⅲ型前列腺炎占 90% ~ 95%，Ⅳ型前列腺炎的确切发病情况还不清楚。

三、临床表现

（一）急性细菌性前列腺炎

突然发热、寒战、乏力、厌食、恶心、呕吐、后背及会阴或耻骨上区域痛、伴有尿频、尿急、尿道灼痛及排尿困难、夜尿多、全身不适并有关节痛和肌肉痛、排便痛、排便时尿道流白、性欲减退、性交痛、阳痿、血精。上述症状并非全都出现，有的早期只有发热、尿道灼感被误为感冒。直肠指诊：前列腺肿胀、触痛明显，整个或部分腺体坚韧不规则。前列腺液有大量白细胞或脓细胞以及含脂肪的巨噬细胞，培养有大量细菌生长。但急性期不应做按摩，以免引起菌血症。急性细菌性前列腺炎通常伴有不同程度的膀胱炎，尿培养可了解致病菌及药敏。可并发急性尿潴留、急性精囊腺或附睾炎。

（二）慢性细菌性前列腺炎

临床表现各有不同，其可由急性细菌性前列腺炎迁延而来，然多数患者先前无急性前列腺炎病史，有些患者仅因偶尔发现无症状菌尿而诊断。大多数有不同程度的排尿刺激症状：尿痛、尿急、尿频、夜尿多，有些患者尿末流出白色黏液，会阴、肛周、耻骨上、耻区、腰骶部、腹股沟、阴囊、大腿内侧及睾丸、尿道内有不适感或疼痛，可有全身不适，疲乏，失眠等精神症状，偶有射精后疼痛、血精、早泄和阳痿。约有 1/3 的患者无临床症状，仅靠前列腺液检查诊断，偶有急性发作。膀胱镜检查和泌尿系造影皆无异常发现。CBP 患者 PSA 可升高。

（三）慢性非细菌性前列腺炎

患者数为细菌性前列腺炎的 8 倍。临床表现有时同细菌性前列腺炎，主诉有尿频、尿急、夜尿多、尿痛，感觉骨盆区、耻骨上或会阴生殖区疼痛或不适。可伴有头痛、乏力、失眠多梦、食欲缺乏、焦虑，随着病情时间延长，患者的精神症状愈加重，甚至怀疑自己得了不治之症，有时射精后痛和不适是突出特征。病理学检查无特殊发现。

虽然慢性细菌性和非细菌性前列腺炎临床特征有很多相似之处，但非细菌性前列腺炎患者前列腺液细菌培养阴性，也无尿路感染史。非细菌性前列腺炎的前列腺按摩液中白细胞和含有脂肪的巨噬细胞同样较正常多。慢性细菌性和非细菌性前列腺炎均可并发性功能减退和不孕，亦可并有免疫反应性疾病如虹膜炎、关节炎、心内膜炎、肌炎等。

（四）前列腺痛

前列腺痛是非细菌性前列腺炎的特殊类型。典型前列腺痛患者可能有前列腺炎的症状但无尿路感染的病史，前列腺液培养无细菌生长，前列腺液中大量炎症细胞，主要见于 20 ~ 45 岁的男性。主要症状是与排尿无关的"盆腔"痛，如会阴坠胀、阴茎、阴茎头、尿道痛、耻骨上下腹坠胀，腹股沟、阴囊、睾丸抽痛，下腰背痛，大腿内侧痛，个别甚至脚或肩痛，轻重不一，有的只有 2 ~ 3 个症状，精神痛苦很大，以致失眠。有些患者主诉间歇性尿急、尿频、夜尿多和排尿困难。刺激性排尿困难不是主要症状。许多患者意识到有不同的梗阻性排尿障碍症状，即排尿踌躇、尿流无力、尿线中断，所谓"脉冲"式排尿（"pulsating" voiding）。

泌尿生殖系和神经系统检查无特殊异常，有些患者指检时肛门括约肌有些紧，前列腺和其周围组织有触痛。前列腺液细菌培养阴性，前列腺液镜检正常，膀胱镜检查有轻中度梗阻和不同程度的膀胱小梁。前列腺痛的患者 PSA 可升高。

四、诊断

1. 临床症状　诊断前列腺炎时，应详细询问病史，了解发病原因或诱因；询问疼痛性质、特点、部位、程度和排尿异常等症状；了解治疗经过和复发情况；评价疾病对生活质量的影响；了解既往史、个人史和性生活情况。

（1）Ⅰ型：常突然发病，表现为寒战、发热、疲乏无力等全身症状，伴有会阴部和耻骨上疼痛，尿路刺激症状和排尿困难，甚至急性尿潴留。

（2）Ⅱ和Ⅲ型：临床症状类似，多有疼痛和排尿异常等。Ⅱ型可表现为反复发作的下尿路感染。Ⅲ型主要表现为骨盆区域疼痛，可见于会阴、阴茎、肛周部、尿道、耻骨部或腰骶部等部位。排尿异常可表现为尿急、尿频、尿痛和夜尿增多等。由于慢性疼痛久治不愈，患者生活质量下降，并可能有性功能障碍、焦虑、抑郁、失眠、记忆力下降等。

（3）Ⅳ型：无临床症状。

慢性前列腺炎症状评分：由于诊断慢性前列腺炎的客观指标相对缺乏并存在诸多争议，因此推荐应用 NIH – CPSI 进行症状评估。NIH – CPSI 主要包括 3 部分内容，有 9 个问题（0 ~ 43 分）。第一部分评估疼痛部位、频率和严重程度，由问题 1 ~ 4 组成（0 ~ 21 分）；第二部分为排尿症状，评估排尿不尽感和尿频的严重程度，由问题 5 ~ 6 组成（0 ~ 10 分）；第三部分评估对生活质量的影响，由问题 7 ~ 9 组成（0 ~ 12 分）。目前已被翻译成多种语言，广泛应用于慢性前列腺炎的症状和疗效评估。

2. 体检　诊断前列腺炎，应进行全面体格检查，重点是泌尿生殖系统。检查患者耻区、腰骶部、会阴部、阴茎、尿道外口、睾丸、附睾和精索等有无异常，有助于进行诊断和鉴别诊断。直肠指检对前列腺炎的诊断非常重要，且有助于鉴别会阴、直肠、神经病变或前列其他疾病，同时通过前列腺按摩获得EPS。

（1）Ⅰ型：体检时可发现耻骨上压痛、不适感，有尿潴留者可触及耻骨上膨隆的膀胱。直肠指检可发现前列腺肿大、触痛、局部温度升高和外形不规则等。禁忌进行前列腺按摩。

（2）Ⅱ型和Ⅲ型：直肠指检可了解前列腺大小、质地、有无结节、有无压痛及其范围与程度，盆底肌肉的紧张度、盆壁有无压痛，按摩前列腺获得EPS。直肠指检前，建议留取尿液进行常规分析和尿液细菌培养。

3. 实验室检查　如下所述。

（1）EPS常规检查：EPS常规检查通常采用湿涂片法和血细胞计数板法镜检，后者具有更好的精确度。正常的EPS中白细胞<10个/HP，卵磷脂小体均匀分布于整个视野，红细胞和上皮细胞不存在或偶见。当白细胞>10个/HP，卵磷脂小体数量减少即有诊断意义。胞质内含有吞噬的卵磷脂小体或细胞碎片等成分的巨噬细胞，也是前列腺炎的特有表现。当前列腺有细菌、真菌及滴虫等病原体感染时，可在EPS中检测出这些病原体。此外，为了明确区分EPS中白细胞等成分，可对EPS采用革兰染色等方法进行鉴别。如前列腺按摩后收集不到EPS，不宜多次重复按摩，可让患者留取前列腺按摩后尿液进行分析。

（2）EPS-pH测定：正常人EPS的pH介于6.4~6.7，随年龄增长有升高趋势，逐渐变为碱性。在慢性细菌性前列腺炎时。EPS的pH明显变为碱性，其碱性程度约比正常高10倍，大大影响前列腺内的抗生素浓度，影响治疗效果。前列腺炎所致的EPS的pH改变可能早于临床症状的出现，当出现临床症状时，前列腺上皮细胞的分泌功能和通透性已经改变，EPS的pH已升高，在随后的病程中不会再有明显变化。故不论症状轻重，EPS的pH升高提示前列腺炎症相对较重。另外，CBP的EPS的WBC计数与EPS的pH升高的关系呈正相关，前列腺液中的白细胞参与炎症反应，白细胞越多，前列腺的细菌炎症反应越明显，上皮细胞水肿、坏死，导致前列腺上皮细胞分泌功能损害，枸橼酸分泌减少，pH升高；同时细菌使前列腺上皮通透性增加，更多的组织液渗透到前列腺腔内，进一步稀释其中的枸橼酸，EPS的pH更接近于组织液或血浆pH。文献报道证实慢性前列腺炎治疗后EPS的pH可明显下降，但不能恢复正常，这可能因为治疗后前列腺细菌所致的前列腺上皮通透性稍有好转，但分泌功能很难恢复正常，此结果对CBP的诊断和治疗有指导意义。

（3）锌的含量：精浆中的锌主要来源于前列腺，是前列腺的特征性产物，可以间接反映前列腺的功能。有人测定慢性前列腺炎患者的精浆锌含量也降低，因此，有学者提出将精浆中锌含量减低作为慢性前列腺炎的诊断指标。慢性前列腺炎患者前列腺锌及精浆锌测定结果假阳性率分别为10%及17%，故前列腺液中锌减低作为慢性前列腺炎的诊断指标，比精浆中锌减低更为直接、准确和可靠。因为精液除前列腺液以外还包括精囊液等其他成分。精液的采集可直接影响检查结果的准确性和可靠性，国外也有类似报道，当前列腺液中锌含量低于493.74μg/ml时，就应考虑有慢性前列腺炎的可能，此时结合前列腺液常规镜检白细胞数增高/高倍视野或细菌培养结果，即可确立诊断。此外，临床观察到有些慢性前列腺炎患者虽然临床治愈，前列腺液细菌检查阴性1年以上，可是前列腺液锌含量仍持续偏低，这些患者以后易发生前列腺炎复发，这说明前列腺液锌减低时会降低对炎症的防御功能，抗菌能力降低，容易导致前列腺炎复发。因此也可以通过测定前列腺液中锌来评价慢性前列腺炎的治疗效果及预后。

五、治疗

(一) Ⅰ型

主要是广谱抗生素、对症治疗和支持治疗。开始时可经静脉应用抗生素，如广谱青霉素、三代头孢菌素、氨基糖苷类或氟喹诺酮等。发热与疼痛严重时，必要时给予退热药和止痛药，待患者的发热等症状改善后，可改用口服药物（如氟喹诺酮），疗程至少4周。症状较轻的患者也应使用抗生素2~4周。伴尿潴留者可采用细管导尿，但留置导尿时间不宜超过12小时或耻骨上膀胱穿刺造瘘引流尿液，伴前列腺囊肿者可采取外科引流，伴脓肿形成者可采取经直肠超声引导下细针穿刺引流、经尿道切开前列腺脓肿引流或经会阴穿刺引流。

(二) Ⅱ型

慢性前列腺炎的临床进展性不明确，健康教育、心理和行为辅导有积极作用。患者应戒酒，忌辛辣刺激食物；避免憋尿、久坐，注意保暖，加强体育锻炼。慢性前列腺炎的治疗目标主要是缓解疼痛、改善排尿症状和提高生活质量，疗效评价应以症状改善为主，治疗以口服抗生素为主，选择敏感药物，疗程为4~6周，其间应对患者进行阶段性的疗效评价。疗效不满意者，可改用其他敏感抗生素。目前在治疗前列腺炎的临床实践中，最常用的一线药物是抗生素，但是只有约5%的慢性前列腺炎患者有明确的细菌感染，可根据细菌培养结果和药物穿透前列腺的能力选择抗生素。药物穿透前列腺的能力取决于其离子化程度、脂溶性、蛋白结合率、相对分子质量及分子结构等。可选择的抗生素有氟喹诺酮类（如环丙沙星、左氧氟沙星、洛美沙星和莫西沙星等）、四环素类（如米诺环素等）和磺胺类（如复方新诺明）等药物。前列腺炎确诊后，抗生素治疗的疗程为4~6周，其间应对患者进行阶段性的疗效评价。疗效不满意者，可改用其他敏感抗生素。不推荐前列腺内注射抗生素的治疗方法。症状严重时也可加用植物制剂和α-受体阻滞剂。

(三) ⅢA型

抗生素治疗大多为经验性治疗，理论基础是推测某些常规培养阴性的病原体导致了该型炎症的发生。因此，推荐先口服氟喹诺酮等抗生素2~4周，然后根据疗效反馈决定是否继续抗生素治疗。只在患者的临床症状确有减轻时，才建议继续应用抗生素。推荐的总疗程为4~6周。部分此型患者可能存在沙眼衣原体、溶脲脲原体或人型支原体等细胞内病原体感染，可以口服四环素类或大环内酯类抗生素治疗。

(四) ⅢB型

不推荐使用抗生素治疗。可选用α-受体阻滞剂改善排尿症状和疼痛。植物制剂、非甾体抗感染镇痛药和M受体阻滞剂等也能改善相关的症状，α-受体阻滞剂能松弛前列腺和膀胱等部位的平滑肌而改善下尿路症状和疼痛，因而成为治疗Ⅱ型/Ⅲ型前列腺炎的基本药物。α-受体阻滞剂主要有：多沙唑嗪（doxazosin）、萘哌地尔（naftopidil）、坦索罗辛（tamsulosin）和特拉唑嗪（terazosin）等。治疗中应注意该类药物导致的眩晕、直立性低血压和腹泻等不良反应，α-受体阻滞剂可能对未治疗过或新诊断的前列腺炎患者疗效优于慢性、难治性患者，较长程（12~24周）治疗效果可能优于较短程治疗，低选择性药物的效果可能优于高选择性药物。α-受体阻滞剂的疗程至少应在12周以上。α-受体阻滞剂可与抗生素合用治疗ⅢB型前列腺炎，合用疗程应在6周以上。非甾体抗炎镇痛药是治疗Ⅲ型前列腺炎相关症状的经验性用药。其主要目的是缓解疼痛和不适。临床对照研究证实赛来昔布对改善ⅢB型前列腺炎患者的疼痛等症状有效。植物制剂在Ⅱ型和Ⅲ型前列腺炎中的治疗作用日益受到重视，植物制剂主要指花粉类制剂与植物提取物，其药理作用较为广泛，如非特异性抗炎、抗水肿、促进膀胱逼尿肌收缩与尿道平滑肌松弛等作用。常用的植物制剂有普适泰、沙巴棕及其浸膏等。由于品种较多，其用法用量需依据患者的具体病情而定，通常疗程以月为单位。不良反应较小。一项多中心对照研究结果显示，普适泰与左氧氟沙星合用治疗ⅢB型前列腺炎效果显著优于左氧氟沙星单一治疗。另一项随机、双盲、安慰剂对照研究结果显示，与安慰剂比较，普适泰长期（6个月）治疗可以显著减轻Ⅲ型前列腺炎患者的疼痛和排尿症状。

M受体阻滞剂：对伴有膀胱过度活动症（over active bladder，OAB）表现如尿急、尿频和夜尿但无尿路梗阻的前列腺炎患者，可以使用M受体阻滞剂（如托特罗定等）治疗。抗抑郁药及抗焦虑药：对并发抑郁、焦虑等心理障碍的慢性前列腺炎患者，在治疗前列腺炎的同时，可选择使用抗抑郁药及抗焦虑药治疗。这些药物既可以改善患者精神症状，还可以缓解排尿异常与疼痛等躯体症状。应用时必须注意这些药物的处方规定和药物不良反应。可选择的抗抑郁药及抗焦虑药主要有三环类抗抑郁剂、选择性5-羟色胺再摄取抑制剂和苯二氮䓬类药物。

（五）Ⅳ型

一般不需治疗。如患者并发血清PSA值升高或不育症等，应注意鉴别诊断并进行相应治疗，可取得较好的临床效果。

（六）其他治疗

（1）前列腺按摩：前列腺按摩是传统的治疗方法之一，研究显示适当的前列腺按摩可促进前列腺腺管排空并增加局部的药物浓度，进而缓解慢性前列腺炎患者的症状，故可为治疗难治性Ⅲ型前列腺炎的辅助疗法。Ⅰ型前列腺炎患者禁用。

（2）生物反馈治疗：研究表明慢性前列腺炎患者存在盆底肌的协同失调或尿道外括约肌的紧张。生物反馈合并电刺激治疗可使盆底肌松弛，并使之趋于协调，同时松弛外括约肌，从而缓解慢性前列腺炎的会阴部不适及排尿症状。该治疗无创伤，为可选择性治疗方法。

（3）热疗：主要利用多种物理手段所产生的热效应，增加前列腺组织血液循环，加速新陈代谢，有利于消炎和消除组织水肿，缓解盆底肌肉痉挛等。有经尿道、直肠及会阴途径，应用微波、射频、激光等物理手段进行热疗的报道。短期内虽有一定的缓解症状作用，但无长期的随访资料。对于未婚及未生育者不推荐使用，以免损伤睾丸，影响生育功能。

（4）前列腺注射治疗/经尿道前列腺灌注：治疗尚缺乏循证医学证据，其疗效与安全性尚不确切，不建议使用。

（5）手术治疗：经尿道膀胱颈切开术、经尿道前列腺切开术等手术对于慢性前列腺炎很难起到治疗作用，仅在合用前列腺相关疾病有手术适应证时选择上述手术。如硬化性前列腺并发有前列腺炎症状时可选择前列腺颈部电切，能取得良好的效果。

第三节　前列腺癌

前列腺癌是世界上最常见的男性恶性肿瘤之一。发达国家发病率高于发展中国家，美国的前列腺癌发病率占男性恶性肿瘤首位，在欧美是占第二位的常见的男性恶性肿瘤。我国前列腺癌发病率远低于西方国家，但近年呈显著增长趋势。近十多年来，由于提高了对前列腺癌的警惕性，特别是前列腺特异性抗原（PSA）检测和经直肠B超在前列腺癌诊断中的广泛应用，前列腺癌的早期诊断率已较前大大提高。

一、概述

（一）流行病学

前列腺癌的发病率在世界范围内有很大不同，美国黑人发病率最高，亚洲和北非地区发病率最低。发病率大致如下：加拿大、南美、斯堪的那维亚、瑞士和大洋洲为（30～50）/10万男性人口；欧洲多数国家为20/10万男性人口；中国、日本、印度等亚洲国家低于10/10万男性人口。说明前列腺癌的发病有种族差异。

临床无症状而于尸检或其他原因检查前列腺时发现的为潜伏癌，即组织学证实为前列腺癌，但不发展成为临床癌。前列腺潜伏癌的发病率在25%～40%。

对前列腺增生症手术标本进行病理检查，发现有癌病灶者称为偶发癌，占前列腺增生症手术的8%～22%，我国统计为4.9%。

前列腺癌的发病机制还不清楚，但与性激素有一定的关系。从事化工、染料、橡胶、印刷等职业者，前列腺癌发病率较高，但诱癌的化学成分仍不清楚。

高脂饮食是前列腺癌的诱发因素而不是病因。其中红色肉类危险最大，饱和脂肪酸、单不饱和脂肪酸、α亚油酸常与恶性程度高的前列腺癌有关。绿色蔬菜中含有的高水平的维生素A可以抑制前列腺癌的发生，蔬菜中的类雌激素样物质可以干扰雄激素对前列腺癌的作用，减少前列腺癌的发生。

输精管结扎术是否使发生前列腺癌的危险性增加还有待深入研究。病毒感染是前列腺癌的环境触发点。

癌基因和抑癌基因是前列腺癌发生发展的重要因素。

H-ras基因突变是在肿瘤细胞中发现最早的突变基因。局限性前列腺癌中间ras基因突变率为6%～25%。在潜伏癌中多见K-ras基因突变，而在临床癌中则以H-ras基因突变为主，提示K-ras基因突变的前列腺癌不易向恶性发展。

目前研究已确定的抑癌基因有WT基因（11P13）、NF1基因（17q11）、NF2基因（22q12）、DCC基因（18q21）、P53基因（7P13）、Rb基因（13q14）、APC基因（5q22）和VHL基因（3P25）等。

前列腺癌标本中10q、7q、3q、9q、11P、13q、17p和18q分子遗传学研究发现，大多数肿瘤中至少存在一种染色体的等位基因丢失。其中最常发生染色体变化的是10号和16号染色体长臂及8号染色体短臂，推测在这些区域可能存在着潜在的抑癌基因。

约1/5的前列腺癌中存在着17P、18q和13q的染色体改变，而P53、DDC和Rb基因就位于上述染色体的相应区域。

E - cadherin 是上皮细胞黏附分子，该基因位于 16q22 上。E - cadherin 是肿瘤细胞发生浸润转移的重要调节因子。E - cadherin 表达水平与肿瘤的 Gleason 分级呈正相关，是肿瘤进展和不良预后的指标。

生长因子及其受体和宿主微环境的改变在肿瘤的生长和转移中起着重要作用。这些起调节作用的介质有碱性成纤维细胞生长因子（bFGF）、角化细胞生长因子（KGF）、肝细胞生长因子/分散因子（GHF/SF）、转化生长因子 - β（TGF - β）、胰岛素样生长因子（IGF）、转化生长因子 - α/上皮生长因子（TGF - α/EGF）等。

遗传性前列腺癌：前列腺癌有一定的家族遗传倾向，一级亲属中有 2～3 人患前列腺癌的男性发生前列腺癌的概率高出对照组 5～11 倍。发病年龄 <55 岁的前列腺癌患者约 43% 有遗传倾向。在所有前列腺癌患者中仅约 9% 有家族遗传倾向。

（二）病理

前列腺癌较多发生于外周区，其次为移行区和中央区。最常见的病理类型是腺癌，占所有前列腺癌的 64.8%～98%，其他类型包括黏液腺癌、前列腺导管腺癌、小细胞癌、鳞癌和腺鳞癌、癌肉瘤、移行细胞癌、腺样基底细胞肿瘤及恶性间质肿瘤罕见。腺癌的特征表现是前列腺管腔衬以微腺泡增生样结构，没有基底细胞，其中一部分细胞以核变大为主。免疫组织化学技术的应用对前列腺癌的病理诊断有辅助价值。其中以 PSA 和高分子量的基底细胞特异性角蛋白（Clone 34βE12）最有意义。

WHO 根据腺管分化程度将前列腺癌分三级：高分化癌、中分化癌和低分化癌（或未分化癌）。Gleason 分级分 5 级（1 代表分化最好，5 代表分化最差），Gleason 评分从 2（1 + 1）至 10（5 + 5）分。Gleason 评分对应分为三级：高分化（2～4 分），中分化（5～7 分），低分化（8～10 分）。

前列腺上皮内瘤（PIN）是前列腺癌的癌前病变。

前列腺癌细胞分激素依赖型、激素敏感型和激素非依赖型三种，前两种占多数，不同的细胞类型对内分泌治疗的反应不同。

（三）前列腺癌的临床分期

前列腺癌临床分期的目的是更好地估计患者的预后和有效地指导治疗。前列腺癌的病理分期与临床分期密切相关。目前有 4 种分期方法用于临床：①Jewett - whitmore - prout 系统；②由国际抗癌协会推荐使用的 TNM 系统；③美国健康研究院器官系统合作中心（Organs Systems Coordinating Center, OSCC）推荐的 OSCC 系统；④超声分期系统。我国应用较多的是 ABCD 系统（表 8 - 1）和 TNM 系统（表 8 - 2）。

表 8 - 1 ABCD 分期系统

A 期（I 期）	前列腺潜伏癌或偶发癌
A_1	组织学检查肿瘤 <3 个/HP
A_2	组织学检查肿瘤 >3 个/HP
B 期（II 期）	肿瘤结节局限于前列腺内
B_1	小的孤立的结节局限于前列腺一叶之内（或肿瘤直径 <1.5cm）
B_2	多个肿瘤结节，侵犯前列腺的范围大于一叶（或肿瘤直径 >1.5cm）

续 表

C 期（Ⅲ期）	肿瘤侵犯邻近器官，如精囊
C_1	肿瘤突破前列腺被膜，但未侵犯精囊
C_2	肿瘤侵犯精囊或盆腔壁
D 期（Ⅳ期）	肿瘤有区域性淋巴结、远处淋巴结或远处脏器转移
D_1	肿瘤侵犯主动脉分支以下的盆腔淋巴结
D_2	肿瘤侵犯主动脉分支以上的淋巴结和（或）有远处脏器的转移

表 8－2　前列腺癌 TNM 分期

原发肿瘤（T）

临床	病理（PT）*
Tx 原发肿瘤不能评价	
T_0 无原发肿瘤证据	
T_1 不能扪及和影像学难以发现的临床	
隐匿肿瘤	
T_{1a} 偶发肿瘤，体积＜所切除	
组织体积的 5%	
T_{1b} 偶发肿瘤，体积＞所切除	
组织体积的 5%	
T_2 局限于前列腺的肿瘤	pT_2 局限于前列腺
T_{2a} 局限于单叶的 1/2（≤1/2）	pT_{2a} 肿瘤限于单叶 1/2
T_{2b} 肿瘤超过单叶 1/2，但限于该单叶	pT_{2b} 肿瘤超过单叶 1/2，但限于该单叶
T_3 肿瘤突破前列腺包膜**	pT_{2c} 肿瘤侵犯两叶
T_{3a} 肿瘤侵犯包膜外（单侧或双侧）	pT_3 肿瘤突破前列腺
T_{3b} 肿瘤侵犯精囊	pT_{3a} 肿瘤突破前列腺
T_4 肿瘤固定或侵犯除精囊外的其他邻近组织	pT_{3b} 侵犯精囊
如膀胱颈、尿道外括约肌、直肠、肛提肌和（或）盆壁	pT 侵犯膀胱、直肠

区域淋巴结（N）***

临床	病理
Nx 区域淋巴结不能评价	pNx 无区域淋巴结取样标本
N_0 无区域淋巴结转移	pN_0 无区域淋巴结转移
N_1 区域淋巴结转移	pN_1 区域淋巴结转移

远处转移（M）****

Mx 远处转移无法评价

M_0 无远处转移

M_1

　M_{1a} 有区域淋巴结以外的淋巴结转移

　M_{1b} 骨转移

　M_{1c} 其他器官组织转移

分期编组				
Ⅰ期	T_{1a}	N_0	M_0	G_1
Ⅱ期	T_{1a}	N_0	M_0	$G_{2\sim4}$
	T_{1b}	N_0	M_0	任何 G
	T_{1c}	N_0	M_0	任何 G
	T_1	N_0	M_0	任何 G
	T_2	N_0	M_0	任何 G
Ⅲ期	T_3	N_0	M_0	任何 G
Ⅳ期	T_4	N_0	M_0	任何 G
	任何 T	N_1	M_0	任何 G
	任何 T	任何 N	M_1	任何 G

病理分级

Gx　病理分级不能评分

G_1　分化良好（轻度异形）（Gleason 2～4）

G_2　分化中等（中度异形）（Gleason 5～6）

$G_{3\sim4}$　分化差或未分化（重度异形）（Gleason 7～10）

　　注：＊：穿刺发现的单叶或两叶肿瘤，但临床无法扪及或影像学不能发现的定为 T_{1c}；＊＊：侵犯前列腺尖部或包膜但未突破包膜的定为 T_2，非 T_3；＊＊＊：不超过 0.2cm 的转移定为 pN_1；＊＊＊：当转移多于一处，为最晚的分期。

二、临床表现

　　前列腺癌的临床表现缺乏特异性，归纳起来主要有三方面的症状。

　　1. 膀胱出口梗阻症状　早期前列腺癌常无症状，只有当肿瘤体积大至压迫尿道时，才可出现膀胱出口梗阻症状。膀胱出口梗阻是前列腺癌最常见的临床表现，但与前列腺增生症（BPH）所引起的膀胱出口梗阻症状不易区别。前列腺癌所致膀胱出口梗阻症状发展较 BPH 所致膀胱出口梗阻症状快，有时缺乏进行性排尿困难的典型过程。由于多数前列腺癌患者同时伴有 BPH，因此，膀胱出口梗阻症状不具特异性。

　　膀胱出口梗阻症状通常分为梗阻性和刺激性两大类。梗阻性症状包括尿流缓慢、踌躇、尿不净，严重时可出现尿潴留（肿瘤压迫前列腺段尿道所致）。刺激性症状包括尿频、尿急，是梗阻引起继发性逼尿肌不稳定性所致。但是，当前列腺癌侵犯膀胱三角区或盆神经时也可出现刺激性症状。

　　国际前列腺症状评分（IPSS）用于评价前列腺癌所致膀胱出口梗阻的严重程度，并可作为前列腺癌非手术治疗效果的临床评价指标。

　　2. 局部浸润性症状　前列腺癌向尿道直接浸润可引起血尿，血尿是一个并不常见的症状，也不具特异性，在前列腺癌中发生率低于在 BPH 的发生率，不超过 16%。尿道外括约肌受侵犯时，可出现尿失禁。包膜外侵犯时，可致性神经血管束受损而出现阳痿。包膜受侵犯时可出现类似前列腺炎症状。精囊受侵犯时出现血精，老年男性出现血精应怀疑前列腺癌可能。肿瘤侵犯直肠症状，表现为排便异常。在直肠镜检中发现的腺癌应怀疑可能系前列腺肿瘤侵犯所致，PSA 染色可资鉴别。

3. 转移性症状　骨转移的最常见症状是骨局部疼痛，骨扫描提示发生骨转移以脊柱特别是腰、胸椎最常见（74%），其次为肋骨（70%）、骨盆（60%）、股骨（44%）和肩部骨骼（41%）。椎体转移压迫脊髓引起的神经症状发生率为 1% ~ 12%。

前列腺癌致淋巴结转移发生率很高，但常难以发现。表浅淋巴结在常规查体中易于发现，深部淋巴结转移则难以发现，只有当转移淋巴结增大压迫相应器官或引起淋巴回流障碍时才表现出相应的症状，如肿大淋巴结引起输尿管梗阻、水肿、腰痛、下肢淋巴肿等，但此时多已属晚期。

前列腺癌转移至骨骼和淋巴系统以外器官和组织的发生率很低，但若出现，常表明肿瘤广泛转移已至晚期。

三、诊断

1. 直肠指检（DRE）　直肠指检对前列腺癌的诊断和临床分期具有重要意义。检查时要注意前列腺大小、外形、有无不规则结节、中央沟情况、肿块大小、活动度、硬度及精囊情况。前列腺增大、表面平滑、中等硬度者多为增生，触到硬结者应疑为癌。

早期前列腺癌（T_{2a} 期）直肠指检时仅能触及结节而表面尚光滑（肿瘤未侵及包膜）。T_{2b} 期前列腺癌直肠指检在触及结节同时可触及病变一侧前列腺增大。T_3 期前列腺癌直肠指检不仅可触及坚硬的结节，而且常因包膜受累而结节表面粗糙，致前列腺外形不正常，同时可触及异常的精囊，但前列腺活动尚正常。T_4 期前列腺癌直肠指检前列腺不但体积增大、变硬、表面粗糙、精囊异常，并且前列腺固定且边界不清。

直肠指检触及的前列腺硬结应与肉芽肿性前列腺炎、前列腺结石、前列腺结核、非特异性前列腺炎和结节性 BPH 相鉴别。此外，射精管病变、精囊病变、直肠壁静脉石、直肠壁息肉或肿瘤也可在直肠指检时误诊为前列腺肿瘤。

50 岁以上男性每年至少做一次直肠指检，作为筛选前列腺癌的主要方法之一。

2. 前列腺特异性抗原（Prostate specific antigen，PSA）　PSA 是由 237 个氨基酸组成的单链糖蛋白，分子量约为 34KDa，由前列腺上皮细胞分泌产生，功能上属于类激肽释放酶的一种丝氨酸蛋白酶。目前 PSA 检测已成为前列腺癌筛选、早期诊断、分期预后、评价疗效、随访观察的一项非常重要的生物学指标。与传统的前列腺癌瘤标 PAP 相比，敏感性和特异性都有明显提高。血清 PSA 水平 0 ~ 4.0ng/ml 为男性正常值范围。

前列腺按摩后血 PSA 水平会上升 1.5 ~ 2.0 倍，7 天后影响会明显减小。前列腺穿刺活检的患者血清 PSA 会明显升高，平均升高 5.91 倍，前列腺穿刺活检后 PSA 检测应在至少一个月后进行。

PSAD 即血清 PSA 浓度与超声检查测定的前列腺体积的比值（PSA 单位为 ng/ml，前列腺体积单位为 ml），PSAD 在鉴别前列腺癌和 BPH 中有重要意义。前列腺癌患者血液中 fP-SA/tPSA 的比值明显低于 BPH 患者。血 PSA 在 4.0 ~ 10.0ng/ml 时，PSAD 和 fPSA/tPSA 可以提高前列腺癌诊断的敏感性和特异性，但目前尚未确定标准的临界值。

PSAV 是指在单位时间内血清 PSA 水平的变化值。前列腺癌引起的 PSA 水平升高的速度较 BPH 快，目前以 PSAV 0.75ng/（ml·年）作为鉴别的标准。

不同年龄组的男性 PSA 值不同，前列腺癌的检测应选用年龄特异 PSA 参考值，对提高早期诊断率亦有重要意义（表 8 – 3）。

3. 前列腺特异膜抗原（PSM）检测　PSM 是前列腺细胞特有的一种固有跨膜糖蛋白，分子量为 100kDa，PSM 在血清中难以检测，较敏感的方法是检测患者外周血中 PSM mRNA。采用反转录 – 巢式 PCR 技术检测前列腺癌患者血清 PSM mRNA 的阳性率达到 62.3%。检测外周血 PSM mRNA 的表达有助于发现临床未知的早期前列腺癌血行转移（微转移），从分子水平确定分期，也有助于判断前列腺癌复发和进展的情况。反转录 – 巢式 PCR 技术同时检测前列腺癌患者血清 PSM mRNA 和 PSA mRNA 更可提高诊断的阳性率。

表 8 – 3　年龄与 PSA 的关系

年龄（岁）	血 PSA 正常范围 ng/ml	
	Oesterling 等（471 例）	Dalkin 等（5 226 例）
40 ~ 49	0 ~ 2.5	
50 ~ 59	0 ~ 3.5	0 ~ 3.5
60 ~ 69	0 ~ 4.5	0 ~ 5.4
70 ~ 79	0 ~ 6.5	0 ~ 6.3

4. 影像学检查　经直肠的超声检查（TRUS）是前列腺癌影像学检查的最重要方法。超声检查的诊断准确率在 60% ~ 80%，明显高于 DRE 检查。超声检查中前列腺癌多呈低回声改变，外形不对称、回声不均匀、中央区和外周区界限不清和包膜不完整。精囊受侵犯也可在超声检查中发现。

静脉尿路造影对诊断前列腺癌本身并无特殊意义，早期前列腺癌除非有血尿症状，一般无须行 IVU 检查。前列腺癌骨转移者可以在 X 线平片中发现。

前列腺癌 CT 检查诊断率不如 TRUS，但对前列腺癌伴盆腔淋巴结转移者有重要意义，诊断准确率为 40% ~ 50%。

MRI 诊断前列腺癌明显优于 CT 检查。T_2 加权像表现为高信号的前列腺周边带内出现低信号缺损区，但有时与前列腺炎不易区别。MRI 诊断率在 60% ~ 80%。MRI 可以通过腺体不规则、不对称及前列腺外脂肪组织影改变等来判断前列腺癌的包膜外侵犯。与 CT 相比，MRI 在诊断盆腔淋巴结转移上并无优越性。

放射性核素骨扫描诊断前列腺癌骨转移敏感性较 X 线检查高，能比 X 线早 3 ~ 6 个月发现转移灶，但也有假阳性结果，如关节炎、陈旧性骨折、骨髓炎、骨手术后等常可出现假阳性结果。X 线检查可以帮助鉴别。血 PSA 可帮助诊断骨转移，敏感性较高。PSA < 20ng/ml 者，骨扫描少有异常发现。

5. 腹腔镜盆腔淋巴结活检术（LPLND）　腹腔镜盆腔淋巴结活检术可以准确判断淋巴结转移情况，手术适合于前列腺病理活检 Gleason 评分 > 6 或 PSA > 20ng/ml，但尚无转移证据的前列腺癌患者。

6. 穿刺活检　病理检查是诊断前列腺癌的金标准。前列腺穿刺活检按部位分为经会阴穿刺活检和经直肠穿刺活检，以经直肠穿刺活检最为常用。按使用穿刺针不同分为针吸细胞学检查和系统穿刺活检。前列腺穿刺活检可在肛指引导和各种影像学检查引导下进行，超声检查和肛指引导下的前列腺穿刺活检最为常用。

前列腺穿刺活检的诊断准确率可达 90% 左右，经直肠超声引导下的前列腺穿刺活检准确率较肛指引导下穿刺为高。对前列腺无结节，但怀疑前列腺癌患者应行系统穿刺活检（六针穿刺法，即左右叶各三针）。

前列腺穿刺活检前患者的常规准备包括：①停止使用抗凝剂、抗血小板剂 5～7 天。②检查前 2～4 小时清洁肠道。③适当应用抗生素。

前列腺穿刺活检的常见并发症有感染、出血、血管迷走神经反应和肿瘤种植等。并发症发生与穿刺针的类型、引导方法等无关。

四、治疗

（一）随访观察

T_{1a} 和 T_{1b} 期前列腺癌的转归截然不同。T_{1a} 期前列腺癌患者病情进展缓慢，随访 4 年只有 4% 患者发现病情进展，而 T_{1b} 期则高达 33%。对 T_{1a} 期只需随访观察，只有年轻、预期寿命 >10 年的 T_{1a} 期患者需要积极治疗。T_{1b} 和 T_{1c} 期应行积极治疗，对预期寿命 <10 年、病理分级呈高分化的前列腺癌可随访观察。

（二）前列腺癌根治术

适合于预期寿命 >10 年的临床 T_1 和 T_2 期患者，也是 T_3 期前列腺癌的有效治疗方法，疗效明显优于其他治疗方法。手术的关键是尽可能彻底地切除病灶。手术的效果与分期关系密切，因此准确的术前分期十分重要。精囊侵犯并不是根治术的禁忌证，但提示单纯根治术效果不理想，往往需辅以其他治疗。

前列腺癌根治术的早期并发症有出血、直肠损伤和血栓形成。远期并发症有膀胱颈部挛缩、尿失禁和阳痿。

（三）内分泌治疗

前列腺癌是一种激素依赖性疾病，采用内分泌治疗可取得良好的近期疗效。内分泌治疗是局部晚期前列腺癌，伴有盆腔淋巴转移和伴有远处转移的前列腺癌的主要治疗方法。

内分泌治疗前列腺癌主要是通过下列途径达到减少雄激素作用的目的：①抑制垂体促性腺激素的释放，抑制睾酮的产生。②双侧睾丸切除术，去除睾酮产生的源地。③直接抑制类固醇的合成，减少睾酮的产生。④抑制靶组织中雄激素的作用。

（1）睾丸切除术：双侧睾丸切除后，血睾酮水平迅速下降至术前水平的 5%～10%，从而抑制前列腺癌细胞的生长，血 PSA 水平迅速下降，转移性骨痛可迅速缓解。手术简单安全，可在局部麻醉下完成。疗效可靠，并发症少。

（2）LHRH－A（促性腺释放激素促效剂）：LHRH－A 与垂体性腺质膜上的 LHRH 受体具有高度的亲和力，作用能力比 LHRH 更强和更长。给药初期可刺激垂体产生 LH 和 FSH，使睾酮水平上升，但很快垂体的 LHRH 受体就会丧失敏感性，使 LH 和 FSH 分泌停止，睾丸产生睾酮的能力也随之降至去势水平，LHRH－A 的作用可维持长达三年之久。另外，动物实验证明，LHRH－A 对前列腺癌细胞也有直接的抑制作用。

（3）雌激素治疗：雌激素是最早应用于前列腺癌内分泌治疗的药物。己烯雌酚（Diethylstilbestrol，DES）是最古老药物，其作用机制主要是通过反馈抑制垂体促性腺激素分泌，从而抑制睾丸产生睾酮。另外，雌激素对前列腺癌细胞也有直接的抑制作用。常用剂量为

1～3mg/d。常见不良反应有恶心、呕吐、水肿、阳痿、男性乳房女性化。

（4）抗雄激素治疗：抗雄激素药物分为类固醇类和非类固醇类两大类。

类固醇类抗雄激素药物主要是孕激素类药物，具有阻断雄激素受体和抑制垂体释放 LH，从而抑制睾酮分泌达到去势后水平的双重作用。但如果单独长期使用，睾丸会逃逸垂体的抑制作用而使睾酮水平逐渐回升。因此，这类药物不如己烯雌酚或睾丸切除术疗效稳定。常用的有醋酸环氯地黄体酮（环丙甲地孕酮）（Cyproterone acetate，Androcur），是第一个用于治疗前列腺癌的抗雄激素药物。口服 100mg，每日 2 次，有效率为 70%。不良反应有胃肠道症状及男性乳房女性化。非类固醇类抗雄激素药物常用有 3 种：①氟他胺。②尼鲁米特。③康士得。

（四）放射治疗

20 世纪 50 年代 Bagshow 在前列腺癌根治治疗方法中引入放射治疗，40 年的临床实践证明，放疗可以有效地治疗前列腺癌，局部控制率可高达 65%～88%。

（1）外照射放射治疗：外照射放射治疗最适合于局限于前列腺的肿瘤。PSA 值较高，Gleason 分级较高或肿瘤较大，以及激素非依赖性前列腺癌可考虑放疗。

外照射放疗的照射野的设计按如下规律：在肿瘤靶体积（GTV）的基础上增加一定边缘，构成临床靶体积（CTV），再增加一定边缘，构成计划靶体积（PTV）。

射线的能量：用高能光子射线（>10MV 的 X 线）治疗有较好的剂量分布，并可降低并发症。放射治疗的剂量和分期有关。

放疗的长期结果令人满意。T_1 和 T_2 期患者 5 年的无病生存率为 80%～90%，10 年生存率为 65%～80%，与根治性前列腺癌切除的结果相似。T_3 期患者 5 年的生存率为 56%～78%，10 年生存率为 32%～54%，局部复发率为 12%～38%，远处转移为 33%～42%。

放疗的不良反应表现为直肠和膀胱的症状，如腹泻、直肠不适、尿频和尿痛等。一般在放疗开始的第 3 周出现，治疗结束后数天至数周消失。晚期并发症在治疗后 3 个月以上才出现，较少发生。

（2）三维适形放射治疗（3D－CRT）：三维适形放射治疗采用计算机技术精确设计照射野的轮廓，按三维图形重建前列腺、精囊和扩展的边界，分析体积剂量关系，适当提高靶区的剂量，降低高能射线对周围正常组织的影响，提高局部控制率，减少并发症。

（3）组织间放射治疗：在经直肠超声（TRUS）引导下，经会阴皮肤插入 ^{125}I 或 ^{103}Pa，可联合外放疗。用间隔 5mm 层面的 CT 或三维超声做出治疗计划系统（TPS），^{125}I 的剂量可达 160Gy，^{103}Pa 达 115Gy。在 CT 影像上计算出等剂量轮廓线，评估实际照射前列腺及周围正常组织的剂量。

文献报道 T_1 和 T_2 期前列腺癌患者组织间放疗的 5 年生存率在 60%～79%。3 年中有 86% 的患者保持性功能。有研究发现组织间放疗与外放疗的 10 年生存率和局部复发率相似。

组织间放疗的最常见并发症为直肠溃疡，其次为膀胱炎、尿失禁和尿道狭窄等。

（五）冷冻治疗

前列腺癌的冷冻治疗开始于 20 世纪六七十年代。冷冻治疗的作用机制主要是冷冻导致前列腺上皮细胞和基质细胞的出血性和凝固性坏死，但前列腺结构存在。对治疗不够彻底者可重复治疗，但目前不能作为前列腺癌治疗的一线疗法。

（六）化学药物治疗

磷酸雌二醇氮芥（EMP）对内分泌治疗后复发患者的总有效率为30%～35%，症状改善率可达60%左右。常用剂量为280mg，每日2次。连续使用3周后改为每周注射2次。使用3～4周后若无效，应停止使用。出现严重并发症时应停药。以雌莫司汀为主的联合化疗临床试验在进行中，如雌莫司汀＋长春碱或拓扑异构酶Ⅱ抑制剂（依托泊苷）或紫杉酚。

其他方法如生长因子抑制剂苏拉明（suramin），可诱导凋亡，调节细胞信号传导，诱导分化和免疫治疗等，需要深入的研究。

五、预后和随访

PSA是监测和评价治疗效果的敏感而方便的指标。前列腺癌根治术后PSA＜0.1ng/ml的患者复发率低，PSA＞0.4ng/ml的患者，复发的可能性较大。放射治疗有效者，血PSA应逐渐下降，在1年左右时间内降至＜1ng/ml。若PSA水平下降缓慢或下降后又有升高趋势，则预示有肿瘤残留或复发。接受内分泌治疗的患者，PSA应逐渐下降至＜1ng/ml，若PSA不降或下降不明显，仍＞10ng/ml或短期下降后又出现升高，提示肿瘤为激素非依赖性。

第九章　尿路梗阻

泌尿系统从肾小管开始，经肾盏、肾盂、输尿管、膀胱，到尿道外口的这条管道系统称为尿路。该系统腔内、管腔壁及其外邻近组织器官任何病变，均有可能造成尿路梗阻，从而影响尿液的形成与排泄，引起梗阻近侧尿路积水，最终都会产生肾积水，进一步引起肾实质严重破坏，萎缩变薄，肾功能逐渐减退，直至肾衰竭。尿路梗阻是泌尿外科多数疾病的原发表现或并发症，其梗阻的原因及部位，随原发病的不同而表现多样。

一、病因

肾积水的原因分先天性与后天性两种，以及泌尿系外与下尿路病因造成的肾积水。

1. 先天性梗阻

（1）节段性的无功能：由于肾盂输尿管交界处或上段输尿管有节段性的肌肉缺如、发育不全或解剖结构紊乱，影响了此段输尿管的正常蠕动，造成动力性的梗阻。此种病变如发生在输尿管膀胱入口处，则形成先天性巨输尿管，后果为肾、输尿管扩张与积水。

（2）内在性输尿管狭窄：大多发生在肾盂输尿管交界处，狭窄段通常为1~2mm，也可长达1~3cm，产生不完的梗阻和继发性扭曲。在电子显微镜下可见在梗阻段的肌细胞周围及细胞中间有过渡的胶原纤维，久之肌肉细胞被损害，形成以胶原纤维为主的无弹性的狭窄段阻碍了尿液的传送而形成肾积水。

（3）输尿管扭曲、粘连、束带或瓣膜样结构：此可为先天性也可能为后天获得，常发生在肾盂输尿管交界处、输尿管腰段，儿童与婴儿几乎占2/3。

（4）异位血管压迫：约1/3，为异位的肾门血管，位于肾盂输尿管交界处的前方。其他有蹄铁形肾和胚胎发育时肾脏旋转受阻等。

（5）输尿管高位开口：可以是先天性的，也可因肾盂周围纤维化或膀胱输尿管回流等引起无症状肾盂扩张，导致肾盂输尿管交界部位相对向上迁移，在术中不能发现狭窄。

（6）先天性输尿管异位、囊肿、双输尿管等。

（7）其他：如重复肾、异位肾等。

2. 后天获得性梗阻

（1）炎症后或缺血性的瘢痕导致局部固定。

（2）膀胱输尿管反流造成输尿管扭曲，加之输尿管周围纤维化后最终形成肾盂输尿管交界处或输尿管的梗阻。

（3）肾盂与输尿管的肿瘤、息肉等新生物，可为原发也可能为转移性。

（4）结石和外伤及外伤后的瘢痕狭窄。

3. 外来病变造成的梗阻　外来病变造成的梗阻包括动脉、静脉的病灶；女性生殖系统病变；盆腔的肿瘤、炎症；胃肠道病变；腹膜后病变（包括腹膜后纤维化、脓肿、出血、肿瘤等）。

4. 下尿路的各种疾病造成的梗阻　如前列腺增生、膀胱颈部挛缩、尿道狭窄、肿瘤、结石、神经源性膀胱、包茎等，也都会造成上尿路排空困难而形成肾积水。

二、病理生理

无论何种原因妨碍了正常的尿流，肾盂膨胀呈囊肿，逐渐扩大；肾实质也逐步伸长变薄，并有充血，肾盏随着肾盂与肾实质的膨胀而逐渐扩大，肾锥体与肾柱受压变薄最后几乎消失。肾小球仍能维持排尿功能，但因肾小管坏死、失去浓缩功能，造成尿液稀淡。在其发病过程中可造成各种病理变化。

1. 肾盂尿的反流　肾积水发生后，一部分尿液仍能从输尿管排空，但另一部分将反流入淋巴系统，在正常情况下，肾脏的淋巴容量随尿流增加而增加，如出现于渗透性利尿时或输尿管梗阻时，肾脏淋巴管的急性梗阻，可发生利钠与利尿作用，对肾功能不会引起多大变化，但当双侧肾脏淋巴管被结扎加上输尿管梗阻，则在几天内就可引起肾脏的坏死性改变。在输尿管梗阻开始时仅有肾小管与肾窦的反流，当压力继续增高则有一部分尿液在相当于肾盂出口部位进入到淋巴与静脉系统并开始外渗，慢性肾积水时则尿液大多进入到肾静脉系统，这就加重了肾脏负担。尿液反流后将产生3个方面的改变：

（1）肾盂内压提高加速了尿液的反流，反流反过来可减低肾盂内压，使肾脏能继续分泌尿液。

（2）通过反流，代谢的产物能由此回流到循环系统，再由正常的肾脏排泄出来。

（3）由此途径感染能进入到肾实质内，引起炎症，也能进入循环系统而产生菌血症。

2. 肾脏的平衡与代偿　肾积水发生后，正像由其他原因所导致的肾组织丧失功能后一样，余下的组织能产生肥大改变且代偿部分功能，但此种作用随着年龄的增加而减弱，一般在35岁后此代偿功能几乎丧失。

3. 梗阻对肾功能的影响　梗阻对肾功能的影响与梗阻的程度及单侧还是双侧、急性还是慢性有关。

（1）急性完全梗阻后第1个90分钟肾血流增高，而90分钟～5小时肾小球前血管收缩，引起肾脏血流减少，如果梗阻持续存在，输尿管内压力升高，到5小时后肾小球前血管的收缩可引起双侧肾血流减少和输尿管压力降低，这些梗阻后的肾血流改变机制被认为是由对血管有效应的前列腺素引起，它可导致持续的血管收缩。在急性完全性输尿管梗阻时，肾小球的滤过率减少，肾小管的功能受到损害。而部分梗阻时，开始几个小时肾小管通过的时间减少，但仍有较好的再吸收，尿液容易减少，渗透压增加，尿钠浓度降低。

（2）慢性完全性单侧梗阻：其对肾功能的损害在开始第2周肾血管收缩，肾小管萎缩，到第6周输尿管的压力逐渐低下到1.99kPa（15mmHg），肾血流量减少到对照肾的20%。

（3）慢性部分梗阻：对肾功能的损害类型类似于完全梗阻，即使是轻度梗阻也能造成严重的损害。

（4）单侧与双侧梗阻的不同生理改变：在实验动物中两者的差异24小时即能观察到，单侧梗阻的肾脏有较多的肾单位未被灌注与充盈，而双侧梗阻时大多数肾单位仍被灌注，总的肾血流和肾小球灌注有类似的减少。单侧与双侧梗阻对肾功能的影响机制不同。单侧梗阻输入动脉的血管收缩，从而减少了血流与肾小球灌注；双侧梗阻时，近曲小管的压力和出球动脉的阻力增加，一旦梗阻缓解，排钠与利尿立即发生，但单侧梗阻则不发生类似改变。

（5）对肾脏代谢改变：主要是表现在对氧的利用减少和二氧化碳的产生增加，逐步形成一个在低氧环境下的代谢，对脂肪酸、α酮戊二酸（α ketoglutarate）的利用和肾脏中糖的产生均丧失，在代谢过程中乳酸盐到聚葡萄糖酸盐的比率增加，这指出在肾积水后肾脏内转向厌氧的代谢。当成为持续性梗阻时，肾脏的代谢功能进行性丧失，到6周后即表现为明显的不能逆转的改变。

4. 肾积水梗阻解除后的功能恢复　人类肾脏如果输尿管完全梗阻一段时期后得以解除，其功能恢复比实验动物中观察到的时间长。在双侧慢性梗阻的肾积水患者中尿液酸化过程包括氨排出，酸度滴定和碳酸氢钠的吸收均呈现异常。在人类的研究中，尿路部分梗阻后，所有肾功能的测定除非尿液被稀释，均表现有损害，在梗阻解除后则可证明某些功能可得以恢复。

在双侧输尿管梗阻或孤立肾梗阻解除后发生的利尿过程，是由于潴留的液体和电解质造成较高的渗透压和高的肾小球滤过率。利尿后必须增加和延长水与电解质的替代疗法，以预防由于利尿造成的水、电解质负平衡而延缓了正常水、电解质平衡的恢复。在梗阻解除后，肾功能即开始恢复，其恢复的快慢取决于肾脏损伤的严重程度和是否存在感染，另一点是与对侧肾功能的损害程度有关。

5. 肾积水引起的其他改变　急性单侧输尿管梗阻时能引起高血压，主要因为肾素分泌增加，而慢性单侧肾积水则很少发生因肾素分泌增多引起的高血压。当单侧肾积水不伴有肾动脉狭窄时引起肾素分泌增加的前提下，手术修复后可以使高血压完全缓解，恢复正常。而双侧肾积水很少伴有因肾素分泌增加所引起的高血压。在高血压与慢性肾积水之间的关系主要是由于水钠潴留容量扩张而引起。

在上尿路梗阻后可引起腹腔积液，而自发性腹腔内尿液渗漏是很少见的。

肾积水患者常发生继发性红细胞增多症。在原发性红细胞增多症患者同时伴有巨脾、白细胞增多和血小板增多症；而各种肾脏疾病常会引起红细胞增多症，它是单纯的红细胞增多，动脉血氧饱和度正常。在积水的肾脏切除后，红细胞容量减少。在引起积水的梗阻解除后，红细胞生长素在血内仍处于高水平，其机制尚不清楚。

三、病理生理改变要点

（1）机械性梗阻与动力性梗阻：前者主要引起尿路管腔内梗阻，如结石、肿瘤、狭窄等，影响尿液的输送；后者尿路本身并无管腔的阻塞，主要影响尿液的通过，如中枢或外周神经疾病造成部分尿路功能紊乱。

（2）上尿路与下尿路梗阻：前者对肾功能的影响较后者严重，后者对肾功能的影响常常是双侧肾功能受影响。

（3）梗阻发生的部位越高、越完全、时间越长，肾功能受损的程度越重，尤其在继发结石和感染的情况下。

（4）上尿路梗阻早期常无明显症状，特别是慢性上尿路梗阻临床不易早期发现，而结石引起的上尿路梗阻可以有腰痛；下尿路梗阻出现临床症状较早，容易被临床发现，主要表现为排尿异常。

（5）急性尿路梗阻对肾功能的影响较慢性梗阻大，但容易被早期发现。慢性梗阻不易被发现。

四、临床表现

1. 无症状性肾积水　这是指处于静止状态的肾积水，可多年无表现症状，直至发生继发感染及造成邻近器官的压迫症状才被发现。

2. 有症状的肾积水

（1）疼痛：腰部疼痛是重要症状。在慢性梗阻时往往症状不明显，仅表现为腰部钝痛。大多数急性梗阻可出现较明显的腰痛或典型的肾绞痛。有个别患者虽发生急性双侧性梗阻或完全梗阻，但并不感到疼痛。Dietl 危象：指在肾盂输尿管连接部梗阻造成间歇性肾积水，少尿与多尿呈交替出现，当大量饮水后出现肾绞痛、恶心、呕吐。在儿童，肾积水常表现腹部肿块，上腹部突发剧烈疼痛或绞痛，继之有多量小便；当疼痛缓解，则肿块缩小甚至消失。

（2）肾肿大与腹块：慢性梗阻可造成肾脏肿大或腹块，但并不一定有其他症状，长期梗阻者在腹部可扪及囊性肿块。一般的肾积水肿块，质地不坚硬，无触痛，表面光滑无结节；并发感染时则出现疼痛、触痛及全身性感染症状与体征。

（3）多尿和无尿：慢性梗阻导致的肾功能损害可表现为多尿，而双侧完全性梗阻、孤立肾或仅一个肾有功能者完全梗阻可发生无尿。部分梗阻时尿量可大于正常，表现为明显的多尿，而肾结石如间歇性阻塞肾盂时，可出现间歇性多尿。在多尿时，伴有腹块消失或腹胀痛缓解。

（4）血尿：上尿路梗阻很少引起血尿，但如梗阻原因为结石，肿瘤则在肾绞痛的同时出现血尿。在部分梗阻的病例，表现为间歇性梗阻，当绞痛出现后则尿量增多，并可产生血尿。在有继发感染时也可伴有血尿或脓尿。

（5）胃肠道症状（恶心、呕吐、食欲缺乏等）：出现于两种情况：一种是急性上尿路梗阻时反射性的胃肠道症状；另一种为慢性梗阻的后期肾功能减退造成尿毒症引起的胃肠道症状。

（6）继发性顽固性尿路感染：梗阻的尿路一旦继发感染，常很难治愈，易复发，发作时常有畏寒、发热、腰痛，并会延伸至下尿路形成膀胱刺激征。

五、实验室与其他检查

1. 实验室检查

（1）尿液常规检查：早期轻度的肾积水患者尿常规可正常，当发展到肾盏扩大时可出现血尿与蛋白尿。大量的蛋白尿与管型在上尿路梗阻性疾病不常见。

（2）肾功能测定：单侧上尿路梗阻肾积水患者肾功能检查一般由于对侧的代偿而不出现异常，酚红试验与靛胭脂排泄性测定如有异常则说明双侧肾脏损害。当严重的双侧肾积水时，尿流经过肾小管缓慢，大量的尿素被再吸收，但是肌酐一般不吸收，导致尿素与肌酐之比超过正常的 10∶1。当肾脏实质破坏严重影响肾功能时，血肌酐上升，内生肌酐清除率降低。

（3）贫血：在双肾积水肾功能减退时出现。

2. 超声检查　可了解肾、输尿管积水的程度，肾实质萎缩程度，也可初步探测梗阻的部位与原因，并可指导作穿刺造影。

3. X 线检查

（1）尿路平片（KUB）：显示一增大的肾影，如尿路出现钙化影提示肾输尿管有结石造成梗阻。

（2）静脉肾盂造影（IVP）：除肾功能已严重损害一般均可提供较详尽的资料，从中可了解梗阻的部位及原因；肾盂、肾盏与输尿管扩张的程度；从肾积水肾皮质的厚度与其显影的密度大致可估计肾脏的功能。如作大剂量静脉肾盂造影并同时动态观察肾、输尿管的蠕动功能，以分辨其为机械性还是动力性梗阻。并可对两侧的蠕动功能加以比较。

（3）逆行性肾盂造影（RGP）：对肾功能不佳，静脉尿路造影显示不佳者可作逆行性造影以了解梗阻部位、病因及梗阻程度，但必须警惕逆行插管造影时将细菌带入积水的肾脏引起脓肾，或是由于插管及造影剂的刺激使梗阻部位的黏膜水肿，加重梗阻。

（4）膀胱尿道造影：对双侧肾输尿管积水患者作此造影可了解是否有膀胱输尿管反流及神经源性膀胱等病变。

（5）经皮穿刺肾输尿管造影：对于静脉造影显影不理想，逆行性造影失败或不宜作逆行性造影者，可经腰部在 B 超引导下定位穿刺积水的肾脏顺行性造影，以了解梗阻部位与程度，梗阻近端输尿管与肾盂的情况，并可同时采集尿液作细胞学检查及培养，也可留置导管做尿液引流。

4. 血管造影　凡怀疑梗阻与血管畸形病变有关的患者，按需要可做肾血管、腹主动脉、下腔静脉或肾静脉造影，以了解梗阻原因与血管的关系。从血管造影中还可了解肾脏的血供、肾皮质的厚度等资料，但因 CT 技术的进步，血管重建（CTA）逐渐普及，创伤性血管造影的应用日益减少。

5. CT　可了解梗阻的部位，有助于对梗阻病因的发现，能显示肾、输尿管的扩张程度及肾皮质的厚度。并可同时显示两侧肾脏的结构与功能比较，特别是 CT 泌尿系重建（CTU）能清晰显示整个泌尿系统，对于肾功能减退造影剂排泄慢而静脉肾盂造影显影不良的患者更有优势，近年来大型医院的 CTU 检查已经逐渐取代传统的静脉肾盂造影。

6. 磁共振成像（MRI）　与 CT 一样，除了可显示梗阻的部位与原因外，MRI 还可以观察泌尿器官的组织结构与功能，特别是对于肾功能损害、含碘造影剂过敏等患者适合行此项检查，磁共振成像也可以重建泌尿系统（MRU）。

7. 放射性核素肾动态扫描（ECT）　在梗阻性肾图其血管相与分泌相有一定程度压抑，这与梗阻的严重程度及梗阻时间有关，主要表现为排泄相下降迟缓。肾动态扫描有助于评估双肾功能及梗阻程度。

8. 肾镜与输尿管镜检查　可作梗阻部位腔内观察，并可经此作活检及扩张、切开、插管等治疗，也可经此作肾造瘘。

9. 肾盂内压测量（Whitaker 试验）　经皮肾穿刺插管同时自尿道内插一根 F 12～14 导尿管留置于膀胱，保持开放以引流膀胱内液体，用生理盐水或造影剂以 10ml/min 的流速注入肾盂，直到液体充满上尿路和注入肾盂及膀胱流出的速度（均为 10ml/min）相等时，经肾盂的 Y 形接管连接测压管记录肾盂内压（肾盂绝对压力）。同时由导尿管测出膀胱压力，将肾盂绝对压力扣除腹腔压力（膀胱压力）即为相对压力 [正常为 1.18～1.47kPa（12～15cmH_2O）]，>1.47kPa（15cmH_2O）提示有轻度梗阻，>2.16kPa（22cmH_2O）示有中度梗阻，>3.92kPa（40cmH_2O）为严重梗阻。如在测压同时注入造影剂，还可同时摄片或录像以了解梗阻部位与原因。

六、诊断

根据患者的临床表现，首选 B 超检查确定患者有无尿路梗阻，B 超检查的特点是梗阻以上部位的尿路扩张、积水。

1. 梗阻的部位　重点区分是上尿路还是下尿路梗阻。除根据临床表现分析外，可用的检查方法有 B 超、KUB、IVP、CTU、MRU、RGP、膀胱尿道镜、尿道造影或肾穿刺造影等。

2. 梗阻的程度及肾功能受损的情况　常用的方法有 IVP、ECT、CT、尿流动力学检查（肾盂内压测量）等。

3. 梗阻的病因　临床上应该从 3 个方面考虑，即尿路管腔内原因、管腔外原因、管腔壁本身原因。结合患者的发病特点、年龄、全身情况及上述各种检查的特点综合分析。

七、治疗

尿路梗阻的治疗比较复杂，引起梗阻的病因很多，治疗原则应该根据造成其梗阻的病因、发病缓急及肾脏功能损害的程度等综合考虑。在针对病因消除的基础上解除梗阻，改善肾功能，缓解症状，控制感染，尽可能修复其正常的解剖结构。

（1）总肾功能正常的情况下若病因与梗阻可一期手术治疗，例如肾盂输尿管连接部狭窄可行肾盂成形术，既解除梗阻，又去除了病因。若病因与梗阻不能一期同时手术，例如良性前列腺增生造成双肾积水，如果并发重要脏器功能障碍不能耐受前列腺手术者，则先解除梗阻（留置尿管或膀胱造瘘），待病情好转后，再行前列腺增生手术。

（2）总肾功能严重受损，应立即解除梗阻恢复肾功能，以后再针对病因进行治疗。

（3）急性梗阻时，应积极解除梗阻，再考虑进一步治疗。

（4）双侧肾积水的手术处理：应先寻找下尿路梗阻的病因并予解除，如果是上尿路梗阻造成的双侧肾积水，在无感染时，可先处理功能差的一侧，使对侧肾脏持续处于功能负荷的刺激下代偿肥大；对于伴有感染者，则宜选择严重一侧先行手术，并应尽快做对侧；如果功能较好的一侧感染，则应优先考虑感染侧手术，以最大限度保留肾功能，控制感染，另一侧在稳定病情后再考虑手术；若对侧肾已完全无功能，则必须待手术侧的肾脏功能恢复，病情稳定后方可行无功能肾切除。

第十章 尿石症

尿石症是泌尿系统各部位结石病的统称，是泌尿外科的常见疾病之一，在泌尿外科门诊以及住院患者中居首位。发病与环境因素、全身性病变和泌尿系统疾病有密切关系。我国泌尿结石发病率为 1%～5%，南方泌尿结石发病率高达 5%～10%，每年新发病率 150/10 万～200/10 万，其中 25% 的患者需要住院治疗。近年来我国泌尿系结石的发病率有逐渐增加趋势，是世界上三大结石高发区之一。目前，随着对泌尿系结石发病原因的深入研究，结石的代谢危险因素越来越被泌尿外科医师所重视。体外冲击波碎石、经皮肾镜取石术、输尿管肾镜取石术、腹腔镜取石术等技术等陆续广泛开展和普及，使泌尿系结石的治疗逐渐向微创方向发展。

第一节 体外冲击波碎石

体外冲击波碎石（extracorporeal shock wave lithotripsy，ESWL）是利用体外冲击波聚焦后击碎结石，使之随尿液排出体外。

一、适应证及禁忌证

尿路结石除结石以下有器质性梗阻以及全身出血性疾病外，均可应用 ESWL 方法治疗。但临床工作中以下情况不宜行体外冲击波碎石治疗。

1. 全身状况 ①全身出血性疾病；②糖尿病患者血糖未被控制；③传染病的活动期；④怀孕的妇女；⑤新发生的脑血管疾患、心肌梗死、心力衰竭、严重的心律失常及带有心脏起搏器的患者；⑥严重骨骼畸形患者。

2. 泌尿系局部情况

（1）结石以下尿路有器质性梗阻，在梗阻解除前不宜行 ESWL 治疗。因 ESWL 治疗后结石无法排出且结石碎屑堆积加重梗阻，因此解除结石以下尿路梗阻后再行 ESWL 治疗。

（2）肾功能情况：①功能正常的患者：只要严格掌握适应证、禁忌证以及碎石时的冲击波能量和冲击次数，一般不会造成不良影响；②孤立肾患者：治疗前要充分考虑到 ESWL 对肾脏的微小损伤加重肾脏的负担；③肾功能不全的患者：如果肾功能不全的原因是由于结石梗阻造成的，要积极行 ESWL 治疗；如果肾功能不全的原因是由于肾脏本身病变所致，而非结石梗阻造成的，不宜行 ESWL 治疗，以避免肾功能进一步损害；④尿路感染：急性尿路感染不宜行 ESWL 治疗，必须先控制感染后再行 ESWL 治疗，否则容易发生感染扩散甚至败血症；慢性炎症可在应用抗生素的基础上行 ESWL 治疗。

3. 结石本身情况

（1）结石的大小：结石越大，需要再次碎石治疗的可能性就越大。结石较小时可一次性粉碎，结石较大时不宜一次性粉碎，否则易形成"石街"而造成新的梗阻。

（2）结石的部位：肾盂结石较输尿管结石容易粉碎，这是由于位于肾盂内的结石周围有空隙，易于碎结石的扩散，从而易于结石的排出。在肾结石体外碎石中，肾中盏和肾上盏的结石较肾下盏结石效果好。对于肾下盏漏斗部与肾盂之间的夹角为锐性、漏斗部长度较长和漏斗部宽度较窄的患者，体外碎石后结石不易排出。

（3）结石的成分和结构：感染性结石最容易粉碎，其次是草酸钙、尿酸结石，最不容易粉碎的是胱氨酸结石；结石为粒晶状结构容易粉碎。

（4）停留时间：结石在泌尿道停留时间过长，结石不易被粉碎，这是由于结石刺激引起局部炎症、水肿、增生导致炎性肉芽肿，甚至纤维包绕。结石在泌尿道停留时间过长可诱发鳞状上皮癌，治疗前应考虑到。

二、治疗前准备

（1）解除恐惧心理，积极配合治疗。

（2）治疗前 1 天应用缓泻剂，当日晨禁食。

（3）血尿常规、肝肾功能、PT + A、ECG、KUB、IVP 检查。术前应了解患者有无出血性疾病、心脑疾患，更要了解结石的大小、部位、肾脏有无积水、输尿管有无扩张、结石以下有无梗阻等。B 超检查简便、经济、无创伤，并可以发现直径 2mm 以上的 X 线阳性及阴性结石。此外，B 超还可以了解结石以上尿路的扩张程度。KUB 平片可以发现 90% 以上的 X 线阳性结石，能够确定结石的位置、形态、大小和数量。静脉尿路造影可以了解尿路的解剖、确定结石在尿路的位置，发现 KUB 平片上不能显示的阴性结石，鉴别 KUB 平片上的可疑钙化灶。此外，还可以了解分肾功能，确定肾、输尿管积水程度。

（4）泌尿系感染时应先应用抗生素控制感染。

（5）输尿管结石应在治疗当日再摄 KUB 平片以了解结石是否移位。

（6）根据患者的具体情况制订针对性治疗方法。

三、治疗

（1）影响尿路引流部位的多发结石，如肾盂输尿管交界处、输尿管处多发结石应首先予以治疗。

（2）双侧上尿路结石应先治疗肾功能好的一侧结石。

（3）肾脏铸状结石如合并同侧肾无积水，应先处理靠近肾盂出口部位的结石。如并发同侧肾积水应先从积水部位的结石开始碎石，结石易于粉碎。

（4）巨大肾结石，应分次进行 ESWL。应先处理靠近肾盂出口部位的结石，集中精力将之粉碎，之后再处理剩余部分。

（5）治疗时冲击次数及工作电压应根据结石的大小、位置、成分和结构、停留时间而定，一般肾结石每次冲击次数不超过 3 500 次，工作电压不大于 9kV；输尿管结石每次冲击次数不超过 4 500 次，工作电压不大于 9kV。

（6）治疗间隔时间：两次治疗间隔时间不少于 7 天；孤立肾、异位肾肾结石、小儿肾结石应大于 10 天。

四、并发症及处理

1. 血尿   ESWL 治疗后每个患者几乎都会出现血尿，尤其是肾脏结石。血尿一般持续 1~2 天就会自行消失，多不需要处理；如血尿严重，应及时进行 B 超、CT 检查以明确是否有肾损害，如发现肾损伤时，应根据病情采取保守或手术治疗。

2. 肾绞痛   多见于肾脏结石的患者，一旦发生应予以解痉镇痛，术后多饮水可减少其发生率。

（1）药物治疗：肾绞痛是泌尿外科的常见急症，需紧急处理。目前缓解肾绞痛的药物较多，可以根据情况和医师经验灵活应用。包括：①非甾体类镇痛抗炎药物；②阿片类镇痛药：阿片类镇痛药在治疗肾绞痛时不应单独使用，一般需要配合阿托品、654－2 等解痉药一起使用；③解痉药：包括 M 型胆碱受体阻滞剂、黄体酮、钙离子通道阻断药等。

（2）外科治疗：当肾绞痛不能被药物缓解或结石直径大于 6mm 时，应采取相应的外科治疗措施。其中包括：①再次体外冲击波碎石：将 ESWL 作为急症处理的措施（但应与上次 ESWL 间隔至少 7 天），通过碎石治疗不但可以缓解肾绞痛，而且还可以迅速解除梗阻；②输尿管内放置支架管；③经输尿管镜碎石取石术；④经皮肾造瘘引流术，特别适合于结石梗阻合并严重感染的肾绞痛患者。

3. 发热   多由于碎石堆积引起尿路梗阻，或尿路感染未被控制造成，应积极予以抗感染治疗并解除梗阻。

4. 输尿管内"石街"形成   肾结石过大未分次行 ESWL 后，易发生输尿管内"石街"。对无症状的输尿管内"石街"，应严密观察其排石情况，如超过 1 周仍无变化，应对"石街"进行碎石治疗；如仍无效时可考虑行经皮肾镜或输尿管镜下气压弹道碎石取石术。

5. 消化道并发症   ESWL 后部分患者出现恶心、呕吐、腹痛、黑便，多不需要特殊后处理即能自愈。

6. 咯血   多出现在治疗肾上盏结石，一般无需特殊处理。

7. 心脏并发症   常见心律失常，假如出现应及时停止 ESWL 治疗，即可消失；严重时可出现心搏骤停，因此行 ESWL 治疗时应有心电监护，以防万一。

8. 皮肤损伤   表现为少量散在的皮下瘀斑，无需治疗，1~2 天可自愈；严重的皮肤损伤应预防感染，并对症处理。

9. 肾脏实质损害及肾周血肿   多见于肾脏结石较大，工作电压较大，冲击次数过多，间隔时间较近的患者。因此 ESWL 时应严格掌握工作电压、冲击次数、间隔时间。如出现 ESWL 后腰部持续性疼痛，严重的血尿，应及时行 B 超、CT、MRI 检查，一旦发生应绝对卧床休息，输血并应用止血药等保守治疗，必要时可行手术治疗。

第二节   肾脏结石

一、诊断标准

1. 病史   病史在诊断上有很大帮助，特别是一侧肾区疼痛或绞痛合并血尿，有排出砂石史就可以诊断有尿石症。

2. 体格检查　肾绞痛发作静止期，仅有患侧肋脊角叩击痛。肾绞痛发作期，患者躯体屈曲，腹肌紧张，患侧肋脊角可有压痛和局部肌紧张，并发肾积水时腹肌放松可触及肿大有压痛的肾脏。多数没有梗阻的肾结石，可无明显体征。

3. 影像学检查

（1）KUB：90%以上的肾结石在X线平片上显影。

（2）IVP：可以了解肾盏、肾盂形态和肾功能，并帮助寻找有无结石。不显影的结石在造影剂阴影内表现为透明区。在肾功能较差，显影欠佳时，可试用大剂量造影剂作延缓造影。

（3）B超：对无症状较大的铸状结石及KUB不显影的结石有帮助，并能了解肾脏积水情况。

（4）膀胱镜检查和逆行性肾盂造影：膀胱镜检查有一定的痛苦，并有继发感染的可能性，所以不作为常规检查。它适用于IVP造影后仍诊断不明确的病例。

（5）CT扫描：CT扫描不受结石成分、肾功能和呼吸运动的影响，而且螺旋CT还能够同时对所获取的图像进行二维及三维重建，因此，能够检出其他常规影像学检查中容易遗漏的小结石。CT诊断结石的敏感性比尿路平片高，尤其适用于急性肾绞痛患者的诊断，另外，结石的成分以通过双源CT下结石CT值来进行初步的判定，从而对治疗方法的选择提供参考。增强CT能够显示肾脏积水的程度和肾实质的厚度，从而反映了肾功能的改变情况。

4. 实验室检查

（1）尿常规检查：镜检可见到红细胞，并发感染时可见到白细胞。

（2）电解质和肾功能检查：可查钙、磷、尿酸、肌酐等。

二、治疗

1. 一般疗法

（1）大量饮水和解痉止痛：尽可能维持每日尿量在2 000～3 000ml。大量饮水配合利尿解痉药物，可促使小的结石排出。在感染时，大量饮水及利尿可促进引流，有利于感染的控制。

（2）针灸及应用排石药：针灸有解痉止痛作用。排石药有利尿解痉，促进输尿管蠕动，有利于小结石的排出。

2. ESWL

（1）禁忌证：①全身出血性疾病；②糖尿病患者血糖未被控制；③传染病的活动期；④怀孕的妇女；⑤新发生的脑血管疾患、心肌梗死、心力衰竭、严重的心律失常及带有心脏起搏器的患者；⑥严重骨骼畸形者；⑦结石以下尿路有器质性梗阻，梗阻解除前：因ESWL治疗后结石无法排出且结石碎屑堆积加重梗阻，因此解除结石以下尿路梗阻后再行ESWL治疗。

（2）术前检查：①解除恐惧心理，积极配合治疗。②治疗前1天应用缓泻剂，当日晨禁食。③血尿常规、肝肾功能、PT + A、ECG、KUB、IVP检查：术前应了解患者出血性疾病、心脑疾患，更要了解结石的大小、部位、肾脏有无积水、输尿管有无扩张、结石以下有无梗阻等。B超检查简便、经济、无创伤并可以发现直径2mm以上的X线阳性及阴性结石。

此外，B 超还可以了解结石以上尿路的扩张程度。KUB 平片可以发现 90% 以上的 X 线阳性结石，能够确定结石的位置、形态、大小和数量。静脉尿路造影可以了解尿路的解剖、确定结石在尿路的位置，发现 KUB 平片上不能显示的阴性结石，鉴别 KUB 平片上的可疑钙化灶。此外，还可以了解分肾功能，确定肾、输尿管积水程度。④泌尿系感染时应先应用抗生素控制感染。⑤根据患者的具体情况制订针对性治疗方法。

（3）治疗方法

1）治疗电压及轰击次数：湛江 HBESWL Ⅴ 型电压为 4 ~ 9kV，每次治疗轰击次数不超过 3 500 次。小儿肾结石电压应调低，轰击次数应减少。

2）治疗间隔时间：两次治疗间隔时间应大于 7 天，孤立肾肾结石、异位肾结石、小儿肾结石应大于 10 天。

（4）ESWL 的疗效：与结石的大小、位置、化学成分以及解剖异常有关。

1）结石的大小：结石越大，需要再次碎石的可能性越大。结石直径小于 20mm 的肾结石应首选 ESWL 治疗，结石直径大于 20mm 的肾结石和鹿角形结石可采取 PNL 或 PNL 联合 ESWL 治疗。建议 ESWL 之前插入双 J 管，防止"石街"形成阻塞输尿管。

2）结石的部位：肾盂结石较输尿管结石容易粉碎，这是由于位于肾盂内的结石周围有空隙，易于碎结石的扩散，从而易于结石的排出。在肾结石体外碎石中，肾中盏和肾上盏的结石较肾下盏结石效果好。对于肾下盏漏斗部与肾盂之间的夹角为锐性、漏斗部长度较长和漏斗部宽度较窄的患者，体外碎石后结石不易排出。

3）结石的成分和结构：感染性结石最容易粉碎，其次是草酸钙、尿酸结石，最不容易粉碎的是胱氨酸结石；结石为粒晶状结构容易粉碎。

4）停留时间：结石在泌尿道停留时间过长，结石不易被粉碎，这是由于结石刺激引起局部炎症、水肿、增生导致炎性肉芽肿，甚至纤维包绕。结石在泌尿道停留时间过长可诱发鳞状上皮癌，治疗前应考虑到。

（5）并发症及处理

1）血尿：一般都较轻，1 ~ 2 天可自行消失，无需特殊处理。

2）肾绞痛：发生率较低，如肾绞痛严重可予以镇痛解痉。术后嘱患者多饮水可减少其发生率。

药物治疗：肾绞痛是泌尿外科的常见急症，需紧急处理。目前缓解肾绞痛的药物较多，可以根据情况和医师经验灵活应用。包括：①非甾体类镇痛抗炎药物；②阿片类镇痛药：阿片类镇痛药在治疗肾绞痛时不应单独使用，一般需要配合阿托品、654 - 2 等解痉药一起使用；③解痉药：包括 M 型胆碱受体阻滞剂、黄体酮、钙离子通道阻断药等。

外科治疗：当肾绞痛不能被药物缓解或结石直径大于 6mm 时，应采取相应的外科治疗措施。其中包括：①再次体外冲击波碎石：将 ESWL 作为急症处理的措施（但应与上次 ESWL 间隔至少 7 天），通过碎石治疗不但可以缓解肾绞痛，而且还可以迅速解除梗阻；②输尿管内放置支架管；③经输尿管镜碎石取石术；④经皮肾造瘘引流术，特别适合于结石梗阻合并严重感染的肾绞痛患者。

3）发热：多见于有感染的结石，应予以抗生素控制感染。

4）"石街"形成：对出现高热、腰部剧痛等有症状的"石街"，应立刻行肾造瘘引流。对 1 周内无排石的"石街"而症状不严重的也应该行 ESWL，将较大的"石街"前端的碎石颗粒进一步击碎，以利于结石排出。ESWL 处理后仍无排石的患者应行经皮肾穿刺造瘘。

5）肾周血肿：发生率较低，如果发生应嘱患者绝对卧床休息，采取保守疗法对症处理。如伴高血压应服用降压药，并密切观察病情变化及时采取有效的措施。

3. 经皮肾镜取石术

（1）适应证：①所有需开放手术干预的肾结石，包括完全性和不完全性鹿角形结石、≥2cm 的肾结石、有症状的肾盏或憩室内结石、体外冲击波难以粉碎及治疗失败的结石；②输尿管上段 L_4 以上、梗阻较重或长径 >1.5cm 的大结石；或因息肉包裹及输尿管迂曲、ESWL 无效或输尿管置镜失败的输尿管结石；③特殊类型的肾结石，包括小儿肾结石梗阻明显、肥胖患者的肾结石、肾结石合并肾盂输尿管连接部梗阻或输尿管狭窄、孤立肾并发结石梗阻、马蹄肾并结石梗阻、移植肾并发结石梗阻以及无积水的肾结石等。

（2）禁忌证：①未纠正的全身出血性疾病；②严重心脏疾病和肺功能不全，无法承受手术者；③未控制的糖尿病和高血压者；④盆腔游走肾或重度肾下垂者；⑤脊柱严重后凸或侧弯畸形、极肥胖或不能耐受俯卧位者亦为相对禁忌证，但可采用仰卧、侧卧或仰卧斜位等体位进行手术；⑥服用阿司匹林、华法林等抗凝药物者，需停药 2 周，复查凝血功能正常才可以进行手术。

（3）治疗原则：①经皮肾取石术（PNL）应在有条件的医院施行，由有经验的医师根据具体的情况采用大小不同的通道和不同类型的器械进行手术；②复杂或体积过大的肾结石手术难度较大，不排除开放手术处理；③合并肾功能不全者或肾积脓可先行经皮肾穿刺造瘘引流，待肾功能改善及感染控制后再二期取石；④完全鹿角形肾结石可分期多次多通道取石，但手术次数不宜过多，每次手术时间不宜过长，需视患者耐受程度而定；⑤多次 PNL 后仍有直径 >0.4cm 的残石，可联合应用 ESWL。

（4）术前准备：虽然 PNL 是一种微创手术，但它仍然有一定的侵入性和风险，必须将术中术后可能发生出血、周围器官损伤、情况严重时需中转开放手术，甚至需要行肾切除等情况充分告知患者及其家属。

其术前准备与开放手术大致相同。若尿培养有细菌存在，应该选择敏感的抗生素治疗，即使尿培养阴性，手术当天也应选用广谱抗生素预防感染。

（5）手术步骤

1）定位：采用 B 超或 C 形臂 X 线机下定位目标肾盏。为了显示肾集合系统，可行逆行输尿管插管造影或造成人工肾积水。

2）穿刺：穿刺点可选择在第 12 肋下至第 10 肋间腋后线到肩胛线之间的区域，穿刺经后组肾盏入路，方向指向肾盂。对于输尿管上段结石、合并输尿管肾盂的接合处（ureteropelvic junction，UPJ）狭窄需同时处理者，可首选经肾后组中盏入路，通常选第 11 肋间腋后线和肩胛下角线之间的区域作穿刺点。穿刺上、下组肾盏时，须注意可能会发生胸膜和肠管的损伤。

3）扩张：肾穿刺通道可以用筋膜扩张器、Amplatz 扩张器、高压球囊扩张器或金属扩张器扩张。但是，具体使用哪种扩张器以及扩张通道的大小，必须根据医师的经验、当时具备的器械条件以及治疗费用等情况来决定。

4）腔内碎石与取石：结石可通过激光、气压弹道、超声等不同方法击碎后取出。术后部分患者可采用"无管化"处理，但放置双J管和肾造瘘管较为安全，肾造瘘管可以压迫穿刺通道、引流肾集合系统、减少术后出血和尿外渗，有利于再次处理残石，而且不会增加患者疼痛和延长住院时间。

（6）术后并发症：①出血：为 PCNL 最常见、最严重的并发症，可先试行夹闭肾造瘘管，静脉出血多可达到止血目的；如血压难以维持或超过 24 小时，则要怀疑大的动脉出血或动静脉内瘘形成，可予动脉造影行选择性动脉栓塞；②感染：可予敏感抗生素治疗，保持造瘘管通畅；③导管的脱落及移位；④邻近脏器的损伤；⑤结石残留。

4. 输尿管取石术　　逆行输尿管镜治疗肾结石以输尿管软镜为主，其损伤介于 ESWL 和 PNL 两者之间。

（1）适应证：①ESWL 定位困难的、X 线阴性肾结石（＜2cm）；②ESWL 术后残留的肾下盏结石；③嵌顿性肾下盏结石，ESWL 治疗效果不好；④极度肥胖、严重脊柱畸形，建立 PNL 通道困难；⑤结石坚硬（如一水草酸钙结石、胱氨酸结石等），不利于 ESWL 治疗；⑥伴盏颈狭窄的肾盏憩室内结石。

（2）禁忌证：①不能控制的全身出血性疾病；②严重的心肺功能不全，无法耐受手术；③未控制的泌尿道感染；④严重尿道狭窄，腔内手术无法解决；⑤严重髋关节畸形，截石位困难。

（3）操作方法：采用逆行输尿管插入导丝，经输尿管硬镜或者软镜镜鞘（10～13F）扩张后，直视下放置输尿管软镜，随导丝进入肾盏并找到结石。使用激光将结石粉碎成易排出的细小碎粒。

钬激光配合 $200\mu m$ 的纤维传导光纤，是目前逆行输尿管软镜治疗肾结石的最佳选择。综合文献报道，结石清除率为 71%～94%。逆行输尿管软镜治疗肾结石可以作为 ESWL 和 PNL 的有益补充。

5. 手术治疗　　常用的治疗方法以 ESWL 和腔内泌尿外科为主，只有少数病例行手术治疗。近年来，随着 ESWL 和腔内泌尿外科技术的发展，特别是经皮肾镜和输尿管镜碎石取石的应用，使泌尿系结石的治疗取得了突破性进展，开放手术在肾结石治疗中的运用，已经变得越来越少，但是开放手术进行肾结石取石术在某些特殊情况下仍具有极其重要的临床应用价值。

（1）适应证：①ESWL、URS 和（或）PNL 作为肾结石治疗方式存在禁忌；②ESWL、URS、PNL 手术治疗失败，或上述治疗方式出现并发症需要开放手术处理；③存在有需要同时行开放手术处理的疾病。

（2）开放手术方式

1）单纯性肾盂或经肾窦肾切开取石术：肾外型肾盂较肾内型肾盂更适宜行此手术。

2）肾盂肾实质联合切开取石术：多用于不能通过肾窦切开取出的多发性或铸状结石。

3）无萎缩性肾实质切开取石术。

4）放射状肾实质切开取石术。

5）肾部分切除术：对局限于一极的尤其是肾下盏的多发结石，或有肾盏颈部狭窄的多发结石与肾盏黏膜严重粘连的结石，可采用此术式。

6）肾切除术：对一侧肾结石合并肾积脓或肾功能丧失而对侧肾功能正常时，可考虑行此手术。

7）肾造瘘术：适用于双肾结石并发急性梗阻引起无尿、少尿，应尽早解除肾功能较好一侧的梗阻。

6. 溶石治疗 溶石治疗是通过化学方法溶解结石或结石碎片，以达到完全清除结石的目的，是一种有效的辅助治疗方式，常作为体外冲击波碎石、经皮肾镜取石、输尿管镜碎石取石以及开放手术取石后的辅助治疗，特别是对某些部分或完全鹿角形结石的患者，溶石和取石手术联合治疗是一种安全、有效、可行的治疗选择。

7. 鹿角形结石的处理 也称铸状结石，指肾盂结石较大，且结石已深入肾盏，形状似鹿角而称鹿角形结石。

（1）单独应用 ESWL 治疗：适用于肾内型肾盂患者，结石虽为鹿角形结石，但结石总的体积较小，且无大的积水。治疗顺序依次为肾盂、下盏、中盏及上盏，力争将结石击碎成 2mm 的小颗粒以利于结石的排出，减少输尿管内"石街"的形成；如治疗前在患侧放置双 J 管，也可减少输尿管内"石街"的形成。

（2）ESWL 与 PCN 联合治疗：适用于巨大的鹿角形结石的患者。结石过大常需反复多次碎石，既增加了费用，又加重了肾组织的损伤和造成泌尿系梗阻的机会。因此，应先行经皮肾镜，配合超声、激光、气压弹道等碎石技术将肾盂内的结石尽可能取尽，2~4 天后再行 ESWL 治疗，将剩余的结石粉碎。如发生输尿管内"石街"，用 ESWL 治疗无效时，可行输尿管镜取石。孤立肾术前应放置双 J 管，以减少输尿管内"石街"的形成。

（3）鹿角形结石的复打：由于鹿角形结石均较大，为了保证患者的安全，减少肾组织及肾周组织和血管的损伤，应严格控制碎石的工作电压和冲击次数及两次治疗的间隔时间，避免肾组织的严重损伤和肾周血肿的发生。

（4）肾造瘘：肾脏鹿角形结石一般均较大，经 ESWL 治疗后多半极易在输尿管内形成"石街"，但多数能自行排出，少数形成泌尿系梗阻而影响肾脏功能或出现严重的泌尿系感染甚至全身的感染。因此，当出现输尿管内"石街"时，如无症状应积极观察，1 周后仍无变化，可先行 ESWL 治疗，由"石街"的下端开始向上治疗，绝大多数有效；在观察期间如出现梗阻感染症状，应积极采取减压措施，在 B 超引导下行患侧经皮肾穿刺造瘘术，待结石排出后再拔管。

（5）抗感染问题：肾脏鹿角形结石多半合并有感染，治疗前 1~2 天即开始应用抗生素，ESWL 治疗后再应用 3~4 天。

（6）治疗前输尿管内置管问题：为了防止输尿管内"石街"对上泌尿系的梗阻，术前在患侧输尿管内置一双 J 管，可以达到内引流的目的。但在实际临床工作中，由于鹿角形结石均较大，充满肾盂，双 J 管很难进入肾盂内而无法固定，导致双 J 管脱落。

第三节 输尿管结石

输尿管结石 90% 以上是在肾内形成而进入输尿管。原发于输尿管的结石很少见。输尿管双侧结石约占 5%。

一、诊断标准

1. 临床表现 同肾结石表现，输尿管膀胱壁段结石可出现尿频、尿急、尿痛。

2. KUB   90% 输尿管结石可在 X 线片上显影。

3. IVP   对诊断帮助最大，能了解结石的大小、部位、肾功能损坏程度及梗阻情况，并可以了解对侧肾功能。

4. 膀胱镜检查和逆行性肾盂造影   不作为常规检查，如有以下情况仍需采用：①如 IVP 对梗阻部位了解不清时，膀胱镜检查和逆行插管可以对梗阻部位进行了解；②可以鉴别输尿管下端结石是否已降入膀胱；③经膀胱镜剪开输尿管口或插入输尿管套石导管有可能套出下段的结石。

二、治疗

目前治疗输尿管结石的方法有 ESWL、输尿管镜碎石取石、经皮肾镜碎石取石、腹腔镜和开放手术、溶石治疗和药物治疗等。绝大多数输尿管结石通过 ESWL 和输尿管镜、经皮肾镜碎石取石治疗均可取得满意效果。腹腔镜手术是微创的，可作为开放手术的替代方法，也可用于 ESWL、输尿管镜治疗有禁忌时，如结石位于输尿管狭窄段的近端。

1. 保守疗法   输尿管结石的全身治疗同肾结石。输尿管结石的总攻疗法效果较好，每周 2～3 次，每两周为 1 个疗程。大多直径小于 0.4cm 的结石常能自行排出，直径 0.4～0.6cm 或个别 1.0cm 的结石经总攻疗法，有可能排出。

2. 手术治疗适应证   ①结石直径大于 1cm 或表面粗糙呈多角形；②结石嵌顿时间较长，输尿管发生严重梗阻和上尿路感染；③非手术治疗无效；④输尿管镜下取石发生穿孔或狭窄。

3. ESWL 治疗   大多数输尿管结石行原位 ESWL 治疗即可获得满意的治疗效果，且并发症和不良反应的发生率较低。

（1）适应证：①输尿管结石的远端无器质性梗阻；②孤立肾肾结石落入输尿管，引起无尿或少尿应急诊行 ESWL；③双侧输尿管结石同时发生梗阻引起无尿，应先对近期发作一侧的结石进行 ESWL，待结石梗阻解除、肾功能恢复后再治疗另一侧；④输尿管结石发生急性肾绞痛应用解痉药无效患者可急诊行 ESWL；⑤同侧输尿管多发结石应先治疗输尿管积水端结石，待结石粉碎后再治疗远端结石；⑥对于较大的结石、结石在输尿管同一部位停留时间较长，肾功能较差时，在实行 ESWL 治疗 1～2 次无效后，应及时改用其他治疗手段；⑦输尿管内"石街"形成应及时行 ESWL，促进"石街"碎石屑排出；⑧输尿管结石伴同侧肾急性感染时，应先行肾造瘘置管引流，控制感染后再行 ESWL 治疗，待结石排净后再拔管。

（2）治疗方法：①工作电压：4～9kV；②轰击次数：每次治疗不超过 4 500 次；③间隔时间：两次治疗间隔时间应不少于 7 天。

（3）并发症：①血尿：较轻且 1～2 天后血尿自行消失，无需处理；②绞痛：在排石过程中少数患者会出现输尿管绞痛，应用解痉镇痛可缓解。

4. 输尿管镜碎石取石术

（1）适应证：①输尿管下段结石；②输尿管中段结石；③ESWL 失败后的输尿管上段结石；④ESWL 后的"石街"；⑤结石并发可疑的尿路上皮肿瘤；⑥X 线阴性的输尿管结石；⑦停留时间长的嵌顿性结石而 ESWL 困难。

（2）禁忌证：参见经皮肾镜取石术部分。

（3）术前准备：参见经皮肾镜取石术部分。

（4）操作方法

1）目前使用的输尿管镜有硬性、半硬性和软性三类。硬性和半硬性输尿管镜适用于输尿管中、下段结石的碎石取石；而输尿管软镜则多适用于输尿管中、上段结石，特别是上段碎石及取石。

2）患者取截石位，先利用输尿管镜行膀胱检查，然后在安全导丝（guide wire）的引导下，导入输尿管镜。输尿管口是否需要扩张，取决于输尿管镜的粗细和输尿管腔的大小。输尿管硬镜或半硬性输尿管镜均可以在荧光屏监视下逆行插入上尿路。输尿管软镜需要借助一个 10～13F 的输尿管镜镜鞘或通过接头导入 1 根安全导丝，在其引导下插入输尿管（见经皮肾镜取石术部分）。在进镜过程中，利用注射器或者液体灌注泵调节灌洗液体的压力和流量，保持手术视野清晰。

3）对于输尿管中、上段结石或者输尿管肾盂连接部（PUJ）处结石或较大的结石碎片，为防止或减少结石滑落回肾盂或者肾盏，可采取以下方法：①应尽量减小灌洗液体的压力；②调整体位如头高脚低位；③减少碎石的能量和频率；④采用套石篮固定结石后，再行碎石；⑤碎石从结石一侧边缘开始，尽量将结石击碎成碎末，结石输尿管粘连的一面留至最后碎石。

4）经输尿管镜窥见结石后，利用碎石设备（激光、气压弹道、超声等）将结石粉碎成 3mm 以下的碎片。而对于那些小结石以及直径≤5mm 的碎片，也可用套石篮或取石钳取出。

（5）术后放置双 J 管：输尿管镜下碎石术后是否放置双 J 管，目前尚存在争议。遇有下列情况，建议放置双 J 管：①较大的嵌顿性结石（＞1cm）；②输尿管黏膜明显水肿或有出血；③输尿管损伤或穿孔；④伴有息肉形成；⑤伴有输尿管狭窄，有（无）同时行输尿管狭窄内切开术；⑥较大结石碎石后碎块负荷明显，需待术后排石；⑦碎石不完全或碎石失败，术后需行 ESWL 治疗；⑧伴有明显的上尿路感染。一般放置双 J 管 1～2 周，如同时行输尿管狭窄内切开术，则需放置 4～6 周。

（6）并发症及其处理：并发症的发生率与所用的设备、术者的技术水平和患者本身的条件等有明显关系。目前文献报道并发症的发生率为 5%～9%，较为严重的并发症发生率 0.6%～1%。

1）近期并发症及其处理：①感染：应用敏感抗生素积极抗感染治疗；②黏膜下损伤：放置双 J 支架管引流 1～2 周；③假道：放置双 J 支架管引流 4～6 周；④穿孔：为主要的急性并发症之一，小的穿孔可放置双 J 支架管引流 2～4 周，如穿孔严重，应进行手术修补（输尿管端端吻合术等）；⑤输尿管黏膜撕脱：为最严重的急性并发症之一，应积极手术重建（自体肾移植、输尿管膀胱吻合术或回肠代输尿管术等）。

2）远期并发症及其处理：输尿管狭窄为主要的远期并发症之一，其发生率为 0.6%～1%，输尿管黏膜损伤、假道形成或者穿孔、输尿管结石嵌顿伴息肉形成、多次 ESWL 致输尿管黏膜破坏等是输尿管狭窄的主要危险因素。远期并发症及其处理如下：①输尿管狭窄：输尿管狭窄内切开或狭窄段切除端端吻合术；②输尿管闭塞：狭窄段切除端端吻合术或输尿管膀胱再植术；③输尿管反流：轻度：随访；重度：行输尿管膀胱再植术。

5. 经皮肾镜碎石取石术 见肾脏结石经皮肾镜节。

6. 开放手术和腹腔镜治疗 开放手术仅用在 ESWL 和输尿管镜碎石、取石治疗失败的情况下。此外，开放手术还可应用于输尿管镜取石或 ESWL 存在着禁忌证的情况下。后腹腔镜下的输尿管切开取石可以作为开放手术的另一种选择。

7. 溶石治疗　详见肾脏结石有关章节。

第四节　膀胱结石

膀胱结石主要见于男性幼年和老年患者，女性极少见。

一、病因

1. 营养不良及代谢异常　导致膀胱结石的发生率增加。

2. 下尿路梗阻　如尿道狭窄、先天畸形、前列腺肥大、膀胱颈部梗阻、肿瘤、膀胱膨出、膀胱憩室等，均可使肾和输尿管的小结石及尿盐结晶，沉淀积聚在膀胱而形成结石，这也是膀胱结石主要见于男性幼年和老年患者最常见的原因。

3. 膀胱异物　膀胱内的异物可作为核心，使尿盐沉积于周围而形成结石。

4. 感染　继发于下尿梗阻或膀胱异物的感染，可使 pH 升高，促使磷酸钙、铵盐和镁盐的沉淀而形成膀胱结石。

5. 寄生虫　以虫卵为核心，伴发膀胱结石。

二、诊断标准

1. 临床表现　为排尿困难、排尿中断、血尿、排尿疼痛等。

（1）排尿困难：结石可在膀胱内活动，排尿困难症状时重时轻，有时出现排尿中断，必须改变体位才能继续排尿。

（2）排尿疼痛：疼痛向会阴部及阴茎放射，前列腺梗阻伴发的结石患者疼痛常不明显。

（3）血尿和排尿刺激症状：由于结石的刺激，可产生膀胱炎症和膀胱黏膜的损害，从而导致血尿和尿频、尿急等排尿刺激症状。

（4）肾功能损害：部分膀胱结石引起的梗阻，可以造成肾积水和肾盂肾炎，导致肾功能的损害。

（5）膀胱癌：长期的结石刺激导致膀胱黏膜鳞状化生，严重者引起膀胱鳞状上皮癌。

2. 辅助检查

（1）尿常规：尿中红细胞、白细胞明显增多。

（2）双合诊检查：较大的结石可以触及。

（3）尿道探子检查：尿道探子触及结石时，可有触及感和碰撞声。

（4）KUB：可显示结石的大小、数目、形态和位置，同时可了解上泌尿系有无结石。

（5）B 超：对诊断膀胱结石很有价值，可显示结石的大小、数目、形态和位置，区分膀胱结石及膀胱憩室结石，同时也可了解上泌尿系有无结石、积水等。

（6）膀胱镜检查：是诊断膀胱结石最可靠的方法，同时可以观察膀胱内的其他病变等。

三、治疗

1. 腔内治疗　①经尿道机械碎石术：膀胱镜碎石术尿道放置器械将结石夹碎、击碎后再将碎片冲出；对结石较大、多发、结石过硬及有膀胱镜检查禁忌证的患者，应考虑其他手术治疗方式；②经尿道气压弹道碎石术；③经尿道激光碎石术；④经尿道超声碎石术。

2. 耻骨上膀胱切开取石术　术前应考虑有无原发梗阻病因，前列腺肥大并发结石时，取出结石后，应同时行前列腺摘除术。开放手术治疗的相对适应证包括：①较复杂的儿童膀胱结石；②巨大结石；③严重的前列腺增生或尿道狭窄患者；④膀胱憩室内结石；⑤膀胱内围绕异物形成的大结石；⑥同时合并需要开放手术的膀胱肿瘤。

3. ESWL 治疗

（1）患者选择：①膀胱单发或多发结石；②膀胱憩室结石且憩室颈无狭窄者；③前列腺增生影响排尿不宜行 ESWL。

（2）治疗方法：①工作电压：4 ~ 9kV；②轰击次数：每次治疗不超过 4 500 次。

（3）并发症及处理：①血尿：血尿较上尿路结石稍重，可持续 2 ~ 3 天；血尿严重患者可行膀胱持续冲洗；②尿道疼痛：排石过程中可出现尿道疼痛，嘱患者多饮水增加尿量，减轻疼痛；③发热：膀胱结石多与感染有关，碎石后可出现低热，可应用抗生素控制感染。

第五节　尿道结石

尿道结石较少见，多数来源于其上方的泌尿系统，以男性为主。常见于膀胱结石排出时停留嵌顿于尿道，好发部位为前列腺部尿道、球部尿道、舟状窝及尿道外口。少数发生于尿道狭窄处、尿道憩室中的原发性尿道结石。

一、诊断

1. 临床表现

（1）排尿困难：结石突然嵌入尿道时，可发生突然尿流中断、尿线变细、分叉、无力，甚至滴沥，出现尿潴留。

（2）疼痛：结石突然嵌入尿道时，可发生局部剧烈疼痛或排尿时刀割样疼痛。

（3）尿道分泌物：患者常有终末血尿或初血尿，有时有血性分泌物，严重者可以有尿道溢血，继发感染时会有脓性分泌物。

2. 辅助检查

（1）尿道探子检查：能感觉到尿道探子接触到结石并能感到有摩擦声。

（2）X 线检查：尿道造影可以发现有无尿道狭窄和尿道憩室，X 线平片可以证实尿道结石诊断，并可以发现上尿路结石。

（3）尿道镜检查：可以直接观察到结石及尿道并发症。

二、治疗

1. 前尿道结石取出术　①尿道外口和舟状窝的尿道结石可以用细钳夹出或用探针钩出；

②剪大尿道外口，向尿道内注入无菌石蜡油，边挤边夹，将结石取出。

2. 后尿道结石取出术　大部分后尿道结石的治疗可以采取类同膀胱结石的腔内治疗方法：①钬激光碎石治疗：既可以碎石，同时也可以汽化切除尿道内的瘢痕组织，解除尿道狭窄；②气压弹道碎石；③ESWL：有争议。

第六节　前列腺结石和精囊腺结石

1. 前列腺结石的治疗　①无症状或症状较轻的前列腺结石患者一般不需要治疗；②有严重感染、尿路梗阻，应控制感染、解除梗阻；③前列腺增生患者并发前列腺结石，由于结石常位于增生腺体与前列腺外科包膜交界处，治疗时需切除增生的前列腺腺体，才能去除结石，手术可选择 TURP 手术。

2. 精囊腺结石　临床极少见，常合并有精囊的慢性炎症及纤维化，精囊管可完全阻塞。治疗：①无症状或症状较轻的精囊腺结石患者一般不需要治疗；②伴有感染及射精痛的患者，对症抗炎治疗。

症状严重患者，必要时可行 TURP 切除前列腺炎症组织，解除精囊梗阻，或行双侧精囊腺切除手术。

第十一章 阴囊及其内容物疾病

第一节 阴囊炎性癌

阴囊炎性癌（Paget's disease）又称阴囊 Paget 病，或阴囊皮肤湿疹样癌，较少见，是乳房外 Paget 病的表现形式之一。

一、病因与病理

本病发病机制尚不十分清楚，目前有三种学说：①认为本病为汗腺癌表皮内转移；②认为 Paget 病是由起源于胚胎细胞的恶性肿瘤转移所致；③认为本病是一种特殊类型的皮肤原位癌。本病病理特点是增生的表皮内有 Paget 细胞呈条索状、巢状或岛屿状弥漫分布。阴囊炎性癌常同时伴发局部大汗腺癌。

James paget 于 1874 年首先描述了乳房炎性癌或湿疹样癌中恶性细胞的特征，后将这种恶性细胞称为 Paget 细胞。Paget 细胞是圆形大细胞，未见细胞间桥，细胞浆染色较淡，核大而不规则，可含有多个核仁或核仁巨大，核常有丝状分裂，Paget 细胞常呈条状、岛状或巢状分布。Crocker 于 1888 年首次对乳房外发生于阴囊和阴茎的 Paget 病进行了描述。此后，还陆续有在乳房外如阴唇、腋窝、脐部、耳郭、眼睑等处的 Paget 病的报道。据国外文献统计，1959—1988 年中仅有 17 例阴囊 Paget 病报道。据国内文献统计，至 1994 年我国共有 25 例报道。因此，本病在临床上仍属少见。Jone 等将乳房外 Paget 病分出二个亚群：其一是仅累及皮肤，其二累及泌尿、生殖系统及胃肠系统；并指出后一类患者死亡率明显高于前者，而阴囊 Paget 病属于前者范畴。

Paget 根据 Ray 分期标准对阴囊 Paget 病进行了临床病理分期：A 期：A_1 期病变局限在阴囊。A_2 期病变累及阴茎、精索、睾丸，但无腹股沟淋巴结转移；B 期：手术切除的腹股沟或髂腹股沟有淋巴结转移者；C、D 期：指存在手术无法切除或远处转移的淋巴结或脏器。

二、临床表现

本病好发于 50 岁以上老年人，进展缓慢，有的甚至经历几年甚至十几年的病程。病变初期常表现为小水疱状皮疹，多因瘙痒抓破而渗液。数月或数年后，病变逐渐扩大经久不愈，严重者累及阴茎部及会阴等处皮肤。病变特点是乳头状增殖与溃烂常交替出现，表面附有恶臭的分泌物。阴囊皮肤呈局限性红斑状皮损并有表面渗出、糜烂、脱屑及结痂等改变。肿块周边和正常皮肤一般有分界。

三、诊断

根据局部皮损特点和活组织检查可做出诊断。本病极易误诊为阴囊慢性湿疹，对反复发作的阴囊湿疹且经久不愈者，应尽早做活组织检查。

四、治疗

阴囊部病变区域广泛切除是首选的治疗方法，切除范围应包括肉眼所见正常皮肤边缘外 2cm 以上，深度至睾丸鞘膜层。腹股沟淋巴结肿大并不一定是肿瘤转移所致，如活检阴性，不一定行淋巴结清除术。如活检证实有淋巴结转移则需行淋巴结清除术，包括同侧睾丸、精索及腹股沟淋巴结在内的广泛切除。该病进程虽然缓慢，但 C、D 期患者预后极差。对于无法进行病灶彻底切除者，有人曾联合应用放疗及丝裂霉素、5 - FU 化疗而使患者获得短期存活。国外（William）曾报道 1 例腹股沟淋巴结活检证实为转移，但患者拒绝做淋巴结清扫术，术后予以放疗，5 000 拉德直接照射原发部位，4 500 拉德照射腹股沟区域，随访 30 个月局部无肿瘤复发迹象。

第二节　阴囊坏疽

阴囊坏疽（scrotum gangrene）又称 Fournier 综合征、Fournier 坏疽、突发性阴囊坏疽。1893 年 Fournier 首先描述本病，是一种较为罕见的阴囊皮下组织急性坏死性筋膜炎。其发病率据文献报道约占外科住院总人数的 0.36%。突发性阴囊坏疽发病比较急骤，常因感染致中毒性休克而死亡，文献报道其死亡率高达 13% ~45%。

一、病因及发病机制

（一）病原菌

阴囊坏疽是由球菌、杆菌、厌氧菌等多种细菌混合感染引起的一种阴囊皮下组织急性感染。常见的革兰阳性球菌有金黄色葡萄球菌、溶血性链球菌、非溶血性链球菌、粪链球菌等；革兰阴性杆菌有大肠杆菌、克雷伯杆菌、变形杆菌等；厌氧菌主要为各种拟杆菌。各类细菌的迅速增殖均发生在浅筋膜层，感染沿筋膜面迅速传播并产生皮下组织的闭塞性动脉内膜炎而导致组织成片坏死。

（二）病原菌侵入途径

病原菌主要经以下三个途径侵入：①由阴囊皮肤直接侵入，常继发于阴囊皮肤的损伤或感染；②尿道感染（主要是尿道周围腺体的感染）向周围发展，穿破 Buck 筋膜后沿阴茎阴囊的 Darto 筋膜或会阴的 Colle 筋膜以及腹壁的 Scarpa 筋膜播散；③肛周脓肿向周围蔓延或腹膜后感染沿阴茎阴囊的筋膜蔓延。糖尿病、肝硬化、营养不良等是本病的易感因素。

二、临床表现

突发性阴囊坏疽可发生于任何年龄。起病急骤，常于夜间发病，患者由于剧烈疼痛而惊醒。病变初期表现为阴囊局部红肿和疼痛。在数小时至数日内出现阴囊皮肤及皮下组织坏死。皮下坏死后疼痛常可稍缓解，这可能与末梢神经被破坏有关。病变多局限于阴囊、阴茎的皮肤及皮下组织，严重者可蔓延到会阴、双侧腹股沟及下腹部，甚至可蔓延到腋下。深度可达阴囊全层。由于白膜的屏障作用，一般不波及睾丸。体检早期可见局部红肿及强烈触痛，有时可于皮下触到捻发音。随着病情的进展，阴囊皮肤出现片状坏死区域，呈黑色，有浆液性渗出物，或有一层脓苔形成。

全身症状主要表现为高热、寒战等感染性中毒症状，体温常高达 40℃ 以上。严重者发生中毒性休克，如不及时抢救可导致死亡。

实验室检查可见末梢血白细胞计数增加，创面分泌物培养常可培养出两种以上致病菌。

三、诊断与鉴别诊断

根据典型临床表现，诊断并不困难，关键是要认识到本病发病急、迅速发生阴囊坏死和全身中毒症状重等特点。在诊断中应注意寻找原发感染灶。

四、治疗

（一）全身治疗

1. 抗感染　立即给予大剂量广谱抗生素静脉点滴，待细菌培养结果出来后根据药物敏感试验选择有效抗生素。

2. 支持治疗　及时纠正和保持水电解质及酸碱平衡。高热时采取适当降温措施。有谵妄等精神症状者可给予适量镇静剂。

3. 高压氧治疗　近来有人认为针对厌氧菌感染可采用高压氧治疗，但疗效如何尚缺乏比较。

（二）局部处理

（1）立即做多处阴囊皮肤切开，缓解疼痛症状和减少毒素吸收。局部双氧水湿敷，增加氧含量，降低局部代谢。

（2）待坏死组织分界清楚后，充分清除坏死组织，并以 1：5 000 高锰酸钾溶液湿敷或坐浴促进创面愈合。

（3）阴囊及会阴部皮肤缺损较大，自行愈合困难时，待感染控制、创面清洁后可进行二期缝合或植皮；如果阴囊切除面过大，常会使睾丸裸露并引起坏死，有经验的临床医生常将双侧裸露的睾丸及精索转移至下腹部的皮下软组织中，待后期利用转移皮瓣重建阴囊时再将睾丸复位于其中。

第三节　精索静脉曲张

精索静脉曲张（varicocele）是指精索内静脉蔓状静脉丛的异常伸长、扩张和迂曲。

一、发病率

精索静脉曲张的发病率约占男性人群的 10%～15%，多见于青壮年，其中约 21%～

41%系因不育而就诊。精索静脉曲张多发生在左侧,但近来发现双侧精索静脉曲张的发病率可达本病的40%以上。青春期前少年很少发生精索静脉曲张。

二、病因与病理

精索静脉由精索内、精索外静脉及输精管静脉组成,三组静脉在阴囊内相互交通、盘曲、形成精索静脉丛。

睾丸、附睾静脉形成的蔓状精索静脉丛,于腹股沟管内汇成1~2条精索内静脉,在腹膜后继续上行,左侧精索静脉成直角进入左肾静脉。右侧则在右肾静脉下方约5cm处成锐角进入下腔静脉,直接进入右肾静脉者约为5%~10%(Bigot,1982年)。精索外静脉由提睾肌静脉组成,在腹股沟管外环处离开精索静脉丛,进入腹壁下静脉、腹壁上静脉、阴部浅静脉和阴部深静脉,最后汇入髂外静脉。输精管静脉在腹股沟管内环处随输精管进入盆腔,汇入髂内静脉。

精索内静脉走行较长,如静脉瓣发育不良、受损或闭锁不全及静脉壁的平滑肌或弹力纤维薄弱等原因,可造成其内压增加,血液回流受阻,易发生精索静脉曲张。所谓精索静脉曲张实际上主要为精索内静脉曲张。左侧精索静脉曲张发病率高的原因为:①左精索静脉比右侧长8~10cm,左侧精索静脉压大于右侧;②左精索静脉呈直角注入左肾静脉,人类直立性体位使该静脉回流阻力加大,易反流;③尸解资料表明,人类左精索静脉瓣缺乏率高达40%,而右侧仅3%;④近端钳夹现象(proximal nutcracker phenomenon):由于左肾静脉位于腹主动脉与肠系膜上动脉之间,其静脉压升高可致左精索静脉压力亦升高;⑤远端钳夹现象(distal nutcracker phenomenon):右髂总动脉可压迫左髂总静脉,使左精索静脉部分回流受阻;⑥左精索静脉可受到胀满的乙状结肠压迫;⑦精索静脉本身疾病:提睾肌发育不良、精索筋膜松弛等。这种因解剖学因素和发育不良所致的精索静脉曲张称之为原发性精索静脉曲张。原发性精索静脉曲张的病因,通常应考虑为多因素的结果。

腹腔内或腹膜后肿瘤、肾积水或异位血管压迫上行的精索静脉亦可引起血液回流不畅,可导致精索静脉曲张。尤其是在肾肿瘤,除本身机械性压迫外,还可发生肾静脉或下腔静脉癌栓,导致单侧或双侧精索静脉曲张,称之为继发性精索静脉曲张。

精索静脉曲张造成不育的机制尚不清楚。近40%不育男性有精索静脉曲张,其中约半数以上患者手术后,精液检查结果有改善。精索静脉曲张引起不育可能与以下因素有关:①精索静脉内血液滞留,使睾丸局部温度升高,生精小管变性影响精子的发生;②血液滞留影响睾丸血液循环,睾丸组织内CO_2蓄积影响精子的发生;③左侧精索内静脉反流来的肾静脉血液,将肾上腺和肾脏分泌的代谢产物如类固醇、儿茶酚胺、5-羟色胺等带到睾丸,类固醇可抑制精子发生,儿茶酚胺可使睾丸慢性中毒,5-羟色胺可引起血管收缩,造成精子过早脱落;④左侧精索静脉曲张可影响右侧睾丸功能,因双侧睾丸间静脉血管有丰富的交通支,左侧精索静脉血液中的毒素可影响右侧睾丸的精子发生。

通常,临床上对精索静脉曲张患者应常规行精液检查。结果显示,多数患者均有精子数量减少、精子活力下降、未成熟和尖头精子数量增加,严重者可无精子。

有关精索静脉曲张者的睾丸组织学变化的研究发现,曲细精管生精上皮出现脱层(desquamation),精母细胞及精细胞排列紊乱,且呈进行性减少。在严重的病例,精原细胞丧失,仅残留支持细胞(Sertoli细胞),并可见多核巨细胞。生精小管管壁玻璃样变,管腔收缩，间质内一部分 Leydig 细胞退变，另一部分增生，血管有硬化改变。精子生成障碍主要发生在初级精母细胞和精细胞阶段，以患侧较为明显。

三、临床表现

病史：原发性精索静脉曲张可有男性不育史；继发性精索静脉曲张可有肾脏肿瘤、肾积水等原发病史。

症状：主要为立位时患侧阴囊胀大，局部有坠胀、疼痛感，可向下腹部、腹股沟或腰部放射，症状多于劳累、久立后加重，平卧休息后减轻或消失。静脉曲张程度与症状可不一致，有时伴神经衰弱症状。

体征：立位时可见一侧阴囊胀大，睾丸下垂，并可见或触及蚯蚓状曲张的静脉团。卧位或托起阴囊时，扩张的静脉团缩小，立位时再度充盈。继发性精索静脉曲张于立卧位时曲张的静脉团并不缩小，有时可触及肿大的肾脏。

四、诊断

症状和体征明显的患者容易诊断。临床上通常将精索静脉曲张程度分为三度：Ⅰ度：局部触不到曲张的静脉，但令患者屏气、增加腹压时可触及曲张静脉，这一检查方法称之为 Valsalva 试验；Ⅱ度：正常立位可触及曲张静脉，但外观正常；Ⅲ度：在阴囊表面就可见曲张的静脉，触诊可扪及软性蚯蚓团状肿块。

原发性精索静脉曲张在平卧位时可消失，若不消失应怀疑为继发性精索静脉曲张。此时须仔细检查同侧腰腹部，并做 B 型超声、IVU 或 CT、MRI 检查，明确本病是否为腹膜后肿瘤或肾肿瘤压迫所致。

近年来国内外日益重视对亚临床型精索静脉曲张的研究。这类患者体检时不能发现精索静脉曲张，Valsalva 试验亦呈阴性，但经超声、核素扫描或彩色多普勒检查可发现轻微的精索静脉曲张。关于亚临床型精索静脉曲张的诊断标准尚未统一，一般认为静脉管径超过 2mm 为亚临床型精索静脉曲张，超过 5mm 为临床型精索静脉曲张。

精索静脉曲张检查方法有多普勒超声听诊、红外线接触性阴囊测温、实时 B 型超声检查、放射性同位素^{99m}锝阴囊血池扫描、选择性肾静脉及精索内静脉造影等。精索内静脉造影是一种可靠的诊断方法。在局麻下用 Seldinger 法经股静脉插管至精索内静脉内进行。造影结果可分三度：轻度：造影剂在精索内静脉内逆流长度达 5cm；中度：造影剂逆流至 $L_{4\sim5}$ 水平；重度：造影剂逆流至阴囊内。此法可用于精索静脉曲张的诊断并指导治疗，但该方法毕竟为介入性的诊断手段，非临床特别需要，一般不主张普遍开展。

五、鉴别诊断

（一）丝虫性精索炎

有丝虫病流行区居住史，急性发作时，阴囊剧痛并向下腹部及腰部放射，亦可为钝痛及腰部不适，精索下端或输精管周围可出现硬结，有触痛。结节病理学检查可见虫体及嗜酸性粒细胞、淋巴细胞浸润的肉芽肿。

（二）丝虫性精索淋巴管曲张

有反复发作的丝虫性精索炎病史，阴囊部坠胀不适，活动后加剧，阴囊肿胀，精索粗厚、纡曲、扩张。精索下部有较细小的索团状肿块，活动及立位时明显，休息及卧位时减轻，早期透光试验阳性，陈旧病例可为阴性。入睡后外周血液中可找到微丝蚴。

（三）输精管附睾结核

阴囊部位坠胀不适，输精管增粗呈串珠状硬节改变，附睾尾部有不规则肿大、变硬，可触及硬结，部分患者附睾硬结与阴囊粘连并形成脓性窦道。

六、治疗

非手术治疗：无症状或症状较轻者，建议采用非手术疗法，如阴囊托带、局部冷敷及避免性生活过度造成盆腔和会阴充血。手术治疗：症状严重已影响日常生活和工作者或经非手术治疗症状不缓解者，应行手术治疗。精索静脉曲张明显或精液异常或伴有不育者，亦应视为手术适应证。

以往认为一些轻度患者在性成熟后曲张静脉有可能自行缓解，因此，对轻度精索静脉曲张，无症状又不影响生育时可不处理。随着对亚临床型精索静脉曲张研究的深入，认为亚临床型精索静脉曲张亦会影响睾丸功能，因此，应积极治疗各种类型的精索静脉曲张患者。有人甚至主张青少年一旦发现有精索静脉曲张，应尽早进行手术以免影响以后的生育能力（Haselberger，1982 年）。

传统治疗方法以开放性手术为主。手术原则是在腹膜后、腹股沟管内环水平上高位结扎和切断精索内静脉。通常采用腹股沟斜切口行精索内静脉高位结扎，并切除阴囊内部分扩张静脉。对合并男性不育者，最好同时行睾丸活检。

亦有行精索内静脉栓塞术治疗精索静脉曲张的报道，但因该方法需要特殊设备和技术，且可能有栓塞剂外溢进入循环系统的危险，故目前应用并不广泛。此外，尚有精索静脉转流术、精索肌管折叠术等。

20 世纪 90 年代以来，由于医用光学和电子学技术的发展，开发了人体腔内摄像装置，得以使用内镜观察和治疗人体腔内疾病。这种技术即目前普遍开展的腹腔镜技术。1991 年美国医师 Donovan 和 Winfield 首先完成腹腔镜下精索静脉高位结扎术（laparoscopic varicoce-lectomy）。1992 年以来国内开始应用腹腔镜手术治疗精索静脉曲张。临床应用证明腹腔镜手术创伤小、术后恢复快，可确保在较高位结扎精索内静脉，而且双侧病变时还可同时处理双侧静脉。另有学者认为在腹腔镜下可分离出精索内动脉，对保护睾丸附睾功能似有一定作用。该手术可能成为本病的首选治疗方法。

第四节 睾丸鞘膜积液

睾丸鞘膜腔内积聚的液体超过正常量而形成囊肿者，称为睾丸鞘膜积液（hydrocele）。本病是一种常见病，可见于任何年龄。胎儿早期睾丸位于腹膜后 $L_{2\sim3}$ 旁，以后逐渐下降，7～9 个月时睾丸经腹股沟管下降入阴囊。在此过程中，睾丸带有两层腹膜随之一同下降，沿精索及睾丸形成鞘状突。精索部的鞘状突一般在出生前或生后短期内即自行闭锁，形成纤维索。睾丸部的鞘状突覆盖在睾丸与附睾表面，称为睾丸鞘膜，其内层为脏层，外层为壁层，两层之间形成一腔隙，称为鞘膜腔。正常情况下，睾丸鞘膜腔内有少量液体。当鞘膜本身或睾丸附睾等发生病变时，液体的分泌与吸收失去平衡，如分泌过多或吸收过少，都可形成睾丸鞘膜积液。

一、分类

根据鞘膜积液所在的部位与鞘状突闭合的情况可将其分为以下类型。

（一）睾丸鞘膜积液

是临床最常见的一种，鞘状突闭合正常，但鞘膜腔内有较多积液，呈球形或梨形。因睾丸、附睾被包裹，体检时睾丸不易触及。睾丸下降不全者，积液在移位的睾丸部位，表现为腹股沟或耻骨旁的囊性肿物。

（二）精索鞘膜积液

鞘状突的两端闭合，而中间的精索鞘状突未闭合而形成囊性积液。积液与腹腔、睾丸鞘膜腔均不相通，又称精索囊肿。肿物常在阴囊上部即睾丸上方或腹股沟管内，呈椭圆形或梭形，多囊时呈哑铃形，囊肿可随精索移动。

（三）混合型

睾丸及精索鞘膜积液同时存在，两者并无交通，可并发腹股沟疝或睾丸未降等异常。

（四）婴儿型鞘膜积液

鞘状突在内环处闭合，精索处未闭合并与睾丸鞘膜腔相通。新生儿鞘膜积液的形态随鞘状突闭合部位的高低而变化，外观多呈梨形，外环口虽因受压扩大，但与腹腔不相通。1.75%的新生儿在出生时有鞘膜积液，1/4为双侧性，多数随小儿生长而逐渐消退，少数消退缓慢或囊内压过高者，可影响睾丸血循环及发育。

（五）交通性鞘膜积液

鞘状突未闭锁，上与腹腔相通，下与睾丸鞘膜腔相通，又称为先天性鞘膜积液。其内积液实际为腹腔内液体，积液量随体位改变而变化，如鞘状突与腹腔的通道较小，积液变化缓慢；如鞘状突与腹腔的通道较大，肠管或大网膜可进入鞘膜腔出现腹股沟斜疝。

二、病因

鞘膜积液有原发性与继发性两种。原发者病因不清，病程缓慢，病理学检查常见鞘膜慢性炎症反应，可能与创伤和炎症有关。继发者则有原发疾病，如于急性睾丸炎、附睾炎、精索炎、创伤、疝修补、阴囊手术后及或继发于高热、心衰、腹腔积液等全身症状时，表现为急性鞘膜积液。慢性鞘膜积液见于睾丸附睾炎症、梅毒、结核及肿瘤等。在热带和我国的南方，通常见因丝虫病或血吸虫病引起的鞘膜积液。婴儿型鞘膜积液与其淋巴系统发育较迟有关，当鞘膜的淋巴系统发育完善后，积液可自行吸收。

三、病理

原发性鞘膜积液为淡黄色清亮液体，属渗出液，比重1.010~1.025，蛋白占3%~6%，内含蛋白、电解质、胆固醇、纤维蛋白原、上皮及淋巴细胞。继发性急性鞘膜积液混浊、呈乳糜状，有出血则为淡红或棕色，含大量红白细胞，炎症重时可为脓性。鞘膜壁常呈纤维瘢块、钙化、增厚改变，可见扁平或乳头状突起，当脏层和壁层粘连时，可发生"多房性囊肿"。寄生虫病者，积液内可见虫卵及微丝蚴，并有炎性细胞。慢性鞘膜积液因张力大影响睾丸血运和温度调节，可引起睾丸萎缩，双侧积液时可影响生育能力。

四、临床表现

症状：一般无自觉症状，常在洗澡或体检时被偶然发现。当积液量较多、肿物增大及张力增高时，立位可有下坠感或轻度牵拉痛。巨大鞘膜积液时，阴茎缩入包皮内，影响排尿、性生活和行动。继发性鞘膜积液常存在原发病症状。

体检：肿物位于阴囊内，睾丸鞘膜积液多数呈卵圆形或梨形，表面光滑，无压痛，有囊性感，一般体积大，睾丸附睾触摸不清，透光试验阳性。巨大鞘膜积液时，阴茎因阴囊极度增大而内陷。精索鞘膜积液位于睾丸上方或腹股沟内，体积小，可为多囊性，张力大，沿精索生长，囊肿可随精索移动，其下方可触及睾丸与附睾。婴儿型鞘膜积液阴囊内有梨形肿物，睾丸与附睾亦触摸不清。交通性鞘膜积液与体位有关，立位积液增多，卧位或挤压积液可减少或消失。

五、鉴别诊断

根据病史与体格检查，鞘膜积液诊断一般不困难，但应与下列疾病进行鉴别。

（一）腹股沟疝

阴囊内或腹股沟可及肿物。除非发生绞窄，一般疝内容物可还纳，立位时出现，平卧位时消失，外环口增大，咳嗽时有冲击感，叩诊鼓音，可听到肠鸣音，透光试验阴性。鞘膜积液立卧位时大小无改变，透光试验阳性。先天性婴儿型鞘膜积液因鞘状突未闭，平卧后或对肿物稍加压时，积液可缓慢进入腹腔而消失。

（二）精液囊肿

常位于睾丸上方，附睾头部，多呈圆形，体积较小，一般在 2cm 左右，可清楚摸到睾丸，诊断性穿刺可抽出乳白色液体，内可含死精子。

（三）睾丸鞘膜积血

有外伤或局部穿刺史，阴囊肿胀疼痛，皮肤出现瘀斑，透光试验阴性。可穿刺抽出鲜血、褐色陈旧血液或血块。

（四）睾丸肿瘤

实性肿物有沉重感，透光试验阴性，质地坚硬无弹性，一般呈持续性增长。B 超或 CT 检查有助于鉴别。

（五）睾丸梅毒

常有治游史，睾丸肿大并有结节，质硬而无感觉，有面团感觉，血康华反应阳性。

六、治疗

（一）非手术治疗

1. 随访观察　适用于病程缓慢，积液少、张力小而长期不增长，且无明显症状者。婴幼儿鞘膜积液往往自行吸收，也不需治疗。因全身疾病引起的积液，当全身疾病痊愈后，积液可逐渐被吸收。

2. 保守治疗 急性炎症引起的反应性积液以及外伤性积液，在对症处理后，积液可自行消退。急性期需卧床休息，抬高阴囊，如胀痛剧烈可穿刺抽液减压，解除疼痛，并便于摸清阴囊内容物情况，以确定诊断。穿刺抽液在临床上也应用于婴幼儿积液较明显、张力大且不能自行吸收者。主要目的是减小阴囊内积液量，防止压力过大影响婴幼儿睾丸发育。单纯抽液极易复发，价值不大。抽液后注入硬化剂的方法，意见尚不一致。采用注射硬化剂方法时必须排除鞘膜腔与腹腔相通的情况，同时严格无菌操作以防感染，否则后果严重。

（二）手术治疗

适用于各种类型的鞘膜积液，手术的治愈率可达99%。睾丸鞘膜积液手术方式有：

1. 鞘膜开窗术 鞘膜不做过多的游离，只切除鞘膜前壁的大部，手术简单，创伤小。如鞘膜切除面少，窗口可再度被增生的纤维组织堵塞，从而导致鞘膜积液复发。

2. 鞘膜翻转术 是临床最常用的手术方式，手术简便，效果好。尤其对体积较大者，将壁层鞘膜大部切除，然后将其边缘翻转缝合在一起，可达到使鞘膜分泌减少，加快吸收的目的。

3. Lord 手术 适用于鞘膜比较薄、无并发症者。该手术是将壁层鞘膜切开后，再将其折叠缝合至睾丸附睾周围，同样可达上述手术目的。优点是操作简单，并发症少。

4. 鞘膜切除术 为临床常用手术方式，适用于鞘膜明显增厚者。因几乎切除全部鞘膜，手术复发机会少。鞘膜创缘必须充分缝扎止血以免形成血肿。

5. 交通性鞘膜积液 常采用腹股沟斜切口，在内环处高位切断及缝扎鞘状突，同时将睾丸及鞘膜由切口挤出，行鞘膜翻转术或鞘膜切除术。

6. 精索鞘膜积液 需要将囊肿壁全部剥离切除。

7. 行疝修补或其他阴囊手术的患者 应考虑同时行鞘膜手术，以防止术后继发积液。疝修补手术时，疝囊如不全部剥离切除，则下端最好敞开，固定于两旁组织上，可避免术后继发鞘膜积液。

第五节 睾丸扭转

睾丸扭转（torsion of testis）又称精索扭转，是由于睾丸和精索本身的解剖异常或活动度加大而引起的扭转，使精索内的血循环发生障碍，引起睾丸缺血、坏死。睾丸扭转常需要泌尿外科急诊处理。

新生儿至70岁老人均可发生睾丸扭转，12~18岁的青少年为本病高发年龄段，约占65%。一组国外研究资料统计其发病率约为1/4 000。实际发病率可能并不低，因为有相当一部分病例被误诊为急性睾丸炎或附睾炎，应引起重视。本病既可发生在正常位置的睾丸，也可发生于隐睾。左侧睾丸扭转的发病率高于右侧，这可能与左侧精索较右侧稍长有关。

一、分类

根据扭转的部位，睾丸扭转可分为鞘膜内型和鞘膜外型。

（一）鞘膜内型

此型多见，好发于青春期。睾丸在鞘膜内发生扭转。在正常情况下睾丸引带应与睾丸鞘膜相连，即睾丸及附睾后面有一部分与睾丸鞘膜壁层相连，使睾丸固定。而在异常时，睾丸鞘膜包绕了整个睾丸，使睾丸不固定而游离，在这种情况下睾丸极易发生扭转。这种异常多为双侧性。

（二）鞘膜外型

此型罕见，常发生于新生儿和1岁以内婴儿。扭转发生在睾丸鞘膜之上，有人称之为精索扭转，早期诊断不易。

二、病因与病理

正常情况下，睾丸在阴囊内有一定的活动度。在下述情况下，睾丸的活动度增加，与睾丸扭转的发生有关：①睾丸发育不良以及睾丸系膜过长，远端精索完全包绕在鞘膜之内，睾丸悬挂在其中，活动度过大。②睾丸下降不全或腹腔内睾丸，睾丸呈水平位。③附睾仅与睾丸上下极的某一极附着。④正常情况下睾丸鞘膜在睾丸附睾附着处反折，其后方无鞘膜覆盖而直接附着于阴囊壁，限制了睾丸的过度活动。如果睾丸附睾被鞘膜完全覆盖，则睾丸在鞘膜腔内的活动度加大。

睾丸扭转多发生在睡眠中或者睡眠后刚起床时，约占睾丸扭转的40%。这是由于在睡眠中迷走神经兴奋，提睾肌随阴茎勃起而收缩增加，使其发生扭转。另外可能由于睡眠中姿势不断的变更，两腿经常挤压睾丸，使睾丸位置被迫改变，这可能是睾丸扭转的诱发原因之一。少数患者有阴囊外伤史，但大多数患者并没有明显诱因。

由于提睾肌肌纤维呈螺旋状由近处到达睾丸，扭转多由外侧向中线扭转，即右侧呈顺时针方向扭转，左侧呈逆时针方向扭转。

扭转程度：扭转程度大者可达720度，多数为180～360度。扭转程度愈大，对睾丸血循环损害程度就越大，切睾率也越高。

睾丸扭转后首先发生静脉回流障碍，引起睾丸、附睾及周围组织静脉性淤血及水肿。如未能及时解除扭转，静脉与组织肿胀不断加剧，引起睾丸动脉血供障碍，最终可导致睾丸坏死和萎缩。

缺血时间与睾丸功能：睾丸扭转的病理改变及预后除了与扭转的程度有关外，与扭转后引起睾丸缺血的时间有着重要关系。动物实验表明，睾丸缺血2小时，睾丸的生精和内分泌功能可完全恢复。有临床资料表明，睾丸扭转发病后5小时内手术复位者，睾丸挽救率为83%；10小时以内挽救率降至70%；超过10小时者只有20%的睾丸挽救率。

三、临床表现

（一）症状

睾丸扭转发病突然。典型表现为突发性一侧阴囊内睾丸疼痛，常在睡眠中突然痛醒。起初为隐痛，继之加剧并变为持续性剧烈疼痛。疼痛有时向腹股沟及下腹部放射，伴有恶心、呕吐。

（二）体征

发病早期患侧阴囊可无红肿，扭转时间超过 12 小时可见阴囊皮肤红肿。睾丸明显肿胀，触痛明显，由于提睾肌痉挛与精索扭转缩短，睾丸向上移位呈横位，有时睾丸可提升到腹股沟外环口处，睾丸与附睾的相对位置发生变化。扭转发生时间较长者，由于局部肿胀严重，睾丸与附睾的界限常不能触清。阴囊托高试验阳性：即托高阴囊时，睾丸疼痛加剧。对阴囊内睾丸阙如的急腹症患者，要高度怀疑隐睾扭转的存在。

（三）实验室检查

睾丸扭转患者在血常规检查时可有轻度白细胞增高。

（四）特殊检查

1. Doppler 超声血流图　可灵敏检测睾丸及精索的血流量，音量大小与血流量大小呈正比。在睾丸扭转时，血流量减少或消失。而急性附睾炎时血流量增大。该项检查对睾丸扭转的诊断率可达 81.8%。但在扭转早期，静脉瘀滞而动脉搏动仍存在时，可造成假阴性。

2. 同位素^{99m}锝睾丸扫描　这一检查已成为睾丸扭转术前诊断的准确依据。有关临床资料证实该项检查诊断的准确率达 94%。扫描显示一侧睾丸血流量减少，则高度提示睾丸血管受到损害。两侧睾丸扫描情况的对比，不难对本病做出准确诊断。

四、诊断与鉴别诊断

青少年患者如没有外伤史而突发一侧阴囊内睾丸疼痛，应考虑到本病的可能。依据典型的临床表现及超声检查不难作出明确诊断。本病主要应与下列疾病相鉴别。

（一）急性附睾炎

（1）睾丸扭转多发于青少年，而急性附睾炎多发生在成年人。

（2）睾丸扭转起病急，局部症状较重，全身症状较轻。而急性附睾炎起病较缓，常伴有发热、外周血白细胞增多。

（3）附睾炎时能比较清楚地触及肿大和疼痛的附睾轮廓。而睾丸扭转时，附睾的轮廓往往触不清楚。

（4）睾丸扭转时睾丸往往上提呈横位，而附睾炎时睾丸常呈下垂状。

（5）阴囊抬高试验：附睾炎患者抬高患侧阴囊时疼痛缓解，而睾丸扭转时疼痛加剧。

（二）绞窄性腹内疝

应特别注意与腹腔内睾丸扭转鉴别。腹内疝具有典型的肠梗阻症状和体征。腹腔内型睾丸扭转，没有肠梗阻的体征，而且疼痛点比较固定，甚至在轻柔手法下可触及腹腔内肿大的睾丸。

（三）睾丸附件扭转

睾丸附件一般指苗勒管残余，包括旁睾、迷管、哈勒器官，这些都是中肾的残余。睾丸附件扭转起病亦急，亦好发于青少年。但睾丸本身无变化，仅于睾丸的上方或侧方扪及豌豆大的痛性肿块。

（四）其他

还须与睾丸脓肿、腹股沟斜疝、外伤和肿瘤相鉴别。

五、治疗

睾丸扭转治疗目的是挽救睾丸。挽救睾丸的关键在于患者从发病到就诊的时间，以及医生首诊的确诊率。患病后就诊的时间愈早愈好。更重要的是临床医师对于睾丸突发疼痛者就诊时要想到睾丸扭转的可能性，一旦明确诊断，尽快予以手术治疗，这对提高睾丸的挽救率至关重要。

（一）手术复位及睾丸精索固定

做出诊断后要争取时间尽早手术复位，力争在出现症状 6 小时内完成手术。在手术探查中，一旦明确睾丸扭转，应立即将睾丸复位，并用温热盐水纱布湿敷 10～15 分钟。若睾丸血循环恢复良好，色泽转润，应予以保留，并将睾丸、精索与阴囊内层鞘膜间断缝合固定，以防术后再次扭转，反之则应切除睾丸。

即使对睾丸扭转的诊断有怀疑时，也应及时进行手术探查，这是一个重要的治疗原则。睾丸扭转的解剖缺陷常为双侧性，对侧睾丸亦具有扭转的因素，在手术中处理好患侧睾丸和精索后还须手术固定对侧睾丸，尤其是患侧睾丸已被切除者。

（二）手法复位

在发病初期，可试行手法复位。肌内注射度冷丁和阿托品半小时后，将处于横位并上提的睾丸进行轻柔的手法复位。根据睾丸多由外侧向中线扭转的方向，如果是右侧睾丸扭转，则将患睾呈逆时针方向旋转 360 度，若睾丸于手法旋转复位位置稍下降，上提时紧张松弛，则说明复位成功。然后用"丁"字带托起阴囊，让患睾充分休息。同样，左侧睾丸扭转手法复位时则应呈顺时针方向旋转。在国内一组 72 例的临床资料：复位成功的 24 例中，手法复位成功者为 15 例，手术复位者为 9 例。须注意，手法复位不能防止以后再次发生扭转。真正根本的治疗方法仍在于手术复位，并行睾丸、精索固定术。

六、随访

睾丸固定术后应该长期随访并注意观察以下内容：①观察睾丸大小：一般术后随访 3～6 月。有随访资料表明，术后仍有 17%～23% 的患者发生睾丸萎缩。②性功能：要随访到青春期，一般单侧睾丸扭转附加对侧预防性睾丸固定者不会有性功能下降。③生精功能：也应随访到青春期，约 50%～68% 的手术后患者可出现精液异常，这可能缘于下列因素：单侧睾丸不可能产生两个睾丸所产生的精子；受损或萎缩的睾丸可产生一些异常物质并影响对侧睾丸。

第十二章　阴茎疾病

第一节　概述

　　阴茎为男性外生殖器官的一部分，是主要的性器官，可分为阴茎根、阴茎体和阴茎头。阴茎根位于会阴部尿生殖三角内，包括左右阴茎海绵体及尿道海绵体（图12-1），固定于耻骨联合前方及尿生殖膈下方。阴茎体呈圆柱状，悬垂于耻骨联合的前下方。阴茎尖为阴茎末端的膨大部分，呈蕈状，由尿道海绵体的前端膨大而成，其前端有尿道外口。阴茎头的底部游离缘凸隆，名阴茎头冠，其下方为冠状沟，两个阴茎海绵体表面由纤维性白膜包裹，白膜中间形成中隔，阴茎海绵体在阴茎根部通过中隔间隙相通。白膜之外由Buck筋膜（阴茎筋膜）将三个海绵体包绕在一起。Buck筋膜之外为阴茎浅筋膜，由疏松结缔组织构成（图12-2）。

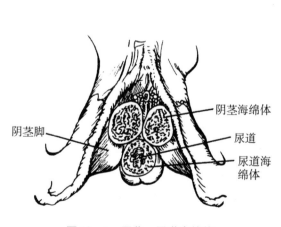

图12-1　阴茎、尿道海绵体

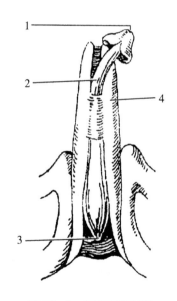

图12-2　阴茎冠状剖面
1. 阴茎头；2. 尿道海绵体；3. 尿道；4. 阴茎海绵体

　　（1）阴茎皮肤：薄而软，缺乏皮下脂肪层，富于伸展性，且有很大的活动度。皮肤向前延续包绕阴茎头的部分称为包皮，分内、外板。内板似黏膜，无角化层而富含皮脂腺。阴茎头腹侧正中有一束状皮肤隆起，与包皮相连，称为包皮系带。
　　（2）阴茎海绵体：由许多片状、柱状小梁和小梁间的腔隙组成。小梁由交织成网的结缔组织、弹性纤维和平滑肌构成,螺旋动脉穿行其间。螺旋动脉管壁有内含平滑肌的隆起。小梁间腔隙称为海绵窦,彼此相通,内衬血管内皮。海绵体周围的小梁有丰富的静脉丛。螺旋动脉和小梁平滑肌平时处于收缩状态,允许少量血流进入阴茎海绵体。当阴茎勃起时,平滑肌松弛,螺旋动脉舒张充血,大量血流进入海绵窦,阴茎海绵体膨胀,压迫周围静脉丛和白膜,导致静脉关闭,涌入的血液不能流出海绵体,海绵体内压持续升高,可使阴茎海绵体坚硬勃起。

(3)阴茎动脉:包括阴茎背动脉和阴茎深动脉,均来自阴部内动脉,有多个交通支相互吻合。阴茎背动脉走行于阴茎海绵体背侧沟内,发出分支供应阴茎头和包皮。阴茎深动脉从阴茎脚穿行于海绵体内,到达阴茎海绵体顶端,其中有一些小动脉直接或成螺旋状开口于海绵体腔(图12-2)。

(4)阴茎的静脉:主要有3条,即阴茎背浅静脉、阴茎背深静脉及阴茎海绵体静脉。阴茎背浅静脉引流包皮及阴茎皮肤血流,入阴部外静脉。阴茎背深静脉位于阴茎筋膜之下、阴茎背动脉的两侧,经阴茎悬韧带下方穿过尿生殖膈汇入前列腺静脉丛。阴茎海绵体的血流回流至阴茎海绵体静脉,并有旋静脉与阴茎背深静脉相吻合。

(5)阴茎的淋巴:分浅、深两组,浅淋巴管收集包皮、阴茎皮肤、皮下组织和阴茎筋膜的淋巴,淋巴管与阴茎背浅静脉伴行,注入腹股沟下浅淋巴结。深淋巴管收集阴茎头和阴茎海绵体的淋巴,与阴茎背深静脉伴行,注入腹股沟下深淋巴结,再经腹股沟管至髂外淋巴结和髂总淋巴结。

(6)阴茎的躯干神经:为阴茎背神经,位于阴茎背动脉之两侧,分支分布于阴茎皮肤、包皮和阴茎头。阴茎的感觉神经主要来自第2、3、4骶神经,经阴部神经的阴茎背神经、盆神经抵达阴茎。

阴茎的交感神经和副交感神经来自神经盆丛,在前列腺后侧沿血管神经束内下行,穿过生殖膈后,沿血管分布于阴茎海绵体。交感神经包括阴茎海绵体大、小神经,分布于阴茎,并形成阴茎海绵体丛;副交感神经主要来自盆内脏神经,是阴茎勃起的主要神经,故名勃起神经。阴茎海绵体既含有胆碱能神经和肾上腺素能神经,又有血管活性肠多肽能神经,阴茎在感官或性幻想的刺激下,中枢神经系统发出性冲动信号,传递到勃起神经末梢,释放乙酰胆碱。乙酰胆碱作用于血管内皮细胞内皮源性一氧化氮合酶或非肾上腺非胆碱能神经元的神经源性一氧化氮合酶,使之分解L精氨酸而产生一氧化氮(NO)。NO进入海绵体平滑肌细胞内后,激活可溶性鸟苷环化酶,后者再催化三磷酸鸟苷为环磷酸鸟苷。环磷酸鸟苷作为细胞内第二信使,激活蛋白激酶G,使K^+通道开放,Ca^{2+}通道关闭,并促进钙离子向内质网内流,导致平滑肌细胞质内钙离子浓度下降,抑制钙介导的肌球蛋白磷酸化,从而导致平滑肌舒张,动脉血流量加大,阴茎勃起。

(7)成人阴茎大小参考值:近年来,尽管尚没有确切成功病例的报道,阴茎延长增大手术的开展仍然越来越多。采用的方法,包括阴茎悬韧带松解、耻骨部脂肪垫前移、脂肪注射及皮肤脂肪移植。许多人认为这些手术对正常人的安全性和有效性有待证实。最近,Wessells,Lue及McAninch(1996)测量疲软和勃起状态下阴茎的大小后发现,阴茎勃起的长度与拉长后阴茎的长度显著相关(表12-1)。这有助于医生为那些担心阴茎大小的患者提供一个参考标准。

表 12 – 1　成人阴茎大小、疲软、拉长及勃起状态下大小的比较

阴茎状态	长度（cm）	周长（cm）
疲软	8.8	9.7
拉长	12.4	
勃起	12.9	12.3

第二节　包皮过长、包茎、包皮嵌顿

一、病因

包皮覆盖于全部阴茎头与尿道外口，如果包皮能向上翻转而露出阴茎头则称为包皮过长；如果包皮外口狭小，包皮不能翻转露出全部阴茎头则称为包茎。包茎可分为先天性（生理性）和后天性（病理性）两种类型。

生理性包茎，是指新生儿阴茎包皮内面和龟部表面有轻度上皮粘连，阻碍包皮翻转至冠状沟。这种生理性包茎常在出生后 2 ~ 3 年内，随着阴茎的生长，以及间歇性阴茎勃起，可以促使包皮和阴茎头逐渐分离，包皮向上退缩。到 3 岁时，90% 的包茎患儿可以自愈。对这种生理性现象做强行包皮翻转，有时可造成包皮损伤出血，以后导致阴茎头包皮慢性炎症、瘢痕形成而成为继发性包茎。继发性包茎常有包皮口瘢痕挛缩，尿道外口狭窄，此类包茎一般不会自愈。

病理性包茎是指小儿至 3 岁后包皮仍不能翻转至阴茎冠状沟者。有时包皮口小如针眼将阴茎龟头紧裹，以致妨碍阴茎头部，甚至阴茎的发育。少数可有排尿困难，并可由于长期近端尿路的反压增加而导致肾损伤。有的在排尿时尿液先积聚在包皮与龟头之间空隙内，使包皮如囊肿样鼓起，然后经包皮小口排出。病理性包茎如得不到治疗，长期的慢性炎症刺激也可诱发癌变。

二、诊断

1. 包皮过长　患者站立位时，在自然状态下可见其包皮松软下垂，遮盖尿道外口，超过龟头 2cm 以上者谓之包皮过长，翻露出冠状沟后可见包皮与龟头、尿道外口无粘连、无红肿，患者可无自觉症状。包皮内板及龟头上皮为鳞状上皮组织，腺体丰富，包皮过长易积聚包皮垢，引起慢性炎症及异味，同时导致婚后配偶宫颈炎等妇科病的发病率上升。患者于自然状态下包皮虽也遮盖尿道外口，超出龟头不足 2cm，能自由翻露出冠状沟者，只能称之为包皮长，此类包皮无自觉症状，对患者生理无大的影响，不必手术。

2. 包茎　包茎患者有大量包皮垢堆积于包皮下冠状沟处，甚至部分患者可以看见或扪及包皮下肿块样包皮垢。包皮垢易致包皮龟头炎、包皮结石等，并且可能增加阴茎癌的发病率。包皮龟头炎可以造成阴茎痛痒不适，患儿经常会用手挤压阴茎。

3. 包皮嵌顿　嵌顿包茎是包茎的并发症之一，是在包茎患者将包皮用力翻转至阴茎冠状沟后而不立即使之复原，则较小的包皮口在冠状沟形成一环束，使阴茎头静脉回流受阻而

引起局部水肿，从而加紧环束和局部水肿，这样形成一恶性循环，局部发生剧痛，也可使排尿困难，如为儿童则可哭闹不安。嵌顿时间过久，包皮、阴茎头呈暗紫色，此时如仍未复位，则可出现缺血性坏死。

三、治疗

对于包皮长者如无自觉症状者，不必行常规包皮手术。但包皮过长者需行包皮环切术。

对于生理性包茎，年龄 <3 岁的儿童，其包茎如无自觉症状，可进行观察。有临床症状的患儿，可以考虑试行上翻包皮，显露龟头，清除包皮垢。部分有粘连的患儿，不提倡强行翻转包皮，因为有重新粘连以及继发性包茎可能。

较早行包皮环切术，可能对预防阴茎癌和降低 HIV 感染有一定作用。但是，对于包皮环切术的时机目前仍有争议。一般认为，学龄前儿童有包茎、包皮口有纤维狭窄环、反复发作包皮龟头炎者应行包皮环切术。嵌顿性包茎须经复位、水肿完全消退后，方可择期行包皮环切术。反复发作包皮龟头炎须待炎症消退后再择期手术。对于包皮过长，龟头过于敏感，导致早泄的年轻患者，也可以行包皮环切术。包皮环切术方法较多，除了经典的包皮环切术，目前常用的式式有以下几种。

1. 阴茎根部皮肤环切法　如下所述。

(1) 在阴茎完全勃起状态下，距阴茎根部的 0.5cm 处用亚甲蓝沿皱褶皮纹画出双环线近心端的第一环线，将包皮向上推移至龟头完全暴露时，在阴茎皮肤远端标记双环线远心端的第二环线，设计中应注意腹侧皮肤比背侧少切 1～2cm，以形成一条背宽腹窄的环形阴茎根部皮肤为切除范围，同时于 12、2、4、6、8、10 点的位置，标记两条线上互相对应的六个点（图 12－3）。

(2) 配制 0.5% 利多卡因（1：20 万肾上腺素）沿包皮真皮毛细血管下层及阴茎浅部血管上层均匀注射麻醉药于双环之间。

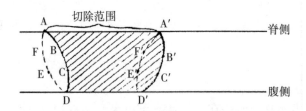

图 12－3　皮肤环切法设计图解

(3) 术者用左手把持切口近端，助手于切口远端固定包皮，使之固定：沿两条环切线用 15 号圆刀切开两条环切线皮肤，并在阴茎背侧纵行切开皮肤，用眼科有齿镊提起纵行切开的皮肤，用眼科小弯剪在包皮与浅筋膜层表面锐性分离，注意保留筋膜、血管、神经的完整。切除两条环形线间的皮肤后，得到阴茎部环形创面，出血点用电凝精细止血。缝合时，以 6－0 可吸收线将两条环切线上标记的 12、2、4、6、8、10 点的皮下组织定位缝合 6 针，然后距皮缘 0.5～1.0mm 处用 6－0 可吸收线间断缝合皮肤切口，皮肤缝线打结后留长线头。提起相邻的两牵引线，采用中间向两边平分的方法进行缝合（图 12－4）。将窄条状凡士林纱布敷于两线头之间，线头再次打结以固定环形凡士林纱布，然后以自黏弹力绷带螺旋式包扎。

（4）术后服用己烯雌酚 1mg，2/d，同时服用抗生素 3~4d。术后 3d 换药 1 次，7~8d 拆线。禁欲 3 周。

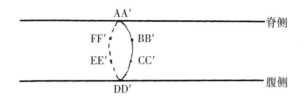

图 12 - 4　手术缝合结束图解

该方法具有：①术中出血少，损伤小，术后水肿轻微；②切口避开了阴茎头敏感部位，避免了损伤包皮系带内小动脉，从而减少出血、肿胀等并发症的发生，同时有效地避免了系带切除过多导致的痛性勃起或勃起时阴茎头下弯畸形，以及系带切除过少导致的系带处持续性水肿等；③术后外观更易于接受，因无须切除远端包皮，保持了包皮口及包皮系带的完整性，从而保留了天然形态。同时，术后阴毛长出后，可覆盖根部切口瘢痕，使其形态更美观、更趋于自然。

2. 包皮套扎术　如下所述。

（1）术前常规检查患儿包皮有无感染、凝血功能、血常规及与其父母充分沟通。

（2）先采用测量卡测量阴茎大小以选用大小适中的套环，充分准备及消毒后行阴茎根部阻滞麻醉，满意后自包皮口放入套环，其有缺口处对准系带，调整环位，使凹槽处离内板 5~10mm，套环纵轴略向背侧倾斜，与阴茎纵轴成 15°，使系带处剩余内板稍长。以弹力棉线结扎，弹力线绕两圈后打结，同法再次打结固定使其能充分阻断远侧包皮血供，观察见缺血后于结扎远侧 3~5mm 处剪除过长包皮，若是包茎或包皮口狭窄者，可行背侧剪开，钳夹内外板，以免套扎后内板滑脱出血，对于包皮内外板较厚者或考虑先行剪除过长包皮可能出血者，可等待包皮结扎缺血坏死后，再行剪除或待其自行脱落。

（3）术后可自由活动，口服抗生素预防感染及镇痛药。术后 3d 睡前服用少量己烯雌酚，以免阴茎勃起引起疼痛和出血，局部使用饱和盐水或高锰酸钾早、中、晚浸泡 3 次，每次 5~15min。套环脱落后嘱患者经常上翻退缩包皮以防粘连。

（4）包皮套扎术具有以下优势

1）手术方法简单易学，手术时间短，麻醉后手术时间 5~15min。

2）切口整齐、美观。因采用套切其包皮内外板所形成的环形愈合口非常整齐美观。

3）包皮套扎术不需要结扎出血点，因此术后包皮内无线头残留，也就不会有缝线反应异物感。

4）切除包皮时仅有少量出血，术后肿胀疼痛不明显，可淋浴。

5）术后并发症少，无包皮血肿、缝线反应、无切缘裂开，切口感染罕见。

（5）包皮套扎术仍有不足之处，包皮套扎对于包皮慢性炎症者应慎用，原因是慢性炎症使包皮内外板组织肿胀、增厚，不易使血供彻底阻断，而套环脱落时间为 7~14d，较环切术后恢复时间（10d）长；套环部分脱落时行走有不适感，选用套环过大者可出现龟头嵌顿，需及时还纳。包皮套扎术虽有诸多优点，因存在上述不足，仍需进一步改进。

3. 包皮嵌顿复位术　嵌顿性包茎是泌尿外科急症之一，应及时行手法复位（图12-5）。手法复位失败或嵌顿时间长者，应及时行包皮背侧包皮环束上做纵行切开术。若包皮已经出现破溃或条件允许，可急诊行包皮环切术。也可待数日后水肿消退时，再做包皮环切术。

由于嵌顿包茎患儿症状显著，一般都去医院急症治疗。如嵌顿包茎延迟不加处理，则可导致组织坏死。

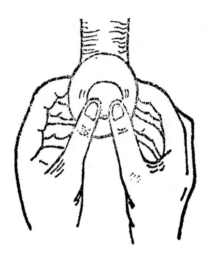

图12-5　包皮嵌顿手法复位

4. 一次性包皮环切吻合器（商环）手术　麻醉方式同包皮套扎法，麻醉满意后选择型号合适的包皮环，将内环套入阴茎，外翻包皮，套住内环，调整至合适位置后卡上外环，再次适当调整内板及系带位置，紧扣外环，剪去包皮环外多余的包皮。

第三节　隐匿型阴茎

一、病因

（1）隐匿型阴茎的患儿，大多数存有阴茎皮肤与阴茎体固定不牢，或阴茎筋膜异常发育形成的纤维索带束缚阻止了已发育正常的阴茎显露出体表外，此病是阴茎浅筋膜层发育异常所致。

（2）阴茎浅筋膜是腹壁浅层筋膜浅层 Camper 筋膜与深层 Scarpa 筋膜在会阴部相互融合而成，富有弹性。当阴茎浅筋膜发育异常，因其弹性较差而限制阴茎体显露，导致阴茎固定，不能使阴茎皮肤自滑动，限制了阴茎的伸缩，并将阴茎固定在耻骨联合下方，这些束带可附着在从冠状沟到阴茎根部的各部位，主要位于阴茎近端及根部，附着部位越远，隐匿型阴茎的程度就越严重。

（3）肉膜、皮肤与阴茎深筋膜、白膜附着不良。

（4）腹壁脂肪层下移、肉膜层下脂肪异常堆积。

（5）包茎、包皮术后形成瘢痕，限制海绵体外露，影响其正常发育。

二、诊断

（1）阴茎皮肤尤其背侧皮肤少，内板多，外板少，包皮口狭小，包皮口与阴茎根距离短，包皮如鸟嘴状包住阴茎头部。

（2）阴茎外观短小，但阴茎体本身发育正常，用手向阴茎根部推挤包皮可见正常阴茎体，松开后阴茎体迅速回缩。

（3）肥胖儿阴茎体表显露异常是一种后天继发性改变。可随生长发育和减肥而缓解，不属于小儿隐匿型阴茎的范畴。

隐匿性阴茎的诊断需与阴茎短小、包皮过长等相鉴别。小阴茎是阴茎外观正常，但阴茎实际长度较同龄儿童明显缩短的先天性疾病，两者可通过阴茎长度/直径比值加以鉴别，阴茎长度小于正常阴茎体长度平均值 2.5 个标准差以上的称为小阴茎。一般利用疲软和勃起时的长度及周径表示：足月新生儿正常阴茎牵张长度为（3.5±0.7）cm，直径（1.1±0.2）cm。国外成年男性牵张长度为（13.3±1.6）cm。国内成年男性阴茎疲软时长度为（7.1±1.5）cm，勃起时增加到（13.0±1.3）cm，周径从（7.8±0.7）cm 增加到（12.2±1.2）cm。另一种鉴别方法是：牵拉阴茎头后放开，观察阴茎回缩情况，如阴茎可伸出包皮外，但很快回缩进去，即为隐匿型阴茎。小阴茎的另一临床特征为类无睾症体型、小睾丸、第二性征缺乏、出生时外生殖器表现为正常男婴。

包茎、包皮过长患儿阴茎能完全显露，只是包皮前端较长，裹住了龟头。临床上应加以鉴别。

三、治疗

对隐匿型阴茎治疗时机的选择目前无统一认识。隐匿性阴茎的治疗主要包括观察等待和手术矫正。肥胖儿隐匿性阴茎经减肥可明显改善。12~14 岁以后，儿童体内雄激素水平逐渐提高，阴茎发育较快，阴茎外观变化也较大，加之会阴部脂肪的重新分布，绝大多数小儿隐匿性阴茎会随着年龄的增加而自愈。但大多数学者认为隐匿型阴茎自愈率低，而患者存在反复的包皮龟头炎、包茎、清洁阴茎困难，若不及早施行手术治疗，会影响阴茎的发育，造成生理上和心理上的障碍。有学者认为隐匿型阴茎手术时机应选择在学龄前期，既保证阴茎正常发育，又不影响患儿的心理成长。对能上翻包皮、显露龟头者可暂不手术，其随年龄增长及减肥后有好转趋势。手术治疗必须解除病因，方能达到治疗目的。手术目的是扩大包皮口，显露龟头，切断切除肉膜纤维筋膜、束带，充分松解阴茎体以便阴茎得到正常发育，并完全暴露阴茎全长，改善外观，目前对隐匿型阴茎的手术治疗，尚无统一的理想模式。常用的术式有 Devine 式矫正术与 Shiirika 式矫正术。

1. Devine 法阴茎矫正术　操作方法：于包皮背侧纵行切开内外板，上翻包皮，分离包皮内板与龟头的粘连。环形切开包皮外板，将阴茎皮肤袖套状剥离至阴茎根部，切除增厚发育不良的肉膜，使阴茎海绵体充分显露，手术中必须注意保护其深面的阴茎背血管及神经，仔细止血，在阴茎根部两侧将发育正常的浅筋膜与白膜缝合固定以防止阴茎回缩，将阴茎皮肤复位后环形缝合包皮切口。耻骨上有脂肪垫者予以切除。碘仿纱布条包扎压迫阴茎，术后常规置尿管。给予抗生素预防感染，年长儿可口服己烯雌酚以防止阴茎勃起致伤口出血。手术后5～7d拔出导管并拆除敷料，暴露伤口，每天用1∶1稀释碘仿清洗手术伤口，直至伤口愈合。

Devine隐匿型阴茎矫正术是于阴茎背侧包皮做纵向切开，后推包皮，外露龟头并充分显露阴茎体，切除了阴茎皮肤肉膜层所有纤维筋膜、束带组织，完全松解阴茎，但未行包皮内外板插嵌缝合，阴茎皮肤整形效果较差。

2. Shiirika法阴茎矫正术　操作方法：即将阴茎皮肤向近端推送，使包皮有一定的张力，用尖刀分别在2、6、10点处纵行切开包皮外板1.5～2.0cm，3个纵向切口远端达内外板交界处，剪开内外板交界处，使内外板分离，将3个三角形皮瓣向近端分离，显露出包皮内板包裹的阴茎头。在12、4、8点处纵行剪开包皮内板至冠状沟0.5cm，翻开分离包皮内板和龟头间粘连，使包皮内板3个三角形皮瓣与外板3个皮瓣交叉对应。在龟头上缝牵引线，在阴茎白膜与皮肤深筋膜之间解剖分离，切除异常的纤维索带，阴茎皮肤完全脱套至阴茎根部、使阴茎伸长，体表显露满意为止。拉住牵引线，展开内外板皮肤做适当修剪，将其各3个三角形皮瓣进行交错呈锯齿状缝合，用5-0无损伤尼龙线或可吸收缝线间断缝合，使得包皮内板覆盖裸露的阴茎体。留置硅胶导尿管引流尿液，然后用网眼凡士林纱布适当加压包扎，使延长显露在体表的阴茎体与皮肤重新广泛接触固定。不必在阴茎根部用丝线固定，这样可以防止术后皮下出血、组织水肿。

术后处理同Devine法阴茎矫正术。

Shiirika包皮成形术将包皮内外板分离并做成皮瓣，交错嵌插缝合，从而扩大了包皮口、解除狭窄显露龟头。其缺点是未能彻底切断牵拉阴茎体的纤维筋膜、束带组织，术后阴茎显露不十分满意。

有人将上述两种术式结合起来，既彻底切断切除牵拉阴茎体的纤维筋膜、束带组织，又将包皮内外板皮肤插嵌缝合，扩大了包皮口、整形包皮，取长补短，达到完美矫形的目的，是一种较理想的术式，其疗效确切。

隐匿型阴茎手术治疗应注意以下几点：

（1）仅做包皮环切术，隐匿型阴茎虽然包皮口狭窄，龟头不能外露，外观似包茎，包皮过长，但实际上阴茎皮肤尤其是背侧皮肤少，术中应保护保留全部阴茎皮肤，做包皮内外板皮肤嵌插缝合，如仅做包皮环切术，将导致阴茎皮肤进一步缺损，隐匿阴茎得不到理想矫正，且为再次矫形手术带来困难。

（2）仅做包皮内外板皮肤嵌插缝合，虽然扩大了包皮口，但因未切断纤维筋膜、束带组织，即未松解阴茎体，往往矫正效果较差。

（3）仅做了阴茎根部两侧纵切口或上方弧形切口，后推阴茎皮肤而将阴茎根部皮肤与阴茎白膜缝合固定，因未松解阴茎体，未扩大包皮口，阴茎体、龟头暴露不满意，如强行后推阴茎皮肤使龟头显露，将导致术后包皮水肿难消，包皮纤维化、增厚、矫正效果较差。

第四节　阴茎龟头、包皮炎

大多数阴茎龟头、包皮的感染和良性或恶性皮肤及尿道病变，在其早期发病时常误认为是单纯的龟头炎或龟头包皮炎，在病变进一步发展时，才显示其特殊的病因。有包皮过长或包茎的人如不注意个人卫生可发生龟头或包皮感染，但必须考虑有无隐蔽的严重病变的存在。由于阴茎头和包皮的炎症常可相互波及而同时存在，因此通常将阴茎头的炎症反应和（或）包皮的炎症反应合称为阴茎龟头包皮炎。

一、病因

包皮龟头炎多发生于中青年，多见于夏秋季发病，所有的患者都有性生活史，患者中包皮过长、久坐所占比例较高。其主要原因可能如下。

（1）中青年患者皮脂分泌旺盛，包皮垢增多，同时，中青年处于性活跃时期，相对频繁的性生活又可造成龟头包皮黏膜的损害，使其自然防护能力下降。

（2）夏秋季气候炎热，大量出汗，长期久坐，且包皮过长，导致局部潮热，有利于细菌、念珠菌等生长繁殖。

（3）性生活与部分类型包皮龟头炎的发生可能有一定的关系（如交叉感染），同时有性生活史的人可能更注意自己的外生殖器变化，特别是有不洁性生活史者。包皮龟头炎以细菌引起为主（69.90%），其次是念珠菌（26.21%），其他因素很少（3.89%）。细菌性包皮龟头炎致病菌种类很多，主要是皮肤的正常菌群。阴茎龟头包皮炎的常见诱因及病因各种各样，多为白色念珠菌、滴虫、衣原体、支原体、淋病双球菌或其他细菌所感染引起。

非感染性的包皮龟头炎是由于包皮过长，清洁不够，包皮和龟头之间的不洁物即包皮垢刺激引起，多见于个人卫生观念差者或青少年。此外，局部刺激因素如包皮垢、尿液刺激、创伤、摩擦、清洁剂、避孕套等都可加重各种病原菌的感染（细菌、真菌、滴虫、衣原体、阿米巴等），严重者可同时感染多种病原体。此外，患有消耗性疾病及机体免疫力低下者如恶性肿瘤长期服用激素、长期服用免疫抑制药、进行放疗或化疗的患者，免疫缺陷（如艾滋病）的患者等也可引起龟头包皮的念珠菌感染。

二、临床表现

有包皮过长或包茎的患者，包皮内环境长期潮湿、卫生状态欠佳，有利于革兰阳性菌及螺旋体或梭状杆菌繁殖、感染。早期局部可见潮红、红斑、丘疹、瘙痒及鳞屑，久之可发展为包皮红肿、灼痛，排尿时加重，可有脓性分泌物自包皮口溢出。如将包皮翻转，可见包皮内板和阴茎头充血、肿胀，重者可有浅小溃疡或糜烂，表面有脓液。部分患者未得到及时有效治疗，而后则出现龟头变硬、包皮增厚溃烂，甚至可出现部分阴茎坏死，双侧腹股沟淋巴结肿大，并有压痛。少数患者尚可出现全身性感染症状。

三、诊断

1. 急性浅表性包皮龟头炎　绝大多数浅表性包皮龟头炎患者为性生活活跃的青壮年。有不洁性行为，均伴有包皮过长，加之个人卫生习惯差，使人体中正常或暂住菌得以异常繁殖而致病。初起时局部潮红，阴茎的皮肤发红、肿胀，自觉龟头有灼热和瘙痒的感觉。翻开包皮，可见包皮内面及龟头充血糜烂，有渗液，甚至出血。继发感染后可见小溃疡，有恶臭的乳白色脓性分泌物。如与内裤摩擦即感疼痛。患者常活动不便。可伴有腹股沟淋巴结肿大和压痛。

急性浅表性包皮龟头炎的细菌感染率为82%，多为暂住菌，与性伴侣细菌性阴道炎感染菌株一致，其中革兰阳性菌生长者占 82%，主要为金黄色葡萄球菌，少数为表皮葡萄球菌、腐生葡萄球菌、类白喉杆菌、肠球菌等。革兰阴性菌生长者占 17.9%，主要为大肠埃希菌、聚团肠杆菌，个别为枸橼酸杆菌、腐败假单胞菌、嗜麦芽假单胞菌、变形杆菌、阴沟肠杆菌等。

2. 环状糜烂性包皮龟头炎　龟头及包皮炎性损害呈环状，或有乳酪状包皮垢，日久易破溃成浅溃疡，若失去环状特征则不易与浅表性龟头炎区别。本病可单独存在，也可作为 Reiter 综合征（包括结膜炎、尿道炎和关节炎的一种慢性疾病）的黏膜症状。龟头和包皮上见红斑，逐渐扩大呈环状，可形成浅表性溃疡面。

3. 白色念珠菌性包皮龟头炎　表现为包皮和龟头红斑，表面干燥光滑，并有小疱疹，红斑的边缘较清楚，急性发作时有糜烂、渗液，严重者可波及阴茎体、阴囊、股内侧及腹股沟等处。少数急性严重者可出现阴茎包皮水肿和溃疡，累及尿道时可有尿急、尿频、尿道灼痒感等症状。该病除可通过性接触传染外，也可能是内源性感染、继发于糖尿病及长期、大量使用广谱抗生素，造成机体菌群失调者。

根据龟头包皮处有散在针尖样红色丘疹、乳白色皮屑（白色奶酪样斑片）、龟头有灼痛感、性生活时疼痛加重、性生活过后龟头黏膜产生糜烂和出血。实验室检查有大量假菌丝或大量芽生孢子，白色念珠菌的诊断可以成立。

4. 浆细胞性龟头炎　该病系浆细胞浸润性良性炎性损害，好发于中老年人，是一种少见的疾病。典型皮疹为龟头和包皮内板持续不退的局限性暗红斑块，表面或光滑或脱屑或潮湿，但浸润常较明显，皮疹多单发、少数多发，边缘清楚，一般不形成溃疡。组织病理示：表皮萎缩，真皮乳头几乎均为浆细胞的带状浸润，并可见扩张的血管。发病病因不清，由于只发生于未经包皮环切的个体中，可能是积存的包皮垢引起的刺激反应或过敏反应引起。

四、治疗

1. 全身用药　对于急性浅表性包皮龟头炎和环状糜烂性包皮龟头炎的治疗应首先针对革兰阳性球菌的敏感抗生素，或选用庆大霉素、卡那霉素等相对敏感的药物。滴虫性包皮龟头炎的治疗首选甲硝唑口服 0.2g，3/d，连用 10d。对于白色念珠菌引起的包皮龟头炎的治疗常用氟康唑 150mg 顿服，共 1 次，或每日 150mg 连用 3d；曲古霉素 10 万～20 万 U，2/d，伊曲康唑每日 100mg，2/d，连用 7d，伊曲康唑为脂溶性，与含有动植物油的饮食同时服用，可提高药物的吸收率。需要注意的是，念珠菌性龟头炎患者应慎用类固醇皮质激素药物，合理地使用广谱抗生素，避免与患有念珠菌性阴道炎的女性发生性接触，同时还要积极地治疗自身所患的念珠菌性手足癣。

2. 局部处理　如下所述。

（1）滴虫性龟头炎：可用 0.5%～1% 乳酸溶液、0.5% 醋酸溶液或 1∶5 000 高锰酸钾溶液，冲洗龟头和包皮内侧，并敷以消炎软膏。

（2）念珠菌性包皮龟头炎，可用碳酸氢钠溶液清洗患部或用咪唑类软膏，如咪康唑软膏、克霉唑软膏等。也可用咪康唑栓 400mg 每晚 1 次，共 6d；巩固治疗：①口服用药小剂量长疗程可达 6 个月。②阴道药物：咪康唑栓 400mg，1/d，每月用 3～6d，共 6 个月；克霉唑栓 500mg，1 次/月，共 6 个月。

（3）细菌感染引起的包皮龟头炎：可用 3% 硼酸水，或 0.1% 依沙吖啶溶液清洗患部，

2/d，每次 20min。

（4）浆细胞性龟头炎：应用激素对治疗有帮助，甚至可治愈，考虑到包皮龟头部位黏膜娇嫩，为预防激素依赖性皮炎的发生，选择中效的不含氟的激素类药膏并间断给药，可取得较好疗效。

3. 龟头包皮炎的预防　如下所述。

（1）注意局部卫生，每日清洗龟头和包皮，保持包皮腔内清洁和干燥；如包皮过长或包茎要及时治疗，必要时做包皮环切术。

（2）暂停性生活，及时治疗；如有滴虫性或白色念珠菌感染应夫妇同时治疗。

（3）少吃辛辣刺激性食物，如辣椒；忌烟酒。

（4）如形成溃疡或糜烂要及时换药，每日换药 2 次。

（5）对于急性包皮龟头炎要避免使用皮质激素药膏，以免加重感染。

（6）避免不洁性交。

（7）包皮水肿严重者，勿强行上翻包皮，以免发生嵌顿。

（8）重视糖尿病患者的血糖自测及龟头包皮的自检，早发现早就医。

第五节　阴茎下曲

阴茎在自然状态与勃起状态下均不能伸直，同时向腹侧弯曲谓之下曲，临床上将不伴尿道下裂的阴茎下曲称为单纯性阴茎下曲。先天性阴茎下曲，常伴有尿道下裂、扭转等畸形；亦可由创伤、感染、Peyronie 病等引起继发性阴茎下曲。

一、病因

先天性单纯阴茎下曲畸形的病因尚无定论，由于受各种因素影响，人体胚胎发育时中肾导管（Wolff 管）和副中肾管（Muller 管）进化发生偏差，则可能发生阴茎下曲等先天畸形，此外，Dartos 筋膜发育异常、挛缩以及阴茎海绵体背侧与腹侧发育不对称也可引起阴茎下曲，但目前有多种学说。

（1）尿道发育异常，导致部分尿道海绵体缺乏而由原始纤维结构替代，并牵拉阴茎，使之出现向腹侧下曲。

（2）阴茎下曲是正常胚胎发育的现象，如果尿道沟正常发育形成完整尿道，而阴茎海绵体发育却停滞在腹侧下曲阶段，即出现单纯的阴茎下曲。

（3）激素水平不平衡所致。此外 Buck 筋膜和肉膜发育异常也可以导致阴茎下曲畸形。另有学者认为阴茎下曲是阴茎海绵体发育不平衡的结果。

（4）阴茎腹侧皮肤短缺或与阴囊皮肤粘连。

（5）继发性阴茎下曲多因外伤、烧伤、感染后瘢痕挛缩引起的阴茎向腹侧弯曲畸形。

二、分型

1973 年 Devine 等将不伴有尿道下裂的阴茎下曲，根据是否缺乏尿道海绵体、Buck 筋膜和肉膜将本畸形分为三种类型：①Ⅰ型：尿道海绵体、Buck 筋膜和肉膜三种组织均缺乏者，即全部尿道只是在一皮下黏膜管道内。②Ⅱ型：尿道被尿道海绵体所包裹，但 Buck 筋膜和肉膜缺乏者。③Ⅲ型：尿道海绵体及 Buck 筋膜发育正常，但肉膜发育异常而使阴茎弯曲，即单纯缺乏肉膜组织者。目前，这一种分型方法科学有据，已被我国广大泌尿外科和小儿外科临床医生所接受。

三、临床表现

主要表现为尿道外口位于阴茎头部偏腹侧，包皮呈头巾状在背部堆积，较轻的尿道外口虽在阴茎头部，但阴茎勃起时多向腹侧弯曲，但弯曲程度不同，重者于阴茎勃起时成角 7°~80°。

四、诊断

根据临床表现及 Devine 分型，阴茎下曲的诊断容易，不需要与其他疾病进行鉴别诊断。

五、治疗

矫正阴茎下曲的理想术式，目前尚无一致意见。1937 年 Young 采用的切断尿道矫正阴茎弯曲并做二期尿道成形术现已少用。Nesbit 采用在阴茎做多个卵圆形的白膜切除手术，但此术式有较高的阴茎缩短和复发的可能。采用单纯缝扎白膜的阴茎手术，其阴茎缩短和复发率均较高。采用单纯的尿道松解术（即切除尿道周围的纤维组织、松解尿道）矫正下曲效果往往也不甚满意。对此，Hurwitz 等提出按分型论治：对Ⅰ型患者除行尿道成形术外，尚须做阴茎腹侧纤维组织彻底清除、尿道游离足够长度、腹侧白膜横行切开纵行缝合延长腹侧白膜及采用 Z 形阴茎阴囊联合皮瓣等解除引致阴茎下曲的相关因素，方可使阴茎伸直满意。Z 形皮瓣主要适应于阴茎下曲伴有阴茎向下左或下右轻度偏斜的患者。对单纯性阴茎下曲的Ⅱ型患者，行尿道松解加背侧阴茎白膜折叠缝扎即可达到治疗目的，Ⅲ型患者行阴茎腹侧皮肤肉膜松解加背侧阴茎白膜折叠缝扎术亦能使阴茎伸直满意。

术后并发症主要有以下几种：

1. 阴茎短缩　阴茎短缩是阴茎背侧白膜折叠缝扎或背侧部分白膜切除缝扎术的并发症。国内查金智等报道，采用阴茎腹侧白膜横切纵缝或选择无毛的移植片延长腹侧白膜以平衡背侧白膜，此并发症已较少发生。

2. 阴茎伸直不满意　在轻微下曲的Ⅱ型患者无论用何种术式，阴茎伸直均较满意。Dipaola 等报道Ⅰ、Ⅱ型患者术后阴茎伸直不满意的发生率为 36%，出现阴茎伸直不满意者只做了尿道松解和阴茎白膜折叠缝扎而未行尿道成形术，故认为阴茎伸直不满意是手术方式选择不当所致，单纯尿道松解和阴茎白膜折叠缝扎尚不能完全解决Ⅲ型患者的下曲问题，只能根据术中阴茎人工勃起情况，检测阴茎松解效果（一般松解至尿道球部），即时采用综合措施加以矫正，如阴茎纤维性瘢痕的彻底清除等。

3. 尿瘘　尿瘘的原因主要是术中误伤尿道，特别是Ⅰ型阴茎下曲由于缺乏尿道海绵体，只有一层尿道黏膜，这样尤易误伤菲薄的尿道，造成术后尿瘘；其次操作粗暴、解剖不细、游离尿道时盲目电灼止血、留置导尿管太粗或太硬与术后出现尿道严重感染等，也是容易造成尿瘘的原因，尿瘘的防范须注意以下几点：

（1）在做包皮内板环形切口、切至阴茎腹侧时，应仔细地解剖分离，尽可能靠近皮肤侧分离。

（2）游离尿道或切除尿道周围纤维条索时，可先插入合适的硅胶导尿管，以利识别尿道。

（3）插入硅胶导尿管前，可用稀释碘仿液或抗生素溶液冲洗尿道以防术后尿道感染。

（4）避免留置太粗、太硬或组织相容性较差的导尿管。

（5）游离尿道时禁用电灼止血，散在渗血或出血点可用干纱布块压迫即可，明显活动出血点可用 5 -0 细丝线结扎止血。

（6）如有尿道破损或怀疑破损时，可用 6 -0 Dexon 线及时认真修补。

尿瘘发生后，通过局部换药、抗生素盐水冲洗尿道及全身用药等措施仍不能愈合者应在出院 6 个月后行二期修复。

4. 阴茎皮肤及包皮内板的顽固性水肿　主要是术中操作粗暴，解剖层次不清，未在 Buck 筋膜与海绵体白膜之间分离，术后加压包扎不足以引起，因此术中须注意以下几点。

（1）术中解剖应正确、仔细。

（2）术毕纱布适度加压包扎。

（3）术后酌情应用雌激素及镇静药。

（4）避免过早拆除纱布换药，切口拆线后应继续加压包扎阴茎 1~2 周为宜。

参考文献

[1] 叶章群. 泌尿外科疾病诊疗指南. 第3版. 北京：科学出版社，2017.

[2] 那彦群，李鸣. 泌尿外科学高级教程. 北京：中华医学电子音像出版社，2016.

[3] 邱建宏，孟晓东. 泌尿外科临床诊治路径. 北京：人民军医出版社，2014.

[4] 吴阶平. 吴阶平泌尿外科学. 济南：山东科学技术出版社，2017.

[5] 杨登科，陈书奎. 实用泌尿生殖外科疾病诊疗学. 北京：人民军医出版社，2015.

[6] 孙颖浩. 实用泌尿外科手册. 北京：科学出版社，2016.

[7] 王林辉. 泌尿外科住院医师手册. 上海：上海科学技术出版社，2016.

[8] 叶章群，周利群. 外科学（泌尿外科分册）. 北京：人民卫生出版社，2016.

[9] 王磊，高景宇，郑素芬. 前列腺疾病临床诊断与治疗. 北京：化学工业出版社，2014.

[10] 那彦群，叶章群. 中国泌尿外科疾病诊断治疗指南. 北京：人民卫生出版社，2014.

[11] 李虹. 泌尿外科疾病临床诊疗思维. 北京：人民卫生出版社，2015.

[12] 程跃，谢丽平. 泌尿系肿瘤药物治疗学. 北京：人民卫生出版社，2014.

[13] 张建荣. 多器官疾病与肾脏损伤. 北京：人民军医出版社，2015.

[14] 张旭. 泌尿外科腹腔镜与机器人手术学. 第2版. 北京：人民卫生出版社，2015.

[15] 史沛清. 当代泌尿外科热点聚焦. 北京：人民卫生出版社，2014.

[16] 郭震华. 实用泌尿外科学. 第2版. 北京：人民卫生出版社，2016.

[17] 刘强. 精编临床泌尿外科新进展. 西安：西安交通大学出版社，2014.

[18] 杨勇，李虹. 泌尿外科学. 第2版. 北京：人民卫生出版社，2015.

[19] 李学松，王刚，张骞. 泌尿外科病例精粹. 北京：北京大学医学出版社，2017.

[20] 曾甫清，章小平. 泌尿外科手术要点难点及对策. 北京：科学出版社，2017.